JN197010

神経・精神疾患による消化管障害
ベッドサイドマニュアル

編著
榊原隆次 東邦大学医療センター佐倉病院内科学脳神経内科教授
福土 審 東北大学大学院医学系研究科教授（行動医学・心療内科）

中外医学社

● 執筆者 (執筆順)

榊原 隆次	東邦大学医療センター佐倉病院内科学脳神経内科 教授
松岡 克善	東邦大学医療センター佐倉病院内科学消化器内科 教授
舘野 冬樹	東邦大学医療センター佐倉病院内科学脳神経内科
加賀 勘家	獨協医科大学排泄機能センター 助教
布施 美樹	獨協医科大学排泄機能センター 講師
山西 友典	獨協医科大学排泄機能センター 教授
福土 審	東北大学大学院医学系研究科行動医学 教授・東北大学病院心療内科 科長
犬飼 洋子	愛知医科大学医学部生理学講座 講師
山田 静雄	静岡県立大学大学院薬学研究院薬食研究推進センター 特任教授・センター長
金澤 素	東北大学大学院医学系研究科行動医学分野 准教授
橘田 岳也	北海道大学大学院医学研究院腎泌尿器外科学教室 講師
菅野 由岐子	北海道大学大学院医学研究院腎泌尿器外科学教室
篠原 信雄	北海道大学大学院医学研究院腎泌尿器外科学教室 教授
鹿野 理子	東北大学学際科学フロンティア研究所新領域創成研究部
岡住 慎一	東邦大学医療センター佐倉病院外科 教授
山田 哲弘	東邦大学医療センター佐倉病院内科学消化器内科 助教
鈴木 康夫	東邦大学医療センター佐倉病院,IBDセンター 特任教授
原田 雅史	東邦大学医療センター佐倉病院脳神経外科
長尾 建樹	東邦大学医療センター佐倉病院脳神経外科 教授
金子 宏	星ヶ丘マタニティ病院内科・心療内科 副院長・内科部長
大島 忠之	兵庫医科大学内科学消化管科 准教授
三輪 洋人	兵庫医科大学内科学消化管科 主任教授
中谷 久美	東北大学東北メディカル・メガバンク機構予防医学・疫学部門 学術研究員,東北大学大学院医学系研究科行動医学 非常勤講師

遠藤 由香	東北大学病院心療内科
山名 哲郎	東京山手メディカルセンター大腸肛門病センター 部長
青柳 陽一郎	藤田医科大学医学部リハビリテーション医学Ⅰ講座 准教授
新井 誠人	千葉大学医学部附属病院腫瘍内科 准教授
新井 英二	千葉市立青葉病院消化器内科
加藤 直也	千葉大学医学部附属病院消化器内科 教授
山中 義崇	千葉大学大学院医学研究院脳神経内科学
朝比奈 正人	神経内科津田沼 所長
荒木 信之	国立病院機構千葉東病院脳神経内科
庄司 知隆	東北大学病院心療内科
小澤 鉄太郎	新潟大学医歯学総合病院魚沼地域医療教育センター 特任教授，神経内科 部長
町田 貴胤	JCHO仙台病院心療内科 医長，東北大学大学院医学系研究科行動医学
土井 啓員	東邦大学医療センター佐倉病院薬剤部
榎本 崇宏	徳島大学大学院社会産業理工学研究部理工学域電気電子系 講師
神山 剛一	寺田病院外科，胃腸科，肛門科
柴田 千晴	獨協医科大学排泄機能センター
高橋 修	東邦大学医療センター佐倉病院生理検査部
味村 俊樹	自治医科大学医学部外科学講座消化器外科学部門 教授
村山 繁雄	東京都健康長寿医療センター神経内科・高齢者ブレインバンク（神経病理）部長
山寺 みさき	大阪警察病院病理診断科
平山 正昭	名古屋大学大学院医学系研究科病態解析学 准教授
伊藤 美佳子	名古屋大学大学院医学系研究科神経遺伝情報学 講師
桂川 修一	東邦大学医療センター佐倉病院メンタルヘルスクリニック 教授

明杖直樹	千葉大学医学部附属病院消化器内科
石川賢太郎	千葉大学医学部附属病院消化器内科
西村かおる	NPO法人日本コンチネンス協会 会長
齊藤景子	千葉大学医学部附属病院消化器内科
内田さえ	東京都健康長寿医療センター研究所自律神経機能研究室
相羽陽介	東邦大学医療センター佐倉病院内科学脳神経内科
山本達也	千葉大学大学院医学研究院脳神経内科学，機能形態学
桑原 聡	千葉大学大学院医学研究院脳神経内科学 教授
乃美昌司	兵庫県立リハビリテーション中央病院泌尿器科 部長
柳内章宏	兵庫県立リハビリテーション西播磨病院泌尿器科，リハビリテーション科 医長
仙石 淳	兵庫県立リハビリテーション中央病院泌尿器科 部長
森 雅裕	千葉大学大学院医学研究院脳神経内科学 准教授
石塚 満	獨協医科大学排泄機能センター，第二外科 准教授
加賀麻祐子	獨協医科大学排泄機能センター
岡 尚省	東京慈恵会医科大学内科学講座神経内科 教授
池田 憲	東邦大学医療センター大森病院脳神経内科 准教授
出口一志	香川大学医学部附属病院脳神経内科 診療科長（病院教授）
奥村利勝	旭川医科大学内科学講座消化器・血液腫瘍制御内科学分野 教授
冬木晶子	横浜市立大学医学部肝胆膵消化器病学
大久保秀則	横浜市立大学医学部肝胆膵消化器病学
中島 淳	横浜市立大学医学部肝胆膵消化器病学 主任教授

推薦文
――「神経・精神疾患による消化管障害ベッドサイドマニュアル」を読んで

　本書を手に取ってまず感じたのは，脳神経疾患と消化管障害，排尿機能障害との関係を詳細な生理的メカニズムなどから説き起こしてわかりやすく説明しているという点である．脳，脊髄，末梢神経のそれぞれの障害で生じる自律神経系の障害を説明し，その機能障害から起こるであろう消化管の機能障害，排尿系の機能障害を詳細に解説している．読み進むうちに，今後この分野のバイブルともなりうる書であると確信した．本書をまとめられた編者の情熱がこのような書を世に出す大きな原動力になったことを感じた．

　本書は，総論の第1章で「消化器症状の背後にあるもの」として，消化管機能，排尿機能と脳，脊髄，末梢神経との関係を明確にまとめている点が特徴といえる．脳腸連関の詳細な機序も本書でよく理解できると思う．この中では，最近神経疾患との関係でも注目されている腸内細菌叢の役割なども詳細に記載されている．また，腸での変化が迷走神経や脊髄求心路の神経を介して脳でのストレス制御領域に影響し，不安やうつなどを起こす可能性も取り上げられていて興味深い．総論の第3章では，「症状をとらえるための機能検査」が消化管の各部位ごとにあげられており，実臨床でも大変役に立つと思う．後半では，各神経疾患での消化管障害が述べられており，疾患ごとに生じる状態を調べるのに大変有効であると感じた．

　以上のように本書は今までに類をみない神経疾患と消化器の関係をまとめた貴重な書である．臨床の現場で座右の書となることを確信している．

　　2019年1月

埼玉医科大学神経内科 教授
荒 木 信 夫

推薦文
——難病に取り組む神経内科医が一石を投じる渾身の一冊

　消化器疾患が疑われる症状の患者さんを診療する際，標的臓器の侵害受容器から脊髄後角・視床・感覚野・辺縁系と進む求心路の異常を探すことが一般的ですが，診断に用いる画像診断で捉えられるのは，標的臓器，すなわち侵害受容器附近の異常にすぎません．腹痛，腹部膨満感などの症状で来院されても，形態学的異常がない場合，「メンタル疾患」「身体表現障害」などとして，それ以上の臨床推論が行われることはほとんどありません．これは，胃潰瘍がどうして痛いのか，なぜ痛くない胃潰瘍があるのか，さらに消化管粘膜生検はどうして痛くないのか？　という素朴な疑問から目を背けた結果に他なりません．一方，神経内科は片麻痺，眼球運動異常，中枢から末梢へ向かう遠心路の異常を扱うことが多く，消化器への遠心路も，中枢からの司令をコントロールする診療科として，幅広い臨床推論を進めていただくことが多いのが実情です．

　早期がん，微小がんを発見することが至上命題であった消化器病学は，がん治療の進歩によって，次のステップに差しかかっています．画像や内視鏡検査で異常がないのに消化器症状が持続する場合，機能検査へ進む消化器内科医が増えつつあります．それでも異常ない場合，神経系，内分泌系，消化吸収などの複雑系である生体ネットワークを考慮した対応を行います．形態・機能検査とも異常ない場合の対応を学ぶことができる成書はこれまでありませんでした．その対応を学ぶ入門書として，本書は最適な内容であると確信しています．排尿や排便までカバーしている総論は圧巻です．また，各種神経疾患の消化器症状とその対応が詳細に述べられているだけではなく，機能性疾患の検査方法，治療法，生活指導や鍼灸治療など，患者さんに寄り添い，明日から実践できる内容となっています．

　本誌を手にしていただくと，難病と戦っている神経内科医の心意気を必ずや実感していただけると思います．大きな敬意と感謝を込めて，本誌を推薦させていただきます．

　　　2019年1月

東邦大学医療センター大森病院　院長

瓜田純久

序

　今回，中外医学社から「神経・精神疾患による消化管障害ベッドサイドマニュアル」が発刊されることになりました．本書は，総合診療・一般内科，消化器内科・外科，神経因性排便障害を専門としない脳神経内科や精神科・心療内科，泌尿器科，脳神経外科・整形外科・リハビリテーション科，さらに患者さんに接する看護師，コメディカルの方々を広く対象に，薬剤性便秘，過敏性腸症候群も含めた神経因性排便障害に関する知識を，エキスパートの立場からわかりやすく解説する書です．総論的知識はもちろん，診断・治療のノウハウを実践的にまとめる，神経因性排便障害の診療ガイドブックができたように思います．

　消化器内科・外科，泌尿器科の先生に広く知られておりますように，内視鏡で異常がない，いわゆる機能性疾患は，大きく脳神経内科的な病気と，精神科的な病気に分けられるように思います．脳神経内科的な病気とは，脳脊髄末梢神経筋に器質的異常があるために，消化器に異常をきたすものです．これには，脳神経外科の脳腫瘍・脳出血，脳神経内科の脳梗塞・パーキンソン病・認知症・多発性硬化症，整形外科の脊髄損傷，脳神経内科の末梢神経障害・ギランバレー症候群などが含まれます．症状は，胃もたれ・便秘などが多く，高度になりますとイレウスをきたすこともあります．痛みは通常伴いません．このうち，パーキンソン病は，通常の脳MRIで異常がみられませんが，最近，補助検査（心筋MIBGシンチグラフィー，脳ダットスキャン）で容易に画像診断をすることができるようになってきました．これらにかかわる自律神経系の機序として，norepinephrine（NE），acetylcholineとその末梢・中枢での制御物質（dopamine, serotonin, GABA, NE, opioidなど）が知られています．さらに，急性の脳疾患（クモ膜下出血，頭部外傷，脳卒中など，脳内ストレスともいわれます）は，自律神経系よりも，下記の情動系と同じcortisol, CRF系を介して，Cushing胃潰瘍をきたすことが知られるようになってきました．

　精神科的な病気とは，慢性の心的ストレス（神経症・うつ病など）により，消化器に異常をきたすものです．症状は，機能性ディスペプシア・過敏性腸症

候群などが多く，高度になりますと胃潰瘍をきたすこともあります．痛みをしばしば伴います．ストレスは，脳MRIでつかまえることができませんが，最近，PET検査や脳脊髄液などにより，変化が捉えられるようになってきました．これらにかかわる情動系の機序として，cortisol, CRFなどがよく知られており，その制御物質（dopamine, serotonin, GABA, NE, opioidなど）は，中枢自律神経系と一部重畳しています．しかし，まだ診断マーカーが少ないことから，脳神経内科的な病気を十分に除外する必要があります．脳神経内科的な病気と，精神科的な病気の合併も，最近知られるようになってきました（うつ病とパーキンソン病の合併など）．

総論では，脳神経内科，泌尿器科および情動ストレスと上部・下部消化管症状，臨床オリエンテド上部・下部消化管の解剖・生理と受容体・薬理，腸内細菌叢，中枢自律神経系，中枢情動系，特徴的な消化器症状群としての胃潰瘍・機能性ディスペプシア・過敏性腸症候群，食道アカラシア，胃食道逆流症，特発性便秘，偽性腸閉塞（イレウス）・腸重積，宿便潰瘍，便失禁，他覚的検査としての上部・下部消化管の代表的検査，鑑別疾患としての器質性消化器疾患と薬物，治療として食事療法，運動療法，看護とケア，内科的治療，鍼灸治療，電気刺激，外科的治療について，第一線の先生方にご執筆をいただきました．

各論は，非常にバラエティに富みますが，脳の疾患については，重要で頻度も高いパーキンソン病・脳血管障害を，脊髄では脊髄損傷・二分脊椎を，末梢神経ではギラン・バレー症候群・糖尿病の項目を，まずご覧いただきますと，脳・脊髄・末梢神経の障害で，どのような排便障害をきたすのか，その場合どのように対処したらよいかがわかりやすいように思います．高齢者の便秘と便失禁についても，全体像をまとめました．一方，特発性偽性腸閉塞，ミトコンドリア脳筋症，ヒルシュスプルング病といった，稀ながら遭遇する可能性のある疾患についても，簡略に触れています．

本書は，全体がコンパクト，コンサイスで，携帯にも便利であり，患者さんに実際に接する先生方，看護師さん，コメディカル，ケアに携わる方々に，必ず役に立つ一冊であると思います．本書をベッドサイドで手に取っていただき，知識の整理，治療・ケア方針の決定に役立つならば，望外の喜びです．なお本書は，中外医学社から出版されました「神経因性膀胱ベッドサイドマニュ

アル」の姉妹編でもあります．併せお手に取ってご覧いただけますと幸いです．
最後に，編集発刊に向け終始ご助言を賜りました，中外医学社　五月女謙一さんに心より深謝申し上げます．

　2018年11月

東邦大学医療センター佐倉病院内科学脳神経内科教授

榊　原　隆　次

東北大学大学院医学系研究科行動医学教授・
東北大学病院心療内科科長

福　土　　　審

目　次

I　総　論

1 ● 消化器症状の背後にあるもの……………………………………… 2

1. 神経内科と消化管症状
   ―神経内科的アプローチと診察入門………〈榊原隆次　松岡克善　舘野冬樹〉2
   - 神経症候からみた排尿排便障害の見方………………………………… 2
   - 機能解剖…………………………………………………………………… 4
   - 神経（neurogenic）と心因（psychogenic）による
     排尿排便障害の違い……………………………………………………… 6

2. 泌尿器疾患と下部消化管症状
   ―泌尿器科的アプローチ………………………〈加賀勘家　布施美樹　山西友典〉11
   - 下部尿路症状の治療に関連する便秘……………………………… 11
   - 過活動膀胱に関連する便秘・便失禁……………………………… 11
   - 夜尿症と関連する便秘……………………………………………… 12
   - 骨盤臓器脱，腹圧性尿失禁と関連する便秘・便失禁…………… 12
   - 神経因性膀胱と関連する便秘・便失禁…………………………… 13

3. ストレスと上部・下部消化管症状
   ―心療内科的アプローチと診察入門……………………………〈福土　審〉15
   - 疫学………………………………………………………………… 16
   - 病態生理…………………………………………………………… 16
   - 診断基準および検査……………………………………………… 17
   - 鑑別診断…………………………………………………………… 19
   - 治療………………………………………………………………… 20
   - 心療内科的アプローチ…………………………………………… 21
   - 予後………………………………………………………………… 25

4. 臨床オリエンテド　上部・下部消化管の解剖・生理………〈犬飼洋子〉27
   - Ⅰ．解剖・組織……………………………………………………… 27
   - Ⅱ．生理……………………………………………………………… 38

i

5. 臨床オリエンテド　上部・下部消化管の受容体・薬理 ……〈山田静雄〉60
   消化管の機能，神経伝達物質，ホルモンと受容体 …………… 60
   胃酸分泌のメカニズム …………………………………………… 62
   胃酸分泌抑制薬 …………………………………………………… 63
   胃運動促進薬 ……………………………………………………… 64
   消化性潰瘍と治療薬 ……………………………………………… 65
   嘔吐と制吐薬 ……………………………………………………… 65
   便秘と下剤 ………………………………………………………… 66
   下痢と制瀉薬 ……………………………………………………… 66
   過敏性腸症候群と治療薬 ………………………………………… 66
6. 臨床オリエンテド　腸内細菌叢の役割，過敏性腸症候群における
   腸内細菌叢の変化とその治療 ………………………〈金澤 素　福土 審〉68
   注目される腸内細菌研究 ………………………………………… 68
   IBS の病態生理 …………………………………………………… 69
   IBS における腸内細菌叢の変化 ………………………………… 70
   ストレスと腸内細菌叢の関係 …………………………………… 72
   腸内細菌に焦点をあてた IBS 治療 ……………………………… 72
7. 神経内科と中枢の自律神経系
   ―パーキンソン病の膀胱を中心に ……〈橘田岳也　菅野由岐子　篠原信雄〉79
   自律神経系 ………………………………………………………… 79
   パーキンソン病とドパミン作動性神経系 ……………………… 80
   パーキンソン病の下部尿路機能 ………………………………… 81
   排尿のメカニズム ………………………………………………… 83
   機能的脳画像 ……………………………………………………… 84
   消化器症状（排便症状） ………………………………………… 88
8. ストレスと中枢の情動系
   ―神経症・うつ病の消化管を中心に …………………………〈鹿野理子〉90
   不安障害 …………………………………………………………… 91
   抑うつ障害 ………………………………………………………… 92
   機能性消化管障害 ………………………………………………… 93

2　特徴的な消化器症状群 ……………………………………………… 98
1. 食道アカラシアと神経疾患 …………………………………〈岡住慎一〉98
   定義・病態 ………………………………………………………… 98
   症状 ………………………………………………………………… 98

疫学 ··· 98
診断 ··· 98
治療 ·· 100
アカラシア類縁疾患 ·· 100
他疾患との合併 ·· 100

2. **胃食道逆流症と神経疾患** 〈山田哲弘　鈴木康夫〉102
   頻度 ··· 102
   病態 ··· 103
   治療 ··· 103

3. **胃潰瘍（クッシング潰瘍）と急性ストレス**
   ―脳外科・神経内科から ············〈原田雅史　榊原隆次　長尾建樹〉105
   疫学と症候 ·· 105
   消化管検査・病態生理・病理 ····································· 105
   治療 ··· 106

4. **消化性潰瘍とストレス**
   ―心療内科から ··〈金子　宏〉108
   ストレス潰瘍 ··· 108
   消化性潰瘍の成因 ·· 108
   特発性潰瘍 ·· 108
   ストレスと消化性潰瘍 ··· 109
   心療内科的アプローチ ··· 110

5. **機能性ディスペプシア/胃もたれ/上腹部痛とストレス・
   神経疾患** ···〈大島忠之　三輪洋人〉112
   概念・疫学 ·· 112
   病態 ··· 112
   消化管機能検査 ·· 113
   治療 ··· 113

6. **過敏性腸症候群/下腹部痛とストレス** ·········〈中谷久美　福土　審〉116
   疫学と症候 ·· 116
   病態生理・消化管検査 ··· 116
   治療 ··· 118

7. **特発性便秘とストレス・神経疾患** ·······················〈遠藤由香〉120

8. **偽性腸閉塞（イレウス）・腸重積と神経疾患** 〈山田哲弘　鈴木康夫〉124
   イレウス・腸重積の全体像と救急, 神経疾患の場合の特徴 ···· 124

9. 宿便潰瘍 〈榊原隆次　舘野冬樹〉126
    疫学と症候 126
    消化管検査・病態生理・病理 126
    治療 127
10. 便失禁と神経疾患 〈山名哲郎〉129
    便失禁の定義 129
    便失禁の疫学 129
    神経疾患による便失禁の特徴 130

3 ● 症状をとらえるための機能検査 132
【A. 上部消化管機能検査】
1. 咽頭・食道内圧測定のとり方と読み方 〈青柳陽一郎〉132
    嚥下マノメトリー検査とは 132
    嚥下マノメトリー検査の方法 132
    咽頭データの読み方 133
    食道データの読み方 134
2. 咽喉頭・上部食道括約筋筋電図のとり方と読み方 〈青柳陽一郎〉136
    針筋電図 136
    多チャンネル筋電図 138
3. 胃排出能のとり方と読み方 〈新井誠人　新井英二　加藤直也〉139
    胃排出能について 139
    検査方法 139
4. 胃電図のとり方と読み方 〈山中義崇　朝比奈正人　荒木信之〉142
    胃電図のとり方 142
    胃電図の読み方 142
    臨床応用 144
5. 胃バロスタットのとり方と読み方 〈庄司知隆〉145
    胃バロスタット法とは 145
    胃バロスタットのとり方 145
    胃バロスタットの設定と読み方 146
    代替法 146
6. 消化管ホルモン検査のとり方と読み方 〈小澤鉄太郎〉148
    神経疾患における消化管ホルモン検査の意義 148
    腸-脳ペプチドとしての消化管ホルモン 148

自律神経障害と腸-脳ペプチド ·· 149
　　　検査のしかた ·· 149
　7. 小腸内圧検査のとり方と読み方 ··〈町田貴胤　福土　審〉151
　　　小腸運動の生理 ·· 151
　　　小腸内圧測定 ·· 151
　　　小腸運動異常をきたす主な疾患 ·· 152

【B. 下部消化管機能検査】
　1. 大腸通過時間のとり方と読み方 ··〈土井啓員　榊原隆次〉155
　　　放射線不透過マーカー法 ·· 155
　2. ビデオマノメトリーのとり方と読み方 ··〈舘野冬樹　榊原隆次〉157
　　　原理・目的 ·· 157
　　　方法 ·· 157
　　　基準値・判定 ·· 158
　　　適応と禁忌 ·· 159
　3. 腸音図のとり方と読み方 ··〈榎本崇宏〉160
　　　腸音解析システム ·· 160
　4. 排便MRIのとり方と読み方 ··〈神山剛一〉165
　　　概要 ·· 165
　　　排便MRIの方法 ·· 166
　　　排便MRIの所見 ·· 169
　5. 外肛門括約筋筋電図のとり方と評価
　　　　　　　　　　　　　　　　　　　　　　〈柴田千晴　高橋　修　山西友典　榊原隆次〉170
　　　外肛門括約筋と外肛門括約筋筋電図 ·· 170
　　　外肛門括約筋筋電図のとり方と評価 ·· 172
　6. 陰部神経伝導時間検査（PNTML）の測定方法と
　　　その臨床的意義 ··〈味村俊樹〉174
　　　測定方法 ·· 174
　　　臨床的意義 ·· 176
　7. 消化管生検の行い方と読み方 ··〈村山繁雄　山寺みさき〉178
　　　粘膜生検 ·· 178
　　　筋層までの生検 ·· 178
　　　既往手術材料の利用 ·· 178
　8. 腸内細菌検査の行い方と読み方 ··〈平山正昭　伊藤美佳子〉181
　　　糞便の採取 ·· 181

　　　　糞便検体からの菌叢 DNA の抽出 ………………………………………… 182
　　　　解析 ……………………………………………………………………………… 182
　9. 直腸肛門内圧検査（anorectal manometry）の検査方法と
　　その臨床的意義 ………………………………………………〈味村俊樹〉184
　　　　検査方法と臨床的意義 …………………………………………………… 185

4 ● 鑑別疾患 ……………………………………………………………………… 189
　1. 便秘・便失禁をきたす器質性消化器疾患（術後を除く）
　　　　…………………………………………………〈山田哲弘　鈴木康夫〉189
　　　　便秘 ……………………………………………………………………………… 189
　　　　便失禁 …………………………………………………………………………… 190
　　　　便潜血などのスクリーニング検査，肛門狭窄なども含めた
　　　　　やっておくべき検査の流れ …………………………………………… 190
　2. 便秘をきたす薬物
　　　　—精神科治療薬を含めて ……………………………………〈桂川修一〉192
　　　　精神科治療薬と便秘 ………………………………………………………… 193
　　　　パーキンソン病治療薬と便秘 …………………………………………… 195
　　　　泌尿器科系薬剤と便秘 ……………………………………………………… 195

5 ● 神経因性消化管機能障害の治療 ……………………………………… 197
　1. 神経因性消化管機能障害の食事療法 …………〈明杖直樹　加藤直也〉197
　　　　神経因性消化管機能障害 …………………………………………………… 197
　　　　食物繊維 ………………………………………………………………………… 197
　　　　脂肪 ……………………………………………………………………………… 199
　　　　ビタミン・ミネラル ………………………………………………………… 199
　　　　水分 ……………………………………………………………………………… 201
　　　　発酵食品 ………………………………………………………………………… 201
　　　　食事摂取の方法 ……………………………………………………………… 201
　2. 神経因性消化管機能障害の運動療法 …………〈石川賢太郎　加藤直也〉203
　　　　概念・病因 ……………………………………………………………………… 203
　　　　症状 ……………………………………………………………………………… 203
　　　　生理 ……………………………………………………………………………… 203
　　　　治療 ……………………………………………………………………………… 204

3. 神経因性消化管機能障害の看護とケア・温罨法・マッサージ
　　　　　　　　　　　　　　　　　　　　〈西村かおる〉 207
　　疫学と症候 207
　　アセスメント 208
　　ケア方法 208
4. 神経因性消化管機能障害の内科的治療
　　　　　　　　　　　　　〈齊藤景子　新井誠人　加藤直也〉 218
　　慢性便秘症の治療方針 218
　　慢性便秘症の薬物治療 219
5. 神経因性消化管機能障害の鍼灸治療 〈内田さえ〉 227
　　体性-消化管反射の神経経路研究 227
　　消化管機能障害に対する鍼灸治療の作用機序の考察 228
　　消化管機能障害の鍼灸治療の臨床研究 230
6. 神経因性消化管機能障害の電気刺激療法 〈山名哲郎〉 234
　　便失禁に対する電気刺激療法 234
　　便秘に対する電気刺激療法 235
7. 神経因性腸機能障害の外科治療 〈味村俊樹〉 238
　　仙骨神経刺激療法 238
　　順行性洗腸療法 241
　　ストーマ造設術 242

II　各　論

1　脳疾患 250

1. 脳血管障害 〈舘野冬樹　榊原隆次〉 250
　　背景 250
　　病因・病態・治療 250
　　消化管障害 251
　　消化管障害の治療 253
2. 頭部外傷 〈原田雅史　長尾建樹〉 256
　　胃腸粘膜の虚血に伴ったストレス潰瘍もしくは消化管出血 257
　　消化管運動障害に起因した胃排泄障害，下痢，
　　　便秘，麻痺性イレウス 257
　　腸管粘膜の萎縮に伴った bacterial translocation,
　　　endotoxin translocation 258

　　　　非閉塞性腸管虚血症 ·· 258
　3. アルツハイマーとその他の認知症 ················〈西村かおる　榊原隆次〉261
　　　　疫学と症候 ·· 261
　　　　検査・病態・病理 ·· 262
　　　　治療・ケア ·· 265
　4. レヴィー小体型便秘とパーキンソン病 ························〈榊原隆次〉268
　　　　概念と病因 ·· 268
　　　　レヴィー小体型便秘と PD の消化管症状 ···································· 268
　　　　病態生理と検査 ·· 270
　　　　レヴィー小体型便秘の治療 ·· 271
　5. 多系統萎縮症 ··································〈相羽陽介　榊原隆次　舘野冬樹〉276
　　　　概念と病理 ·· 276
　　　　消化管症状 ·· 277
　　　　消化管機能検査 ·· 278
　　　　消化管障害に対する治療 ·· 279
　6. 脳性麻痺と消化器障害 ··〈小澤鉄太郎〉281
　　　　概念と病因 ·· 281
　　　　消化管症状と治療 ·· 281
　7. その他の脳疾患 ··〈山本達也　桑原　聡〉285
　　　　視神経脊髄炎 ·· 285
　　　　その他の脳疾患 ·· 285

2 ● 脊髄疾患 ·· 287

　1. 脊髄損傷 ································〈乃美昌司　柳内章宏　仙石　淳〉287
　　　　脊髄損傷による腸管機能障害の分類 ·· 287
　　　　排便状態の評価 ·· 288
　　　　排便管理法 ·· 292
　2. 多発性硬化症 ································〈森　雅裕　山本達也　桑原　聡〉296
　　　　病態生理 ·· 296
　　　　便秘 ·· 296
　　　　便失禁 ·· 297
　　　　直腸肛門ビデオ内圧検査 ·· 297
　　　　治療・対処 ·· 297

- 3. 二分脊椎 〈石塚 満　加賀勘家　加賀麻祐子　布施美樹　山西友典〉 299
  - 疫学 299
  - 神経学的所見 299
  - 二分脊椎症の排便障害 299
  - Colon transit time（CTT） 301
  - Anorectal manometry（ARM） 301
  - Malone antegrade continence enema（MACE）procedure 302
  - 洗腸療法 302
  - Sacral nerve modulation（SNM） 302
- 4. HTLV-1 関連脊髄症（HAM） 〈岡 尚省〉 304
  - 概念と病因（疫学と症候） 304
  - 検査所見 304
  - 治療 305
  - 消化管運動障害 305
- 5. 筋萎縮性側索硬化症 〈池田 憲〉 307
  - 概念と病因 307
  - 消化管症状 307
  - 消化管検査・病態生理・病理 307
  - 治療 309
- 6. 脊髄血管障害 〈岡 尚省〉 311
  - 概念と病因（疫学と症候） 311
- 7. その他の脊髄疾患 〈岡 尚省〉 314

3 ● 末梢神経疾患（ニューロパチー） 317

- 1. 糖尿病 〈出口一志〉 317
  - 概念 317
  - 症状と病態生理 317
  - 消化管機能検査 319
  - 治療 322
- 2. ギラン・バレー症候群 〈榊原隆次〉 326
  - 概念と病因 326
  - 消化管症状 327
  - 消化管機能検査と病態生理・病理 328
  - 治療 328

3. 帯状疱疹・単純性疱疹 ……………………………………〈小澤鉄太郎〉330
　　　概念と病因 …………………………………………………………330
　　　食道潰瘍あるいは胃潰瘍 …………………………………………330
　　　便秘あるいは麻痺性イレウス ……………………………………331
4. 純粋自律神経不全症 …………………〈山中義崇　山本達也　榊原隆次〉333
　　　概念と病因 …………………………………………………………333
　　　消化管症状，消化管機能検査と病態生理 ………………………333
　　　治療 …………………………………………………………………334
5. 腰椎部の脊髄変性疾患，馬尾症候群
　　　……〈石塚　満　加賀勘家　加賀麻祐子　布施美樹　山西友典〉336
　　　腰椎部の脊髄変性疾患 ……………………………………………336
　　　症状 …………………………………………………………………336
　　　治療 …………………………………………………………………336
　　　馬尾症候群 …………………………………………………………337
　　　便秘の原因としての大腸通過時間の解析 ………………………337
　　　便失禁に対する治療 ………………………………………………338
　　　CESに伴う難治性疼痛に対する治療 ……………………………339
6. 癒着性・術後の排便困難・イレウス，術後便失禁 ………〈岡住慎一〉341
　　　術後排便障害 ………………………………………………………341
　　　概念 …………………………………………………………………341
　　　術後排便困難 ………………………………………………………343
　　　術後便失禁 …………………………………………………………343
7. アミロイドーシス（アミロイドニューロパチー）………〈出口一志〉346
　　　概念 …………………………………………………………………346
　　　症状 …………………………………………………………………346
　　　病態生理 ……………………………………………………………347
　　　治療 …………………………………………………………………347
8. その他のニューロパチー（末梢神経障害）………………〈榊原隆次〉349
　　　Wolfram症候群 ……………………………………………………349

4 ● 筋疾患（ミオパチー）など …………………………………………352

1. MNGIE　その他のミトコンドリア脳筋症 ………………〈榊原隆次〉352
　　　疫学と症候 …………………………………………………………352
　　　消化管検査・病態生理・病理 ……………………………………353
　　　治療 …………………………………………………………………353

2. 先天性巨大結腸症（Hirschsprung 病）〈奥村利勝〉355
    概念・疫学 355
    病因・病態生理 355
    臨床症状・身体所見 356
    検査成績/診断 356
    治療 356
3. 筋ジストロフィー　その他の骨格筋ミオパチー〈神山剛一〉358
    上部消化管 358
    下部消化管 358
    直腸肛門部 359
    治療 359
4. 特発性偽性腸閉塞症と平滑筋ミオパチー
    〈冬木晶子　大久保秀則　中島　淳〉362
    概念と疫学 362
    病態生理 362
    消化管検査 362
    病理 363
    治療 364

5 ● その他 366
高齢者の消化管障害〈西村かおる〉366
   疫学と症候 366
   消化管検査・病態・病理 367
   治療とケア 368

索　引 371

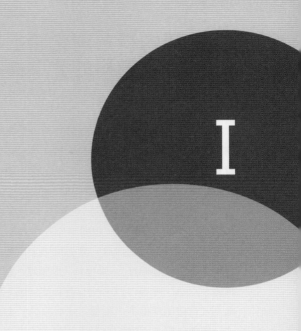

I

総 論

1. 消化器症状の背後にあるもの

1 ▶ 神経内科と消化管症状
―神経内科的アプローチと診察入門

　排尿排便障害は，自律神経障害の中で最も多いものの1つである．神経因性膀胱の中の尿閉は，緊急受診・腎後性腎不全の誘因となり，尿失禁は，生活の質を阻害する．障害のパターンとして，脳病変は機能亢進（過活動膀胱，overactive bladder：OAB，尿意切迫・頻尿のこと）をきたし，末梢神経病変は機能低下（残尿と尿意の低下）をきたし，脊髄病変/多系統萎縮症では機能亢進（OAB）と低下（残尿）が同時にみられる．一方，神経消化管障害の中の胃排出能低下・胃食道逆流は，食思低下・内服薬の吸収低下をもたらし，便秘・イレウス（偽性腸閉塞）・腸捻転・腸重積・宿便潰瘍は，緊急受診・悪性症候群の誘因となる．障害のパターンとして，脳・脊髄・末梢神経病変のいずれも機能低下（胃排出能低下・便秘・イレウス）をきたすことが多い．排尿排便障害には，病態に応じた適切な対処法があるので，積極的な治療が望まれる．本稿では，神経症候からみた排尿排便障害の見方，神経（neurogenic）と心因（psychogenic）による排尿排便障害の違いについて述べる．

神経症候からみた排尿排便障害の見方

　神経症候からみた排尿排便障害は，図1 のようにとらえるとよいのではないだろうか[1-4]．排尿排便障害のある患者で，神経疾患とその部位を疑う症候として，しびれ/感覚障害がある．しびれは，大きく多発神経炎の分布（末梢遠位部が障害される疾患として糖尿病性ニューロパチーがある．通常，左右対称性で，靴下をはく部分に強い．反射は低下消失し，深部感覚性運動失調がみられる．起立性低血圧を伴うこともある），根の分布（末梢近位部が障害される疾患として腰椎症や仙髄馬尾腫瘍がある．しばしば非対称性で，自転車のサドルが当たる部分に強い．一側で反射が低下消失し，同側で筋力低下もみられる），レベルのある分布（脊髄が障害される疾患として多発性硬化症や脊髄損傷がある．病変部位以下の感覚低下，対麻痺があり，下肢反射亢進，Babinski 徴候がみられる）に分けることができる．これを排尿障害からみると，多発神経炎，根病変ではしばしば残尿（時に尿閉に至る）がみられ，脊髄病変では過活動膀

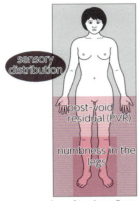 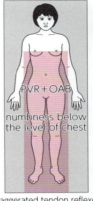 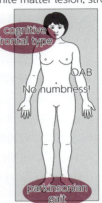

図1 神経症候からみた排尿障害の見方 ▶
末梢神経・脊髄疾患ではしびれの分布が，脳疾患は歩行障害・認知症が疾患を疑う参考になる．排尿障害のパターンは，神経病変の部位により異なり，脳病変は過活動膀胱（overactive bladder：OAB）を，末梢神経病変は残尿（post-void residual：PVR）をきたし，脊髄病変は過活動膀胱と残尿が同時にみられる．一方，消化管障害のパターンは，脳・脊髄・末梢神経のいずれの病変も，胃排出能低下・便秘をきたす．

胱と残尿の両者が同時にみられることが多い．一方，消化管障害からみると，末梢神経・脊髄疾患ともに，胃排出能低下（糖尿病性末梢神経炎など）・便秘がみられることが多い．

　一方，脳疾患はしびれが目立たない．脳疾患を疑う症候として，パーキンソン症候群（小刻み歩行・動作緩慢・易転倒・誤嚥など）がある．これより合併頻度は少ないが，認知症（物忘れ・意欲低下など）があげられる．パーキンソン症候群の責任病巣として，大脳基底核，前頭葉内側面とくに補足運動野の病変などが知られている．認知症の責任病巣として，側頭葉・頭頂葉を中心とした病変の他に，前頭葉病変が注目されている．これを排尿障害からみると，脳病変では過活動膀胱がみられることが多い．一方，消化管障害からみると，胃排出能低下・便秘がみられることが多いが，まだ報告が非常に少ない．さらに，認知症・歩行障害は，2次的に機能性尿便失禁をきたしうるので，注意が必要

である．

機能解剖

　自律神経系の中での排尿系の特徴として，蓄尿と排出という逆の働きを，膀胱と尿道という1対の臓器が行っていること，生理・病態に脳が大きく関与していることがあげられる．蓄尿期には，膀胱が弛緩し［交感神経（下腹神経）由来アドレナリン β_3 受容体］，内尿道括約筋（交感神経由来アドレナリン $\alpha_{1A/D}$ 受容体）・外尿道括約筋［体性神経（陰部神経）由来ニコチン性受容体］が収縮している．A_δ 線維を介する仙髄反射とともに，近年，前頭葉・基底核・小脳・橋蓄尿中枢などに持続的な活動がみられることが，機能的脳画像により明らかにされつつある．排出期には，膀胱が収縮し［副交感神経（骨盤神経）由来ムスカリン M_3 受容体］，内・外尿道括約筋が弛緩する．この反射は，脊髄−脳幹−脊髄反射を介するとされ，下部尿路からの刺激は，中脳水道灰白質まで上行し，橋排尿中枢（青斑核近傍）を経由した後，膀胱・括約筋に戻る．この時も，前頭葉を始めとして，多彩な脳部位に活動がみられることが知られている．蓄尿期から排出期へのスイッチングは，前頭前野から中脳水道周囲灰白質などを介して行われると考えられている[1-4]．

　一方，下部消化管についてみると，機能は大きく，a）腸管内容の小腸・大腸吻側部から直腸への輸送，b）直腸・肛門での一時的蓄便，c）直腸・肛門からの排便の3つに分けることができる 図2．膀胱と異なり，直腸内圧は，周期的に上昇する（固有収縮）．この時，同時に便意を感じるが，固有収縮の消失とともに便意も軽快することを繰り返す．排便には，固有収縮とともに，腹圧も要する．括約筋部圧は，腹圧型排便で軽度上昇する．膀胱と異なり，下部消化管は，末梢の腸管神経叢（アウエルバッハ神経叢・マイスネル神経叢）の支配が大きいと考えられている．腸管神経叢の神経伝達物質として，アセチルコリン（ムスカリン M_3 受容体，促進性），ドパミン（D_2 受容体，抑制性），セロトニン（5-HT$_4$ 受容体，促進性）などがあり，そのバランスにより，腸管収縮が調節されている．パーキンソン病では，末梢の腸管神経叢内に，レヴィー小体が出現することが知られ，末梢性に，大腸通過時間の延長 図3，胃排出能低下，胃電図活動の低下，固有収縮の低下がみられる 図4 （**通過遅延型便秘**）[5-8]．同時に，小腸・結腸近位部は迷走神経（副交感神経），結腸遠位部/S字結腸・直腸は骨盤神経（膀胱を参照）の支配を受けている．内肛門括約筋は下腹神経（同），外肛門括約筋は陰部神経（同，仙髄由来）の支配を受ける．多系統萎縮

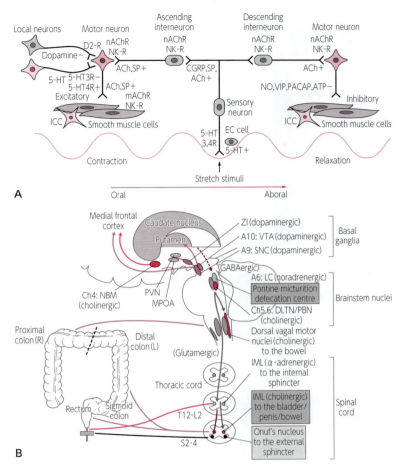

図2 消化管に関わる神経系▶

A. 消化管壁内神経叢. B. 末梢−脊髄/迷走神経−脳幹−基底核/前頭葉の経路. 右側結腸は延髄・迷走神経（副交感神経）の支配, 左側結腸/S字結腸・直腸は仙髄中間外側核（副交感神経）の支配, 内肛門括約筋は腰髄中間外側核（交感神経）支配, 外肛門括約筋は仙髄オヌフ核（体性神経）支配を受ける.

症では, 仙髄病変による外肛門括約筋筋電図の異常や便失禁がみられる[9]. 一方, 脳幹[10]や脊髄の病変でイレウスが知られており, これは下部消化管運動が, 末梢神経叢のみならず, 中枢の支配を受けていることを示唆している. また, 中枢疾患である脳幹梗塞[11], 脊髄損傷[12], 多系統萎縮症[13]で直腸収縮の亢進（低コンプライアンス）や奇異性括約筋収縮（アニスムス）をきたすこと

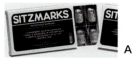
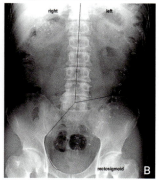

図3 排便機能検査（QL-GAT: quantitative lower-gastrointestinal autonomic test）：A. 大腸通過時間 ▶

A. Sitzmarks．X線不透過性・非吸収性の小さなリング状マーカーが20個入っている検査用カプセル（Konsyl Pharmaceuticals Inc., Edison, NJ, USA）．倫理委員会の承認を経て使用．
B. 大腸通過時間（colonic transit time: CTT）．腸管内容の大腸吻側部から直腸への輸送機能をみる検査．カプセルを，朝1カプセル，連続6日間飲んでもらう．7日目に腹部単純X線を撮影する．第5腰椎椎体，骨盤出口部右側内縁，左腸骨稜を解剖学的目印として線を引き，右側結腸，左側結腸，S字結腸/直腸の3領域を決める．マーカー数に1.2をかけたものをCTTとする．正常：右側CTT 6.9時間，左側CTT 14.1時間，S字結腸・直腸CTT18.0時間，全大腸CTT39.0時間．本検査の値は，RIを用いた測定値とよく相関する．

も知られている 図4（**直腸肛門型便秘**）．腸管運動の高次中枢として，脳幹のバリントン核（腸管促進的），大脳基底核（腸管促進的），視床下部，大脳皮質など，腹圧の高次中枢として，橋背側部のケリカー・布施核，傍脚核，延髄腹側の呼吸関連ニューロン，大脳皮質などが指摘されている．消化管は，消化管ホルモンであるグレリンなど液性因子の支配も受けている．ヒトの場合，脳幹より上位病変での排便障害はほとんど知られていない．脳病変は意識障害や麻痺などの重篤な神経症状をきたすため，排便などの自律神経障害が十分に観察されていない可能性もあり，今後の研究を待つ必要があると思われる．

神経（neurogenic）と心因（psychogenic）による排尿排便障害の違い

消化器内科・外科，泌尿器科医師に広く知られているように，内視鏡で異常がない，いわゆる機能性疾患は，大きく神経内科的な病気と，精神科的な病気に分けられる．

神経内科的な病気とは，脳脊髄末梢神経筋に器質的異常があるために，消化器に異常をきたすものである（神経障害性 neurogenic）．これには，脳神経外科の脳腫瘍・脳卒中，神経内科のパーキンソン病・認知症・多発性硬化症，整形外科の脊髄損傷，神経内科の末梢神経障害・ギランバレー症候群などが含まれる．症状は，胃もたれ・便秘などが多く，高度になるとイレウスで救急外来を受診することもある．痛みは通常伴わない．自律神経の中枢回路に関わる（神

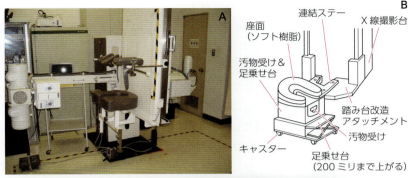

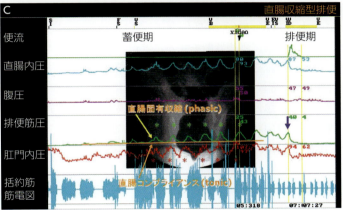

図4 排便機能検査（QL-GAT: quantitative lower-gastrointestinal autonomic test）: B. ビデオマノメトリー ▶

A. ビデオマノメトリー装置（東邦大学医療センター佐倉病院放射線部）. B. ビデオマノメトリー用便座. C. 正常のビデオマノメトリー所見.
正常では，直腸のコンプライアンスは 65 mL/cmH$_2$O と膀胱とほぼ同様に高く，直腸内圧はわずかに上昇するのみである．膀胱と異なり，直腸内圧は，周期的に上昇する（固有収縮）．この時，同時に便意を感じるが，固有収縮の消失とともに便意も軽快することを繰り返す．初発便意後，3〜8 回の固有収縮がみられ最大便意に至る．初発便意量，最大便意量はそれぞれ平均 129 mL, 302 mL と，膀胱より小さい．正常でも 2 種類の排便パターンが認められる．一つは，腹圧上昇があまりみられず，直腸筋収縮とともに排便がみられるもの（直腸収縮型排便），もう一つは，排便時の直腸筋収縮があまりみられず，腹圧上昇とともに排便がみられるもの（腹圧型排便）である．括約筋部圧は，腹圧型排便で軽度上昇する．どちらも直腸内残便はほとんどみられない．

経伝達）物質として，脳内 glutamate（Glu）（＋），dopamine（DA）（＋と－），acetylcholine（Ach）（＋），serotonin（5-HT）（＋と－），GABA（－），opioid（－）などが知られている．これらの物質は，上述の中枢部位に関わり，脊髄内下行路を経由し，末梢の交感神経〔norepinephrine（NE）－〕，副交感神経（迷走神経・骨盤神経，Ach＋）を介して，消化管・膀胱の運動を制御していると考えられている．自律神経系では，中枢（血液脳関門の内側）と末梢で，作用が逆転するものがある．一例として，Ach は中枢では膀胱抑制的に，末梢では促進的に働き，DA は中枢では消化管促進的に，末梢では抑制的に働くようである．その生理学的意義は十分に明らかでないが，薬剤投与に際して留意する必要がある[1,2,6]．代表的な神経内科疾患であるパーキンソン病は，通常の脳MRI で異常がみられないが，最近，補助検査（心筋 MIBG シンチグラフィー，脳ダットスキャン）で容易に画像診断をすることができるようになってきた．以前，心因性が考えられ，その後神経内科疾患が明らかとなったものとして，Fowler 症候群，Ochoa 症候群があり[4]，鑑別を慎重に行う必要がある．

　精神科的な病気とは，急性の広義ストレス（クモ膜下出血など）や慢性の心的ストレス（神経症・うつ病など）により，消化器に異常をきたすものである（広義の心因性 psychogenic）．症状は，機能性ディスペプシア・過敏性腸症候群などが多く，高度になると胃潰瘍をきたすこともある．痛みをしばしば伴う．心的ストレスは，さまざまな身体症状を呈することが知られている〔身体症状症 somatic symptom disorder（DSM5），身体表現化障害，ヒステリー型神経症とも称される〕．これには，夜寝つけない・気分がすぐれない・仕事が手につかない・いらいらするなどの睡眠・気分障害などの他に，半身がきかない・しびれるなどの体性神経症状，目が見えない・耳が聞こえない・頭位めまいなどの特殊感覚症状，呼びかけても目をつむっているなどの意識障害，食事がのどを通らないなどの摂食症状，さらに排尿排便障害・神経調節失神などの自律神経症状が含まれ，救急外来を受診することもある．ストレスは，脳 MRI で捕まえることができないが，最近，PET 検査や脳脊髄液などにより，変化が捉えられるようになってきた[14,15]．しかし，まだ診断マーカーが少ないことから，神経内科的な病気を十分に除外する必要があると思われる．神経内科的な病気と，精神科的な病気の合併も，最近知られるようになってきた（うつ病とパーキンソン病の合併など）．情動の中枢回路に関わる物質として，脳内 dopamine（DA）（＋と－），5-HT（＋と－），NE（－），GABA（－），opioid（－）などが知られている．これらの物質は，前頭前野・帯状回・扁桃体などの中枢情動

部位に関わり，視床下部・下垂体の CRF/TRH，ACTH を経由し，末梢副腎皮質から cortisol を放出させることが知られている［視床下部-下垂体-副腎皮質軸 hypothalamo-pituitary-adrenal（HPA）axis］[16,17]．これらが，消化管・膀胱の感覚・運動変化に関与することも想定されている．膀胱についてみると，心因性排尿障害は，神経因性膀胱と比べると，機能検査での異常がごく軽く，感覚亢進がしばしば認められる．近年，クモ膜下出血などの急性広義ストレスでも，同様の脳内機序により，胃潰瘍（Cushing 潰瘍）・神経原性肺水腫・たこつぼ心筋症などをきたすことが知られるようになった[18]．診断と治療方針の決定に際して，精神科/心療内科・神経内科・脳外科の神経関連科と，消化器科・泌尿器科その他の臓器科との連携が重要と思われる．

【文献】
1) de Groat WC. Integrative control of the lower urinary tract: preclinical perspective. Brit J Pharm. 2006; 147: S25-40.
2) Fowler CJ, Griffiths DJ. A decade of functional brain imaging applied to bladder control. Neurourol Urodyn. 2010; 29: 49-55.
3) Ogawa T, Sakakibara R, Kuno S, et al. Prevalence and treatment of LUTS in patients with Parkinson disease or multiple system atrophy. Nature Revue Urology. 2017; 14: 79-89.
4) 榊原隆次, 編. 神経因性膀胱ベッドサイドマニュアル. 東京: 中外医学社; 2014.
5) Drake MJ, Apostolidis A, Cocci A, et al. Neurogenic lower urinary tract dysfunction: Clinical management recommendations of the Neurologic Incontinence committee of the fifth International Consultation on Incontinence 2013. Neurourol Urodyn. 2016; 35: 657-65.
6) Sakakibara R, Kishi M, Ogawa E et al. Bladder, bowel, and sexual dysfunction in Parkinson's disease. Parkinsons Dis. 2011; 2011: 924605. doi: 10.4061/2011/924605. Epub 2011 Sep 12.
7) 山名哲郎, 岩垂純一. 便失禁患者の病態と直腸肛門機能検査. 消化器科. 2000; 31: 351-8.
8) 榊原隆次, 岸 雅彦, 内山智之, 他. 定量的排便機能検査（キューエルガット）. 自律神経. 2009; 46: 466-9.
9) Yamamoto T, Sakakibara R, Uchiyama T, et al. When is Onuf's nucleus involved in multiple system atrophy? A sphincter electromyography study. J Neurol Neurosurg Psychiatry. 2005; 76: 1645-58.
10) Ito T, Sakakibara R, Sakakibara Y, et al. Medulla and gut. Intern Med. 2004; 43: 1091.
11) Tateno F, Sakakibara R, Kishi M, et al. Brainstem stroke and increased anal tone. Low Urin Tract Symptoms. 2012; 4: 161-3.
12) Lynch AC, Anthony A, Dobbs BR, et al. Anorectal physiology following spinal cord injury. Spinal Cord. 2000; 38: 573-80.

13) Sakakibara R, Kishi M, Ogawa E, et al. Multiple-system atrophy presenting with low rectal compliance and bowel pain. Mov Disord. 2010; 25: 1516-8.
14) Sakakibara R, Ito T, et al. Depression, Anxiety and the Bladder. Low Urin Tract Symptoms. 2013; 5: 109-20.
15) Peciña M, Bohnert AS, Sikora M, et al. Association between placebo-activated neural systems and antidepressant responses: neurochemistry of placebo effects in major depression. JAMA Psychiatry. 2015; 72: 1087-94.
16) Orand A, Naliboff B, Gadd M, et al. Corticotropin-releasing hormone receptor 1 (CRH-R1) polymorphisms are associated with irritable bowel syndrome and acoustic startle response. Psychoneuroendocrinology. 2016; 73: 133-41.
17) Block TS, Kushner H, Kalin N, et al. Combined analysis of mifepristone for psychotic depression: plasma levels associated with clinical Response. Biol Psychiatry. 2018; 84: 46-54.
18) Chen Z, Venkat P, Seyfried D, et al. Brain-heart interaction: cardiac complications after stroke. Circ Res. 2017; 121: 451-68.

〈榊原隆次　松岡克善　舘野冬樹〉

1. 消化器症状の背後にあるもの

2 ▶ 泌尿器疾患と下部消化管症状
―泌尿器科的アプローチ

　泌尿器科外来を受診する患者の中に一定数の下部消化管症状を有する患者がいる．近年は泌尿器科医が下部尿路機能障害のみを治療する時代ではなくなってきた．過活動膀胱診療ガイドライン第 2 版や夜尿症診療ガイドライン 2016 にも，下部尿路機能障害における便秘治療の必要性が記載されている．

　泌尿器科診療でよくみられる便秘には，過活動膀胱の治療に用いられる抗コリン薬による有害事象がある．何らかの神経疾患による神経因性膀胱に合併した便秘のような，原疾患由来の便秘の他にも，便秘のために骨盤臓器脱が増悪するなど，便秘由来の泌尿器科疾患も存在する．泌尿器科外来で便失禁について目にすることはまだ少ないが，泌尿器科疾患と便失禁の関係性についての報告は古くより散見される．

　本稿では，便秘・便失禁と関連する泌尿器科疾患について，その鑑別と泌尿器科的治療アプローチについて概説する．

下部尿路症状の治療に関連する便秘

　過活動膀胱の治療の第一選択として，抗コリン薬が使用されるが，その有害事象としての便秘の発生頻度は 7.7％といわれている[1]．この場合は，抗コリン薬の中止で便秘の改善が期待できる．しかし，抗コリン作用を有する薬剤は種々の疾患に対して処方されている場合もあるため，他科における処方も含めて検討する必要がある．

　過活動膀胱や神経因性膀胱で便秘を合併している場合や，その治療のための抗コリン薬による副作用で便秘が悪化してしまう症例においては，便秘の副作用の少ない薬物（抗コリン薬の貼付剤や β_3-アドレナリン受容体作動薬）などへの変更や，（抗コリン薬を減量しての）追加なども検討する必要がある．

過活動膀胱に関連する便秘・便失禁

　過活動膀胱診療ガイドライン第 2 版において，過活動膀胱のスクリーニングには，過活動膀胱症状スコア（OABSS）を用い，その治療法には，薬物療法の

他に，行動療法や神経変調療法などが推奨されている．その行動療法の一つとして便秘の治療が推奨されている．便秘によりいきんで排便をすることは，過活動膀胱のリスクになりうるため[2]，便秘治療が過活動膀胱を改善させると報告されている[3]．

一方，便失禁診療ガイドライン 2017 年版では，過活動膀胱が便失禁のリスク因子の一つにあげられた．過活動膀胱と便失禁が関連する具体的な機序は十分解明されていないが，過活動膀胱と過敏性腸症候群との関連は報告されている．過敏性腸症候群患者では排尿筋過活動を有することが 37.5％と多く，膀胱機能と直腸機能との関連性が示唆されている[4]．

難治性過活動膀胱とは，3 カ月以上の保存療法（行動療法，薬物療法など）にもかかわらず，改善がみられないものと定義される．この治療法の一つには電気・磁気刺激療法があるが，便秘などの下部消化器機能障害が改善することも報告されている．また 2017 年に保険適用となった仙骨神経刺激療法は，切迫性尿失禁，便失禁ともに適用があるため，両者の合併例にも効果が期待できる．

夜尿症と関連する便秘

夜尿症患児では便秘の合併率が高いと報告されている[5]．夜尿症診療ガイドライン 2016 では，このような便秘を合併した夜尿症においては，便秘の治療が推奨されている．便秘を合併した小児の下部尿路機能障害において，便秘治療のみでも下部尿路機能障害が改善したと報告されており[6]，小児における便秘を合併した下部尿路機能障害では，便秘治療が優先される．小児の便秘スクリーニングには，トロント式機能障害的排尿症状スコア（dysfunctional voiding symptom score：DVSS）が有用である．

骨盤臓器脱，腹圧性尿失禁と関連する便秘・便失禁

女性の骨盤臓器脱や腹圧性尿失禁は骨盤底筋群の緩みによって発症し，特に出産が危険因子とされている[7]．同様に，便秘も排便時の怒責による腹圧上昇が発症に関与すると報告され[8]，便秘の改善が骨盤臓器脱などの病状進行の予防に寄与することが期待される．一方，骨盤臓器脱は便失禁との関連も示唆されており，骨盤底筋と結合組織への損傷，陰部神経損傷が病因とされている[9]．

腹圧性尿失禁のスクリーニングは国際尿失禁会議質問票（ICIQ-SF）などが有用であり，骨盤臓器脱のスクリーニングは問診，台上診により行える．腹圧

性尿失禁の治療には，行動療法や薬物療法，手術療法などが推奨されている．一方，骨盤臓器脱では有効な薬物治療はなく，行動療法とペッサリーなどの導入による骨盤底筋をサポートする保存的治療，手術療法が推奨される．

神経因性膀胱と関連する便秘・便失禁

　神経因性膀胱とは，神経疾患による下部尿路機能障害の総称である．排尿筋および尿道括約筋収縮の脊髄中枢は仙髄にあり，直腸および肛門括約筋機能と関連している．したがって，神経因性膀胱では，種々の神経疾患による下部尿路機能障害と共に消化管機能障害が発症する．神経因性膀胱の正確な病態把握および治療には，下部尿路症状のみでなく，尿流動態検査などによる精査に基づいた泌尿器科専門医による精査，治療を要する．神経因性膀胱に伴った下部消化器症状においても，専門的な精査，治療が必要であり，その検査法（直腸内圧検査，肛門括約筋筋電図など）は尿流動態検査と類似している．したがって，神経因性膀胱の診療においては，下部尿路，および下部消化管機能障害の両者のアプローチにより診断・治療を行うことが望まれる．

【文献】
1) Chapple CR, Khullar V, Gabriel Z, et al. The effects of antimuscarinic treatments in overactive bladder: an update of a systematic review and meta-analysis. Eur Urol. 2008: 54: 543-62.
2) Møller LA, Lose G, Jørgensen T. Risk factors for lower urinary tract symptoms in women 40 to 60 years of age. Obstet Gynecol. 2000; 96: 446-51.
3) Charach G, Greenstein A, Rabinovich P, et al. Alleviating constipation in the elderly improves lower urinary tract symptoms. Gerontology. 2001; 47: 72-6.
4) Monga AK, Marrero JM, Stanton SL, et al. Is there an irritable bladder in the irritable bowel syndrome? Br J Obstet Gynaecol. 1997; 104: 1409-12.
5) Inan M, Tokuc B, Aydiner CY, et al. Personal characteristics of enuretic children: an epidemiological study from South-East Europe. Urol Int. 2008; 81: 47-53.
6) Loening-Baucke V. Urinary incontinence and urinary tract infection and their resolution with treatment of chronic constipation of childhood. Pediatrics. 1997; 100: 228-32.
7) Handa VL, Harris TA, Ostergard DR. Protecting the pelvic floor: obstetric management to prevent incontinence and pelvic organ prolapse. Obstet Gynecol. 1996; 88: 470-8.
8) Spence-Jones C, Kamm MA, Henry MM, et al. Bowel dysfunction: a

pathogenic factor in uterovaginal prolapse and urinary stress incontinence. Br J Obstet Gynaecol. 1994; 101: 147-52.
9) Jackson SL, Weber AM, Hull TL, et al. Fecal incontinence in women with urinary incontinence and pelvic organ prolapse. Obstet Gynecol. 1997; 89: 423-7.

〈加賀勘家　布施美樹　山西友典〉

1. 消化器症状の背後にあるもの

3 ストレスと上部・下部消化管症状
―心療内科的アプローチと診察入門

要旨

　ストレスと上部・下部消化管症状への心療内科的アプローチを考える際に，対象となるのは主に機能性ディスペプシアと過敏性腸症候群である．この場合，消化管症状への診療の流れが理解しやすい疾患は機能性消化管障害の原型ともいえる IBS であるため，これを中心に解説する．過敏性腸症候群は，腹痛が便通異常に関連して続く病的状態である．その概念には，症状が通常の臨床検査で検出される器質的病変によるものではないという意味が含まれる．過敏性腸症候群は現在の国際的診断基準の Rome Ⅳ では 4 型に分類される．便秘型，下痢型，混合型，分類不能型である．過敏性腸症候群の病態は，脳腸相関を軸に解明が進んでおり，下部消化管運動亢進，内臓知覚過敏，不安・うつ・身体化の心理的異常がしばしば生じる．これらのさらなる源流として，ストレス，ゲノム，腸内細菌，粘膜微小炎症，粘膜透過性亢進，脳の局所の形態変化を伴う機能的変容が追求されている．過敏性腸症候群の治療は，病態の理解と食生活・運動を中心とした生活習慣の改善の上に，消化管を標的臓器とする薬物療法，中枢薬理，心理療法という順番で実施することが推奨される．

緒言

　ストレスと上部・下部消化管症状への心療内科的アプローチを考える際に，対象となるのは主に機能性ディスペプシア（functional dyspepsia：FD）と過敏性腸症候群（irritable bowel syndrome：IBS）である．この場合，消化管症状への診療の流れが理解しやすい疾患は機能性消化管障害の原型ともいえる IBS であるため，これを中心に解説する．

　IBS とは，腹痛が便通異常に関連して続く病的状態である[1]．その概念には，症状が通常の臨床検査で検出される器質的病変によるものではないという意味が含まれる．ただし，「通常の臨床検査で検出される器質的病変がない」とは，大腸癌，炎症性腸疾患，大腸憩室炎，膠原線維性大腸炎（collagenous colitis）

などの疾患を欠く，という意味であり，通常の臨床検査を超えるような精度が高い検査法を実施すれば，異常を検出し得る[2]．

疫学

わが国におけるIBSの有病率は人口の14.2％，1年間の罹患率は1〜2％，消化器系の内科外来患者の31％を占める[2]．IBSの有病率は，欧米の報告によると10〜20％とするものが多いが，系統的レビューを実施すると中東5.8％，北米・欧州8.1％，アジア9.6％，中南米17.5％の順位となり，地域差があって幅広い[3]．IBS有病率の性差は，欧米では女性の有病率が男性の有病率よりも高く，その比率は1.2倍から2倍ある．わが国を含むアジア諸国のIBS有病率の男女差は欧米より少ない．加齢に伴い，IBSの有病率は減少する[2]．

病態生理

IBSの代表的な病態生理は，ストレス応答の異常，下部消化管運動亢進，内臓知覚過敏，不安・うつ・身体化の心理的異常である[4]．これらに加えて，粘膜微小炎症，粘膜透過性亢進，腸内細菌の異常，リスク遺伝子がある[4]．これらは独立しているのではなく，以下に述べるように相互に関連している．

心理社会的ストレッサーはIBSの発症・増悪要因である[5]．IBS患者においては，ストレス負荷と消化器症状悪化の相関係数が健常者よりも高い．そのメディエーターはserotoninなどの神経伝達物質，corticotropin-releasing hormone（CRH）などの脳腸ペプチドである[5]．脳機能画像検査により，IBS患者に対する大腸刺激による前帯状回，扁桃体，中脳の活性化ならびに内側・外側前頭前野の活性低下を証明できる[5]．また，IBS患者では，背外側前頭前野の容積が減少しており，ストレス負荷時に十分に賦活化されない[6]．

急性の感染性腸炎の患者群を対象に，IBSの発症を前向きに観察すると，感染性腸炎に罹患しなかった個体に比較して，6〜7倍の高い確率でIBSが発症する．これを感染性腸炎後IBS（post-infectious IBS）とよぶ[4]．IBSの腸内細菌プロファイルが健常者と異なるとする報告は多い[7]．有機酸などの腸内細菌産物もIBSの病像に影響する[7]．IBSの症状は摂食によって増悪する[2]．食物の内容としては，炭水化物もしくは脂質が多い食事，香辛料，アルコール，コーヒーが症状の増悪要因となる．

IBSの下部消化管粘膜には微小炎症があり，肥満細胞が増加して消化管神経系のニューロンに近接している[4]．IBSでは下部消化管粘膜の粘膜透過性が亢

進している[4]．IBSの重要な一因子は遺伝子であるが，多因子遺伝の疾患と考えられる．双生児 6,060 組の分析から，IBS の遺伝性が証明されている[2]．IBS の一致率は，二卵性で 8.4％と低いのに対し，一卵性では 17.2％と高い．IBS の遺伝子多型が分析されており，serotonin transporter，CRH-R1 受容体，CRH-R2 受容体，CRH 結合蛋白質，interleukin（IL）-10，IL-6，toll-like receptor（TLR）-9，E-cadherin（CDH）-1 などの遺伝子多型の健常者との相違が抽出されている[4]．IBS 患者 584 例の 2.2％，13 例にナトリウムチャネル Nav1.5 をコードする SCN5A 遺伝子の変異がある[4]．genome wide association study（GWAS）により，腫瘍壊死因子 TNFSF15 遺伝子と第 7 染色体短腕 22.1 における KDEL endoplasmic reticulum protein retention receptor 2（KDELR 2）ならびに glutamate receptor, ionotropic, delta 2（Grid2）interacting protein（GRID2IP）遺伝子の変異が見出されている[4]．

　IBS の病因は単独というよりも複数が組み合わせられて複合的に病態を形成する．IL-6，TLR-9，CDH-1 遺伝子多型は感染性腸炎が加わった場合の感受性遺伝子である[4]．腸内細菌はストレス負荷によって多様性が変化する．また，ストレスは粘膜透過性を亢進させ，内臓知覚過敏を招く[4]．以上の IBS の病態は脳腸相関でまとめられる[2,5]．消化管から脳への信号の重要性を強調し，あえて腸脳相関とよばれることがあるが，脳腸のシグナル伝達は双方向で生じており，その意味するものに変わりはない．

診断基準および検査

　IBS は国際的診断基準の Rome Ⅳ に基づいて診断する 表1 [1]．さらに，ブリストル（Bristol）便形状尺度 図1 の頻度に基づいて 4 型に分類する 図2 [1]．最近 3 カ月間に腹痛と便通異常が続く患者に遭遇した時，以下に述べる警告症

表1 IBS の Rome Ⅳ 診断基準

- 反復する腹痛が
- 最近 3 カ月の中の 1 週間につき少なくとも 1 日以上を占め
- 下記の 2 項目以上の特徴を示す
  (1) 排便に関連する
  (2) 排便頻度の変化に関連する
  (3) 便形状（外観）の変化に関連する

＊少なくとも診断の 6 カ月以上前に症状が出現し，最近 3 カ月間は基準を満たす必要がある．

(Lacy BE, et al. Gastroenterology. 2016; 150: 1393-407[1])

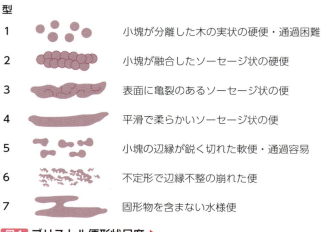

図1 ブリストル便形状尺度
(Lacy BE, et al. Gastroenterology. 2016; 150: 1393-407[1])

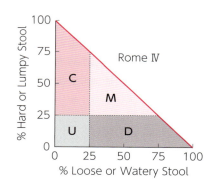

図2 IBSの分類図（Rome Ⅳ）
C: 便秘型, D: 下痢型, M: 混合型, U: 分類不能型
(Lacy BE, et al. Gastroenterology. 2016; 150: 1393-407[1])

状・徴候，危険因子，検査所見が全て陰性であれば，機能性消化管障害である．その上で，Rome Ⅳ基準に基づいてIBSを診断する[2]．症状のパターンがIBSのRome Ⅳ基準を満たさなければ，IBS以外の機能性消化管障害である 図3 [1]．IBSに似ているがIBS以外の機能性消化管障害が複数存在し，これらは相互に関係しており，治療法に共通点がある．

　IBS診断の前提として，以下の警告症状・徴候と危険因子の有無を評価し，あれば大腸内視鏡検査もしくは大腸造影検査を行う[2]．警告症状・徴候とは，器質的疾患を示唆する症状・徴候である．粘血便，6カ月以内の予期せぬ3 kg以上の体重減少，発熱，関節痛，異常な身体所見（腹部腫瘤の触知，腹部の波

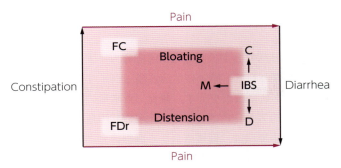

図3 IBSと類縁疾患の関係（Rome Ⅳ）▶
Pain：腹痛，Bloating：腹部膨満感，Distention：腹部膨隆，
Constipation：便秘，Diarrhea：下痢，IBS：過敏性腸症候群，
C：便秘型，D：下痢型，M：混合型，FC：機能性便秘，
FDr：機能性下痢
(Lacy BE, et al. Gastroenterology. 2016; 150: 1393-407[1])

動，直腸指診による腫瘤の触知，血液の付着など）が該当する[2]．また，危険因子とは，50歳以上の発症または患者，大腸器質的疾患の既往歴または家族歴である．患者が消化管精密検査を希望する場合も臨床的必要度に応じた精査を行う．警告症状・徴候と危険因子がない場合でも，血液生化学検査，末梢血球数，炎症反応，尿一般検査，便潜血検査，腹部単純X線写真で器質的疾患を除外する[2]．

この他に，上部消化管内視鏡検査もしくは上部消化管造影，腹部超音波，便虫卵検査，便細菌検査，乳糖負荷試験，小腸造影，カプセル内視鏡，腹部CTなどが必要になることもある．

鑑別診断

大腸癌をはじめとする消化器のがんならびに炎症性腸疾患を鑑別・除外する[2]．鑑別すべき疾患には，乳糖不耐症，膠原線維性大腸炎，慢性特発性偽性腸閉塞，colonic inertiaなどがあげられる．甲状腺疾患をはじめとする全身性の疾患も早期の鑑別が必要である．IBSと高率に合併する病態に線維筋痛症，顎関節症，機能性ディスペプシア，胃食道逆流症，機能性直腸肛門痛，うつ病，不安症がある[2]．

治療

　治療は日本消化器病学会が公刊したIBS診療ガイドラインに従うことが推奨される[2]．その基礎として，患者の生活習慣（ライフ・スタイル）を評価し，IBSの増悪因子があれば改善を促す．偏食，食事量のアンバランス，夜食，睡眠不足，心理社会的ストレスはIBSの消化器症状の危険因子である．運動療法も有効である．食事療法は，低残渣食から高線維食に切り替え，香辛料，アルコール，特定食品に対する症状増悪が顕著な場合には，これらを控える．IBSの食事療法として，低FODMAPダイエットが着目されている[2,4]．fermentable（発酵性）oligosaccharides（オリゴ糖），disaccharides（二糖類），monosaccharides（単糖類）and polyols（ポリオール）などの糖類を控える食事療法である．

　IBSに対する薬物療法は，初期治療として，trimebutine, polycarbophilなどの消化管に対する薬物で調整を行う[2]．この段階において，IBSの微小炎症を鎮静化する可能性のある治療法としてプロバイティクスが注目されている．

　BifidobacteriumはIBSにおける抗炎症性サイトカインプロファイル（interleukin 10/12比）の低下を正常化する．

　IBSに対しては，型別に薬物療法を適用することが効率的である．下痢型IBSには5-HT$_3$受容体拮抗薬のramosetronが適応である[8]．便秘型IBSには上皮機能変容薬・グアニル酸シクラーゼCアゴニストのlinaclotideが用いられている[9]．

　linaclotideは粘膜上皮細胞内のcyclic guanosine monophosphate（cGMP）量を増加させるが，これがクロライドチャネルのcystic fibrosis transmembrane conductance regulator（CFTR）を開放させてCl$^-$イオン分泌と水分泌を招くとともに，内臓知覚過敏を抑制する．類似薬で保険適用が慢性便秘症であるものに上皮機能変容薬・Cl$^-$ channel-2（ClC-2）賦活薬のlubiprostoneと胆汁酸トランスポーター阻害薬のelobixibatがある．このような薬物開発が世界的に実施されており，IBSを含む慢性便秘に対するsodium-glucose cotransporter 1（SGLT-1）阻害薬の成績[10]などが報告されている．

　単剤で腹痛が残るようなら抗コリン薬，便秘なら酸化マグネシウムやピコスルファート，下痢ならロペラミドを使用する[2]．便秘型IBSに対して慢性胃炎が合併していれば，セロトニン5-HT$_4$受容体刺激薬mosapride，ドーパミンD$_2$拮抗薬兼コリンエステラーゼ阻害薬itopride，機能性ディスペプシアが合併

していればacotiamideを用いることも可能である[2]．

消化管を標的とした治療が奏効しない時には，抗うつ薬，もしくは，アザピロン系抗不安薬を十分な注意の下に使用する[2]．薬物療法が奏効しない難治性のIBS患者に対しては，心理療法の有効性が科学的に立証されている．自律訓練法を含む催眠療法と認知行動療法がその代表である[2]．

心療内科的アプローチ

それでは具体的に心療内科的アプローチをどう進めるべきであろうか．心療内科（psychosomatic medicineあるいはpsychosomatic internal medicine）とは，心身医学を臨床応用する内科の1分野である．心身医学（psychosomatic medicine）は，心身相関（psychosomatic relation or mind-body interaction）を扱う学問である．

1）心療内科の診断学

a．心身相関に基づく診断

心療内科の診断学は心身相関現象に基づく独自の特徴をもっている．成人や青年では，あらかじめ外科，整形外科，眼科，耳鼻咽喉科，精神科などの診療科の専門疾患であることが自明である場合を除いて，愁訴をもつ患者は内科を受診するのが普通である．内科では患者の主訴，現病歴，既往歴，家族歴，生活行動を分析し，次いで診察を行い，ここまでの所見に基づいて鑑別診断リストを作り，その候補病名に基づいて臨床検査を施行し，確定診断あるいは暫定診断を下す．心療内科においては，これらに心理面接と心理検査が加わる．

b．DSM-5の利用方法

心療内科受診患者の精神面の診断はアメリカ精神医学会刊行のDiagnostic and Statistical Manual of Mental Disorders, 5th edition（DSM-5）が参考になる[11]．すなわち，精神疾患，臨床的関与の対象となることのある他の精神状態，パーソナリティ障害，精神遅滞，一般身体疾患，心理社会的および環境的問題，機能の全体的評価から患者の全貌を見て診断を下す．ただし，DSM-5は精神医学の体系に沿っており，このままでは身体疾患の診断が前提となる心療内科学の立場からは，実用的ではない．心身症も「臨床的関与の対象となることのある他の精神状態」の中の「他の身体疾患に影響を及ぼす心理的要因」という長く不便な病名に分類されている．したがって，通常は，第1に身体疾患の診断を下し，第2に精神疾患もしくは臨床的関与の対象となることのある

他の精神状態を診断する．さらに，もしあれば，第3にパーソナリティ障害，精神遅滞を診断し，心理社会的および環境的問題，機能の全体的評価を診療上重要な情報として活用してゆくのが通常である．重要な概念は，個々の患者の状態を多軸的に正確に診断することであり，心身症や精神疾患は身体疾患の除外後に始めて診断されるだけの除外病名ではない，ということである．

c. 心身症の診断

日本心身医学会では心身症を「身体疾患の中で，その発症や経過に心理社会的な因子が密接に関与し，器質的ないし機能的障害が認められる病態をいう．ただし，神経症やうつ病など，他の精神障害に伴う身体症状は除外する」と規定している[12]．すなわち，心身症とは，単一疾患概念ではなく，病態概念である．しかし，これでもまだ議論される部分がある．例えば，心理社会的ストレスにより，腹痛と下痢をきたすIBSの患者は心身症と診断してよいが，同一患者がDSM-5の全般性不安症の診断基準を満たすことも稀ではない．ところが，「神経症やうつ病など，他の精神障害に伴う身体症状」は心身症から「除外する」という定義より，心身症としてのIBSと全般性不安症は並列して診断され得ない，としばしば誤解されている．しかし，心身症はあくまでも病態水準を示す概念である．IBSの全ての症状が全般性不安症のみで説明し得ない（すなわち，全般性不安症の部分症状としての身体症状ではない）のであれば，1人の患者をIBS（心身症），全般性不安症と診断してよい．国際的にもIBSと全般性不安症の診断併存は当然とされている[13]．ただし，米国では心身症という名称を避ける傾向にある．発症や経過に心理社会的な因子が「密接に関与する」といっても，概念的に曖昧さが残るためである．それ以上に，米国の心身症という名称の中に精神分析のイメージが強すぎるために，それを避けようとする米国らしいpolitical correctnessによるものもある．すなわち，心身症をどうよぶかには米国の文化が反映されており，日本の医療をそこまで米国に追随させる必要がないことも当然である．

d. 心身症の診断の意義

IBSと全般性不安症の診断併存のみでは，2種類の疾患がおのおの独立に生じているのか，あるいはIBSと全般性不安症に病態上の関連（すなわち，心身症としての病態水準）が存在するのか否かは判らない．個々の患者の状態を多面的に診断することと心身症の定義をそのまま用いれば，IBSの患者を心身症から分類することが可能になる 表2．

②は現実心身症，③は性格心身症とよばれる状態の概念に近い[12]．国際的に

表2 IBSと心身症,ならびに全般性不安症の併存

① IBSの単独診断:病態への心理社会的因子の影響がほとんどない.
② IBS(心身症):病態へのストレスの影響が認められるが,精神障害の診断には及ばない.
③ IBS(心身症),全般性不安症:IBSの病態へのストレスの影響が認められ,かつ,持続的な不安を示す.
④ IBS,全般性不安症:IBSと不安が独立に生じている.

は,病態へのストレスの影響が明らかなIBSに対しては,心身医学的治療が治療体系の中に組み込まれている[13].心身医学の現実の臨床では,心身症という用語を使うか使わないかにかかわらず,以上の情報処理がなされ,それに基づいた治療が選択される.なお,学問とは異なるが,保険診療上,心身症と精神疾患の併記を認めない地域があることに注意が必要である.

2) 心身医学療法概論

a. 内科的治療法の選択

心療内科の立場からは,身体疾患の診断が前提となるため,IBSへの治療の中でも消化管を標的とした治療法の持つ影響力は非常に大きい.

b. EBMに基づく治療

無作為化比較対照試験(できれば複数)で有効性が証明されており,かつ,疾患の病態生理を改善する蓋然性がある治療法が最善である.無作為化比較対照試験で有効性が証明されているが作用機序が現時点では不明な治療法Aと疾患の病態生理を改善する蓋然性があるが無作為化比較対照試験で有効性が証明されていない治療法Bがあるとき,臨床医は治療法Aを第一選択とすべきである.複数の大規模無作為化比較対照臨床試験の成果に代表される,系統的で再現性が明らかで偏りのない,根拠に基づく臨床の診療戦略 evidence-based medicine(EBM)により治療を実施する[14].

治療法は臨床医が科学的に最善と判断する順に順番をつけて呈示し,効果を主とする利益と副作用を主とする不利益を患者が理解できる言葉で説明し,最終的には患者が自己決定できるようにする(informed consent).大きな不利益が生じる可能性がある医療行為に際しては,文書によるinformed consentを得る.

c. 心身医学療法の治療戦略

心療内科の治療学もまた,心身相関現象に基づく独自の特徴をもってい

表3 心身医学療法の治療戦略

① IBS の単独診断：内科的治療
② IBS（心身症）：
　(1) 内科的治療（単独）
　(2) 内科的治療（無効）→心身医学療法（切替）
③ IBS（心身症），精神疾患：
　(3) 内科的治療（無効）→心身医学療法（併用）
　(4) 心身医学療法（単独）
④ IBS，精神疾患：内科的治療，精神疾患治療

る 表3．IBS ① 単独であって，消化管に対する治療法が標準的で有効性も A で証明されていれば，本格的な心身医学療法は通常は不要である．患者も担当医も心身医学療法の必要性を意識することはない．心身医学療法のよい適応は，②，③である．この場合，内科的治療法と心身医学療法の組み合わせ定式はまだない．経験的に 表3 のような戦略が取られる．内科的治療法が無効もしくは不満足であるときに始めて心身医学療法を追加するか，心身医学療法に切り替える．表3 ②(2)，③ の例としては IBS に対する心理療法が知られている．IBS の中には消化管運動調整を目的とした標準的な薬物療法が全く効果を示さない患者がおり，その 2/3 は心理療法で改善が認められる[15]．最近，認知行動療法のホームワークを重視して病院受診回数を最小限にしたプログラムの有効性が報告されている[16]．

内科的治療法と心身医学療法が相乗的に作用して奏効することもしばしば経験される．最初から単独の心身医学療法を行うこともあるが，それは当該疾患に対する内科的治療法の標準化と有効性が証明されていない時に限定される．表3 ④ は心身医学療法が必要とはいえないが，便宜的に心療内科で診療されることも，内科と精神科で診療されることもある．なお，保険診療上，心身医学療法の算定には心身症の病名が必要である．また，心療内科医が精神疾患に対して標準型精神分析療法を行うことも認められている．

IBS 患者に対して長期の消化管機能改善作用を有する薬物の投与によって，消化器症状のみならず，うつ状態，不安，身体的機能により評価された QOL 改善も示されている[8]．身体療法による心理行動因子の改善は，身心症とよぶべき末梢臓器機能により規定される脳機能の改善を示しており，心療内科的にも重要な研究課題である．現代は，心身症の名称の有無にこだわらず，心身医学の概念と方法論を積極的に用いる時代であるといえよう．

予後

　IBS患者のquality of life（QOL）は低下している[2,4]．IBS患者は常習的な欠勤が多く，医師への電話を始めとする疾病行動，心理的異常がIBS重症度と関連する[2]．米国のマネージド・ケア人口のうち，IBS患者の直接費用はIBSでない場合と比べて約50％高い．IBS患者の胆嚢切除歴の割合はIBSでない被験者の3倍であり，虫垂切除歴や子宮摘出歴の場合は2倍，背部手術の場合は1.5倍である[2]．IBSは不安症，うつ病との併存率が高く，重症化する前に適切な治療が必要である[2]．小児のIBSまたは反復性腹痛は成人のIBSに移行する．

結語

　IBS診療に際しては，病態生理を患者が理解しやすい言葉で説明し，生活スタイルやストレッサーについて患者と話し合うのがよい．ストレス緩和方法の具体策をあげ，患者が実行できそうなものを提案する．治療目標を症状の完全消失ではなく，生活の自己制御感に置くことが推奨される．

利益相反

　本論文に関し，利益相反（apparent conflict of interest）はない．一方，潜在的利益相反（potential conflict of interest）として以下を開示する．ゼスプリ（共同研究），アステラス製薬（医学専門家，寄附金，講演料），マイランEPD（講演料），EAファーマ（講演料），大日本住友製薬（医学専門家，講演料）．

【文献】
1) Lacy BE, Mearin F, Chang L, et al. Bowel disorders. Gastroenterology. 2016; 150: 1393-407.
2) Fukudo S, Kaneko H, Akiho H, et al. Evidence-based clinical practice guidelines for irritable bowel syndrome. J Gastroenterol. 2015; 50: 11-30.
3) Sperber AD, Dumitrascu D, Fukudo S, et al. The global prevalence of IBS in adults remains elusive due to the heterogeneity of studies: a Rome Foundation working team literature review. Gut. 2017; 66: 1075-82.
4) Enck P, Aziz Q, Barbara G, et al. Irritable bowel syndrome (IBS). Nat Rev Dis Primers. 2016; 2: 16014.
5) Fukudo S. IBS: Autonomic dysregulation in IBS. Nat Rev Gastroenterol Hepatol. 2013; 10: 569-71.

6) Aizawa E, Sato Y, Kochiyama T, et al. Altered cognitive function of prefrontal cortex during error feedback in patients with irritable bowel syndrome, based on fMRI and dynamic causal modeling. Gastroenterology. 2012; 143: 1188-98.
7) Tana C, Umesaki Y, Imaoka A, et al. Altered profiles of intestinal microbiota and organic acids may be the origin of symptoms in irritable bowel syndrome. Neurogastroenterol Motil. 2010; 22: 512-9.
8) Fukudo S, Kinoshita Y, Okumura T, et al. Ramosetron reduces symptoms of irritable bowel syndrome with diarrhea and improves quality of life in women. Gastroenterology. 2016; 150: 358-66. e8.
9) Fukudo S, Hongo M, Kaneko H, et al. Lubiprostone increases spontaneous bowel movement frequency and quality of life in patients with chronic idiopathic constipation. Clin Gastroenterol Hepatol. 2015; 13: 249-301. e5.
10) Fukudo S, Endo Y, Hongo M, et al; Mizagliflozin Study Group. Safety and efficacy of the sodium-glucose cotransporter 1 inhibitor mizagliflozin for functional constipation: a randomised, placebo-controlled, double-blind phase 2 trial. Lancet Gastroenterol Hepatol. 2018; 3: 603-13.
11) American Psychiatric Association: Diagnostic and Statistical Manual of Mental Disorders. 5th ed. Washington DC: American Psychiatric Association; 2013.
12) 日本心身医学会用語委員会, 編. 心身医学用語事典. 東京: 医学書院; 1999.
13) Drossman DA. Rome IV—functional GI disorders: disorders of gut-brain interaction. Gastroenterology. 2016; 150: 1257-61.
14) Evidence-Based Medicine Working Group. Evidence-based medicine: a new approach to teaching the practice of medicine. JAMA. 1992; 268: 2420-5.
15) Guthrie E, Creed F, Dawson D, et al. A controlled trial of psychological treatment for the irritable bowel syndrome. Gastroenterology. 1991; 100: 450-7.
16) Lackner JM, Jaccard J, Keefer L, et al. Improvement in gastrointestinal symptoms after cognitive behavior therapy for refractory irritable bowel syndrome. Gastroenterology. 2018; 155: 47-57.

〈福土 審〉

1. 消化器症状の背後にあるもの

4 ▶ 臨床オリエンテド 上部・下部消化管の解剖・生理

　本稿では，消化管の解剖・生理において，とくに神経性調節機序を重点的に述べる．

Ⅰ．解剖・組織[1-3]

A．消化管解剖総論

　消化管は口腔から肛門までの管状器官であり，食道，胃，小腸，大腸からなる．食物の消化吸収・運搬，便の生成，腸内細菌の恒常性維持，生体防御などを担う．

1）消化管の基本構造　図1

　消化管壁は内腔側から次の4層の基本的構造を有する．

a．粘膜（上皮＋粘膜固有層＋粘膜筋板）
- 上皮：消化管上皮は原則として，物質の吸収と分泌を行う単層円柱上皮である．口腔〜食道，肛門管では強い刺激にさらされているため，重層扁平上皮からなる．
- 粘膜固有層：毛細血管網やリンパ管が発達しており，吸収された栄養素の運搬経路となる．回腸のパイエル板に代表されるリンパ小節は，局所免疫機能として重要である．
- 粘膜筋板：粘膜筋板の収縮と弛緩によって，粘膜が微妙に運動し内腔が変形する．

b．粘膜下層

　粘膜下神経叢（マイスネル神経叢）があり，粘膜筋板の運動や腺分泌の神経性調節に関与している．食道と十二指腸の粘膜下組織には，それぞれ食道腺と十二指腸腺があり，消化酵素や緩衝液が産生される．

c．固有筋層〔内輪筋層（輪走平滑筋層）＋外縦筋層（縦走平滑筋層）〕

　消化管に蠕動運動を起こし，内容物を移動させる．この蠕動運動は，内輪筋層と外縦筋層の間にある筋層間神経叢（アウエルバッハ神経叢）によっ

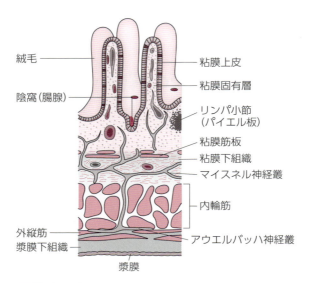

図1 消化管の管壁の基本構造
消化管壁は内腔側から粘膜,粘膜下層,固有筋層,外層の基本構造を有する.粘膜筋板と輪状筋の間に粘膜下神経叢(マイスネル神経叢),輪状筋(内輪筋)と縦走筋(外縦筋)の間に筋層間神経叢(アウエルバッハ神経叢)がある.

て調節されている.胃では斜走筋,輪状(走)筋,縦走筋の3層からなる.消化管の一部では,内輪筋層が肥厚して,括約筋や弁を形成している.胃の幽門では中輪筋が発達し,幽門括約筋として胃内容物の移動を調節する.

d. 外層（漿膜または外膜）

腹腔内に突出する胃,空腸,回腸,横行結腸,S状結腸(以上,腹腔臓器)は,腸間膜によって吊り下げられ,腹膜腔を囲む漿膜が,腸間膜から連続して筋層の外側を取り囲んでいる.一方,体壁に埋もれる食道,十二指腸,上行・下行結腸,直腸(以上,後腹膜臓器)は漿膜に覆われず,外膜で覆われている.腹腔臓器は,体壁への固定が比較的弱いため,軸捻転症を起こしやすい.一方,後腹膜臓器は腹壁の後ろに位置し,可動性が低いため,軸捻転症を起こしにくい.

2）神経
a．外来神経系と内在神経系

　消化管の運動と分泌は，感覚ニューロンと分泌促進ニューロンからなる自律神経系である腸（壁内）神経系と，中枢神経と腸とを接続する外来神経系により支配される．

　①腸神経系 enteric nervous system：ENS（内在神経系） 図2 [4]

　消化管機能の多くは，消化管を支配する外来神経系を切断した後でも維持される．これは消化管壁内にある腸神経系によって局所的に調節されているからである．腸神経系は，消化管全体の壁内に分布している．ヒトでは1億個の知覚ニューロン，介在ニューロン，運動ニューロンが含まれており，網目状に連結している．これらは腸管内の科学的環境や腸壁の伸展を受容し，それぞれの機能を，神経吻合により相互連絡しながら担っている．腸神経系は出力信号を中枢神経系に送り，統合された情報を中枢神経系から受け取り，内在神経回路の統合情報と合わせて調節する．このように腸神経系は外来神経の節後ニューロンとしての役割を果たしている．それのみならず，自律的に管腔内の状況に応じた運動・分泌反応を引き起こす．腸神経系は，消化管機能の調節のためにだけはたらくため，大きな脳である中枢神経系に対して"小さな脳"ともよばれる．

　　（ア）アウエルバッハ神経叢 Auerbach's plexus（筋層間神経叢）は筋層（輪走筋層と縦走筋層との間）にある．縦走筋層や輪走筋層を神経支配し，消化管運動を制御する．ほとんどが相互接続した多くのニューロンの直鎖状の連なりからなっており，消化管の全長に広がっている．

　　（イ）マイスネル神経叢 Meissner's plexus（粘膜下神経叢）は粘膜下層に存在する．腸腺，腸内分泌細胞，粘膜下血管を神経支配し，腺液分泌と局所血流を制御する．消化管上皮から発生する多くの感覚性信号はここで統合され，また局所の腸管分泌や吸収，さまざまの程度のヒダ形成を生ずる粘膜下筋収縮の局所制御に寄与する．[4]

　　腸壁内神経叢の主なニューロンの神経伝達物質 表1 ：筋層間神経叢の興奮性ニューロンはAChで平滑筋を収縮させ，抑制性ニューロンは一酸化窒素（NO）により平滑筋を弛緩させる．このように筋層

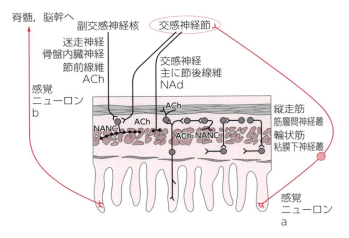

図2 消化管壁の神経支配 ▶

延髄からの副交感神経（迷走神経），椎前神経節からの交感神経，仙髄からの副交感神経（骨盤内臓神経）は，腸神経系（腸管神経叢）に終わる．ここには介在ニューロンが多数ある．筋層間神経叢と粘膜下神経叢とは密接な神経結合がある．蠕動運動に関与する興奮性と抑制性の局所反射経路や求心性ニューロンの軸索側枝が交感神経節後ニューロンの活動に影響を与える．感覚ニューロンには，管腔側細胞上皮および腸壁から，a．腸管神経叢を経て脊髄の脊椎前神経節（交感神経系）に至るもの，および，b．脊髄や，迷走神経を通って脳幹へ直接に求心性線維を送るものがある．これらの感覚ニューロンは腸管壁内の局所反射を誘発し，椎骨前神経節または脳の基底部から腸管へ中継される反射も誘発する．

ACh：コリン作動性興奮性ニューロンを示す．NAd：アドレナリン作動性抑制性ニューロンを示す．NANC：非アドレナリン・非コリン作動性抑制性ニューロンを示す．介在ニューロン：コリン作動性，セロトニン作動性，ペプチド作動性の興奮性ニューロンを示す．

（大地陸男．消化と吸収．In：生理学テキスト．第8版．東京：文光堂；2017．p.363-93[1]，桑野博行，持木彫人．消化管運動の一般的性質．消化と吸収の一般原理．消化と吸収．In：本間研一，他．標準生理学．第8版．東京：医学書院；2014．p.800-4[2]，Hall JE. General principles of gastrointestinal function-motility, nervous control, and blood circulation. UNIT XII Gastrointestinal physiology. In: Guyton and Hall textbook of medical physiology. 13th ed. Philadelphia: Elsevier; 2016. p.797-806[4]より改変）

間神経叢にある節後ニューロンや介在ニューロンからは，非アドレナリン作動性非コリン作動性 non-adrenergic non-cholinergic（NANC）線維による神経伝達も行われる．NANC線維の主な伝達物質はNOで，血管作動性腸管ペプチド vasoactive intestinal peptide

表1 腸壁内神経叢 ENS の神経伝達物質

ニューロンの種類	神経伝達物質
筋層間神経叢（アウエルバッハ神経叢）	
興奮性介在ニューロン	アセチルコリン
抑制性介在ニューロン	NO
上行性および下行性ニューロン	アセチルコリン，セロトニン
感覚性ニューロン	サブスタンスP
粘膜下神経叢（マイスネル神経叢）	
NANC 分泌促進ニューロン	VIP
コリン作動性分泌促進ニューロン	アセチルコリン
感覚性ニューロン	サブスタンスP

（大地陸男，消化と吸収. In：生理学テキスト．第8版．東京：文光堂；2017. p.363-93[1] より改変）

（VIP），セロトニン（5-HT），ATPも分泌される．NOはサイクリックGMP（cGMP）を増大させ，VIPはcAMPを増大させて，括約筋の弛緩をもたらす．こうして，消化管肛門側への食餌移動を妨げる幽門括約筋や回盲弁括約筋を弛緩させる[4]．上行性および下行性介在ニューロンは筋層間神経叢内で縦方向に情報を伝達する．伝達物質はACh または 5-HT である．NAdは，消化管の平滑筋に存在するβ_2アドレナリン受容体を刺激し，平滑筋を抑制させ，消化吸収活動を低下させる[4]．感覚性ニューロンの伝達物質はサブスタンスPである．複数の伝達物質を貯蔵・放出するものもある．

　下部消化管の機能異常である過敏性腸症候群による下痢に対しては5-HT$_3$拮抗薬（ラモセトロン）を投与する．Hirschsprung病は，遠位結腸の筋層間神経叢と粘膜下神経叢の神経節細胞が先天的に欠損することが原因となる．

②外来神経系：2種の自律神経 図3 [5]

　消化管平滑筋には，交感神経系と副交感神経系の二重支配があり，収縮はこの2つの神経系の相互作用により制御される．これらの節前/節後神経ニューロンが消化管外にあることから，外来神経系という．交感神経は消化管運動と分泌を抑制し，副交感神経は促進する．副交感神経は口腔と肛門に近い部位に特に密に支配しているが，交感神経は消化管のあらゆる部位を支配している．

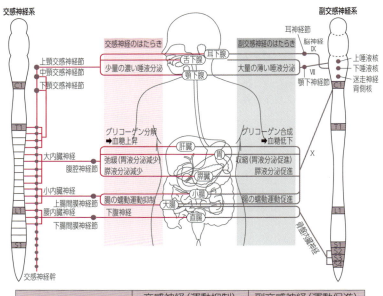

図3 消化器を支配する交感神経・副交感神経 ▶
迷走神経腹腔枝は胃の運動を促進し，胃枝が胃酸分泌を促進する．
（福本陽平，監修．松村讓兒，解剖監修．解剖．消化管総論．In：医療情報科学研究所，編．病気がみえる vol.1 消化器．第5版．東京：メディックメディア；2016．p.2-7[5]）より改変）

（ア）副交感神経

　自律神経では副交感神経が主で，その代表である迷走神経が横行結腸のキャノン-ベーム点（キャノン輪）まで，それ以下を骨盤（内臓）神経が支配する 図3．副交感神経節前線維は腸壁内神経叢に終わる 図2．節後ニューロンはアセチルコリン（ACh）を放出するコリン作動性で，これが神経叢内の興奮性または抑制性介在ニューロンとシナプスを作る．AChは平滑筋のムスカリン受容体に作用して胃腸管の運動を促進する．

（イ）交感神経

　腹腔・骨盤内臓器へ向かう交感神経は，腹腔神経節，上腸間膜神経節，下腸間膜神経節でニューロンを代え，節後線維となる 図3．そ

の一部は筋層間神経叢に終わるが，直接に筋層や粘膜下神経叢に至るものもある．交感神経はノルアドレナリン（NAd）を放出するアドレナリン作動性である．多くは神経叢内のコリン作動性節後線維のシナプス前膜にあるアドレナリン α_2 受容体を NAd が活性化することにより，ACh を抑制している．神経の作用は副交感神経と比較して生理的条件下では弱く限局的である．出血性ショックでは，防御的に胃腸管の運動や分泌を抑制する．

胃は空腹期収縮，食後期収縮ともに外来神経によって強い支配を受けているが，小腸は外来神経を除いても空腹期収縮，食後期収縮が生じ，内在神経の役割が強い．

b. 遠心性神経と求心性神経

上部消化管の副交感神経は主に迷走神経で，遠心性神経（延髄の背側核より始まる）と求心性神経（孤束核に入る）からなっている．迷走神経束の 90％は求心性神経である 図2 ．

3）血管系

a. 消化管の動脈と静脈

消化管への血流の大部分は，腹腔動脈，上腸間膜動脈，下腸間膜動脈によって供給される．それぞれ，胎生期の前腸（食道，胃，十二指腸近位部，肝，膵，胆嚢），中腸（十二指腸遠位部～横行結腸近位 2/3），後腸（横行結腸遠位 1/3～直腸）にあたる部分を支配する．胸部上・中部食道は胸部大動脈とその分枝から直接血流を受ける．

消化管の動脈は，血管相互に多くの吻合を有して，互いに補い合うような構造になっているが，中枢側の太い動脈が閉塞してしまうと腸管壊死を免れない．

胃を灌流した血液は左胃静脈，小腸と上行結腸および横行結腸の約半分は上腸間膜静脈，残りの横行結腸と下行結腸，S状結腸，直腸が下腸間膜静脈を経て，肝門脈に流入する．門脈系と上大静脈系は食道静脈叢を介し接続している．

b. 動静脈吻合と粘膜血流

消化管微小循環の最大の特徴は，多くの動静脈吻合（arteriovenous anastomosis：AVA）が存在することである．これにより，消化管にとって最も重要な機能を有する粘膜の血流を制御していると考えられている．

c. 消化管の血流調節

消化管の血管は，交感神経の支配を受けている．消化管の血管にはカテコールアミンの α_1，β_2 受容体があり，アドレナリン（Ad）やノルアドレナリン（NAd）によって α_1 受容体が活性化されて血管収縮が起こり，粘膜血液量が減少する．この主な意義は，激しい運動時に，腸管や他の内臓の血流を短時間遮断し，より多くの血流を必要とする骨格筋や心臓に振り向けることにある．

4）リンパ系

大動脈前リンパ節である腹腔リンパ節，上腸間膜リンパ節，下腸間膜リンパ節を介して乳び槽に至る．腹腔リンパ節は腹腔動脈，上腸間膜リンパ節は上腸間膜動脈，下腸間膜リンパ節は下腸管膜動脈の流入域より，それぞれ合流する．食道のリンパは，食道上部深頸リンパ節，食道中部後縦郭リンパ節，食道下部腹腔リンパ節からなる．

B. 消化管解剖各論

1）食道 Esophagus

a. 食道の解剖

輪状軟骨後部（C6）の高さで咽頭より移行する，約 25 cm（切歯より約 15〜40 cm の長さ）の管腔臓器．3 つの生理的狭窄部位を有し［①食道入口部（輪状軟骨狭窄部）（C6），②大動脈弓・気管分岐部（気管大動脈狭窄部）（T4〜5），③食道裂孔部（横隔膜狭窄部）（T10〜11）］，これらは食塊が詰まりやすい部位である．

b. 食道の組織の特徴

- 食道は粘膜下層の毛細血管，リンパ管がきわめて豊富である［そのため食道癌が，リンパ節や粘膜下リンパ管を介して壁内転移（飛石転移）しやすく，予後不良である］．
- 筋層：輪状筋，縦走筋（上部 1/3 は横紋筋，下部 1/3 は平滑筋，中部はその混合）

c. 食道の栄養血管

- 頸部・胸部上部食道：下甲状腺動脈食道枝
- 胸部中部食道：胸部大動脈食道枝，気管支動脈食道枝
- 胸部下部食道：左胃動脈食道枝，左下横隔動脈食道噴門枝

d. 食道の神経支配

遠心性には迷走神経に支配される．
- 右迷走神経：右反回神経を分枝し，気管支の下方では食道の後幹として走行．
- 左迷走神経：左反回神経を分枝し，気管支の下方では食道の前幹として走行．

＊腹側から背側にかけて，右反回神経は鎖骨下動脈を，左反回神経は大動脈弓を反回する．

横紋筋は迷走神経が形成する終板で直接支配され，平滑筋は筋層間神経叢を介して間接的に支配される．

2) 胃 Stomach

a. 胃の解剖
- 胃穹窿部（胃底部），胃体部，幽門（前庭）部（幽門洞＋幽門管）の3つに区分される．
- 胃X線・内視鏡（病理所見）では，U（上部1/3），M（中部1/3），L（下部1/3）に区分する．
- さらに，小彎，大彎，前壁，後壁に分類される．

b. 胃の組織：粘膜には，各部位に胃腺が存在する．

■胃腺の構成細胞
- 噴門腺：粘液細胞
- 胃底腺：主細胞，壁細胞，副細胞（頸部粘液細胞），表面粘液細胞，D細胞
- 幽門腺：粘液細胞，G細胞

c. 胃の栄養血管
- 腹腔動脈から分岐した左胃動脈，脾動脈，総肝動脈，およびその分枝からの血流を受ける．
- 小彎には左・右胃動脈，大彎には左・右大網動脈，短胃動脈の枝が分布する．
- 静脈は動脈とほぼ並走し，最終的には門脈へ流入する．

d. 胃の支配神経

迷走神経由来の副交感神経と，腹腔神経叢由来の交感神経とがある．

3) 小腸 Small intestine

小腸は食物を消化し，消化された各種の栄養素などを吸収する．消化され

た栄養素は蠕動運動により大腸へと輸送される．
- 十二指腸，空腸，回腸から成る，6〜7mの管腔臓器．
- Treitz靱帯により背部に固定されている．
- Kerckring皺襞（輪状ヒダ），および絨毛により広大な吸収面積（約200m²）を有し，消化・吸収を担う．
- 空腸上部はとくに粘膜が発達し，多くの栄養素の主な吸収部位となる．
- 粘膜関連リンパ組織の一つであるPeyer板が回腸末端に多くあり 図1，小腸免疫の主体を担う．その他，孤立リンパ小節が小腸に散在している．

a. 十二指腸 Duodenum

十二指腸では，膵液中の消化酵素や胆汁酸による作用で，胃から送られてきた糜粥（びじゅく：食物と胃の分泌物との混合物）を消化する．

①十二指腸の解剖
- 胃の幽門部からC字状にTreitz靱帯に至る，長さ25〜30cmの管腔臓器．
- 上部（球部），下行部，水平部，上行部の4つに区分される．
- 球部以外は後腹膜に位置し，下行部は右腎門の前方に位置する．
- 十二指腸壁内で主膵管（Wirsung管）と総胆管が合流し，下行部にあるVater乳頭部で開口する．発生学上，膵管と胆管の合流異常が起こる部位である．

②十二指腸の栄養血管
- 胃十二指腸動脈と上腸間膜動脈の枝が分布する．
- 静脈は動脈とほぼ並行し，最終的に門脈へ流入する．

b. 空腸 Jejunum・回腸 Ileum

空腸は，消化と吸収の大部分が行われる．回腸は，回盲弁で終わり，回腸から盲腸への内容物の排出を調節している．
- 小腸の中で，腸間膜を有する部位（腹腔臓器）である．
- 空腸と回腸の間に明らかな境界線はないが，口側2/5が空腸，残り3/5が回腸とされる．
- 上腸間膜静脈に支配される．

＊消化管内ガスについて

胃では嚥下した空気が胃泡として描出されるが，小腸に入った空気の大部分は吸収され，呼気として排出される．よって，腹部単純X線画像で小腸内に明らかなガス像があれば異常と考える．

4) 大腸 Large intestine
- 回盲部～肛門に至る約 1.5 m の管腔臓器．糞便を形成する．
- 口側から順に，盲腸，結腸，直腸に分けられる．
- 絨毛構造はなく陰窩のみから構成され，水の吸収と分泌に適する．

a. 大腸の解剖
①盲腸 Cecum
- 回盲口（回腸と盲腸の境界）にヒダ状の回盲弁（Bauhin 弁）を形成している．盲腸の内圧が上昇すると，回盲弁が収縮し，内容物の小腸への逆流を防ぐ．
- 虫垂が開口する．

②結腸 Colon
- 上行結腸，横行結腸，下行結腸，S 状結腸に分けられる．
- 結腸ヒモ（縦走筋の肥厚で構成される 3 列の紐状構造）と結腸膨起（ハウストラ）を有する（小腸との肉眼的な相違）．

③直腸 Rectum
- 岬角から肛門直腸輪（恥骨直腸筋付着部上縁）までを指し，下記の 3 つに区分される．
- 直腸の区分（外科的直腸）
  RS（直腸 S 状部）：岬角～S2 下縁：解剖学的直腸には含まれない．
  Ra（上部直腸）：S2 下縁～腹膜反転部
  Rb（下部直腸）：腹膜反転部～恥骨直腸筋付着部上縁：漿膜を欠き，外膜に覆われている．
- 直腸内面には 3 つの弁がある〔Houston 弁（直腸横ヒダ）〕．注腸造影や内視鏡施行時に解剖学的位置の目安となる〔例：中 Houston 弁 ⇒ 腹膜反転部（高さがほぼ一致）〕．
- ＊直腸には結腸ヒモや結腸膨起はない．

b. 大腸の栄養血管
- 上腸間膜動脈（十二指腸下部～横行結腸），下腸間膜動脈（下行結腸～直腸上部），内腸骨動脈（直腸中部～下部）に支配される．
- 静脈は上腸間膜静脈（空腸～横行結腸）と下腸間膜静脈（下行結腸～直腸上部）から門脈へ流入し，中・下直腸静脈は内腸骨静脈を経由して下大静脈へ流入する．
- 上・中・下直腸静脈は直腸静脈叢によって互いに交通する．

5）肛門管 Anal canal
- 恥骨直腸筋付着部上縁から肛門縁までを指し（外科的肛門管），内肛門括約筋，外肛門括約筋，肛門挙筋（恥骨直腸筋，恥骨尾骨筋，腸骨尾骨筋）に囲まれる．解剖学的肛門管は歯状線から肛門縁までと定義される．
- 内肛門括約筋は輪状筋が肥厚した不随意筋，外肛門括約筋は随意筋である．
- 肛門挙筋の一つである恥骨直腸筋は肛門直腸角を形成しているため，排便調節において重要な役割を果たす．

II. 生理[1-3]

　消化管のおもな機能は消化と吸収であり，生体に必要な栄養素，無機電解質，水・電解質などを外界から生体の内部環境に補給する．

　摂取された食物は，力学的に粉砕される．それらは平滑筋による消化管の運動で移送されながら，消化酵素によって栄養素に分解，すなわち消化される．炭水化物，脂肪，タンパク質は1個または数個の分子に分解され，それぞれ特有な機序で体液に吸収される．自律神経が腸壁内神経叢を介して調節する．消化管ホルモンが消化液の分泌を調節する．

　食餌は胃腸管の胃，小腸で4～5時間かけて消化・吸収され，大腸で水分吸収などの最終的処理を受け，直腸末端に12～24時間かけて到達する．

A. 消化管の運動

1）消化管運動の一般的性質

a. 消化管運動

　消化管運動は，摂食前後で異なる2つのパターンに区別される．空腹時には空腹期収縮が規則正しい間隔で発生し消化管に沿ってすすみ，これが摂食後には基本電位リズムによって調節される蠕動運動や他の収縮に置き換わる．消化や吸収の進行に伴い，食後期の運動パターンは，空腹期の運動パターンへと移行する[6]．消化管運動は，神経性および体液性に調節されている．

①空腹期収縮

　空腹期には，周期的に起こる運動が胃から遠位回腸へ向かうように，消化管平滑筋の電気的，機械的活動は調節される．この空腹期伝播性収縮（migrating motor complex：MMC）図4 は空腹期の特徴的な運動

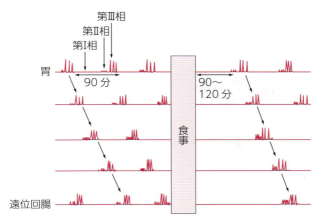

図4 空腹期伝播性収縮（MMC）

MMCは，約70分の休止期（第Ⅰ相）に始まり，波及することのない小さく不規則な収縮がある時期（第Ⅱ相）へと移行し，消化管全長にわたって波及する規則的強収縮が約5分間群発する時期（第Ⅲ相）で終わる．空腹期には，この3相からなるMMCが約90分間隔で周期的に繰り返される．MMCは摂食によって完全に消失し，再開するまでに90〜120分かかる．
(Barrett KE, et al. Gastrointestinal motility. gastrointestinal physiology. In: Ganong's review of medical physiology. 25th ed. New York: McGraw-Hill Education; 2015. p.495-505[6])

パターンで，休止期（第Ⅰ相）に始まり，不規則な電気的，機械的活動を示す，内容物を撹拌する収縮と考えられている時期（第Ⅱ相）へと移行し，規則的強収縮が群発する，内容物を肛門側に押し流す時期（第Ⅲ相）で終わり，これが約90分間隔で周期的に繰り返される．MMCは摂食によって完全に消失し，再開するまでに90〜120分かかる．MMCは，生理的には食物残渣や腸管内に溜まった胃液・腸液を肛門側へと排出し，次の食事のための準備と考えられており，細菌の過剰な繁殖を防止する．MMCは外来神経および壁内神経に制御されており，とくに壁内神経の関与が必須である．MMCは，十二指腸から分泌されるモチリンにより誘起される．[6]

②食後期収縮 図5

食事の摂取によって生じ，弱い収縮力の律動的収縮波群よりなる．

	蠕動運動	分節運動	振子運動
シェーマ	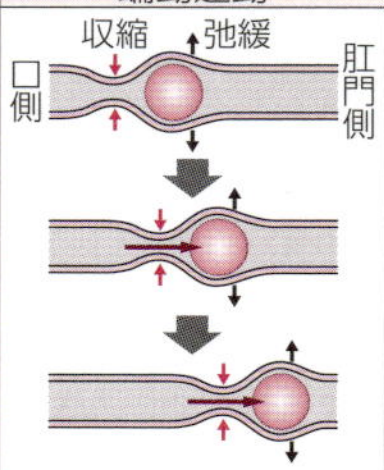 口側の収縮と，肛門側の弛緩とが同時に起こり，管内容が肛門側に送られる． ● 蠕動運動のスピードは，通常1cm/秒．	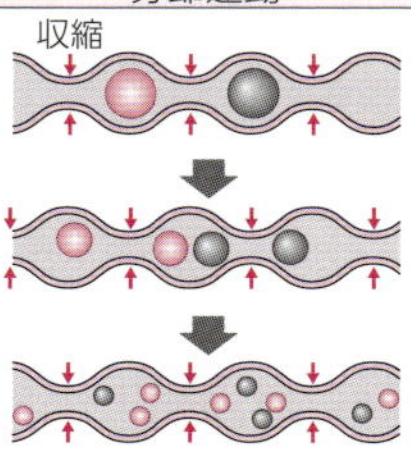 ● 平滑筋の収縮による消化管のくびれと拡張が，内容の混和を図る．	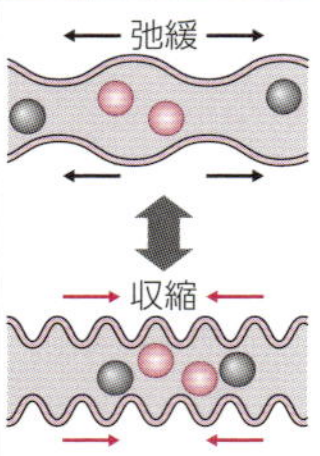 ● 主に縦走筋が関与し，腸管の縦方向への収縮・弛緩を繰り返す． ● 運搬には関与しない．
食道，胃	−	−	−
小腸，近位結腸	●	●	●
遠位結腸，直腸	●		▲

●：主要な運動形式　▲：多少あり　−：なし

図5 消化管運動 ▶

消化管運動には，蠕動運動，分節運動，振子運動があり，推進運動（主に蠕動運動），消化管内容の混和運動（分節運動，振子運動）などの作用を担い，消化・吸収を助ける．
(福本陽平, 監修. 生理. 消化管総論. In：医療情報科学研究所, 編. 病気がみえる vol.1 消化器. 第5版. 東京：メディックメディア；2016. p.10-15[7])

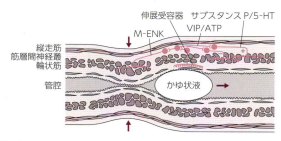

図6 蠕動の調節 ▶

かゆ状液（糜粥）による伸展は伸展受容器を刺激し，それによる筋層間神経叢の介在ニューロンの興奮により，3種のニューロンを刺激する．上行性ニューロンはメチオニン・エンケファリン（M-ENK）を分泌して上流の平滑筋を収縮させる．短潜時の下行性ニューロンはかゆ状液の下流の筋をVIPまたはATPで弛緩させる．長潜時の下行性ニューロンはサブスタンスPまたは5-HTで収縮させる．
(大地陸男. 消化と吸収. In：生理学テキスト. 第8版. 東京：文光堂；2017. p.363-93[1])

(ア）消化管運動の一般的様式 図5

●蠕動運動：推進運動

　消化管壁が内容物により伸展された時に誘発される反射応答であり，食道から直腸に至るすべての消化管部位で発生する．伸展刺激が与えられた部位の後方（口側）では輪走筋の収縮が，前方（肛門側）では弛緩が起こるという，腸筋層間反射に従う 図6．局所的な伸展はセロトニンを遊離させ，これが感覚神経（伸展受容ニューロン）を活性化し，介在ニューロンを介してメチオニン・エンケファリンを放出して，おそらく筋層間神経叢を活性化し，上流の平滑筋を収縮させる．さらに，肛門側に向かうコリン作動性神経が一酸化窒素（NO）や血管作動性腸管ポリペプチド（VIP）を分泌する神経を活性化して，刺激部より肛門側の平滑筋を弛緩させる[6]．次いでサブスタンスPまたはセロトニンで収縮させる 図6．腸筋層反射は外来神経を切除しても消失しないが，粘膜を麻酔すると消失するため，筋層間神経叢の統合機序による．消化管へ入力する外来性の自律神経は，蠕動運動に強弱をつけるものの，その発生には関与しない．この収縮は波のように口側から肛門側に向かって進み，消化管内容物を 2～25 cm/秒で推送する．

●分節運動：混和運動

　消化管内容物（糜粥 chyme）と消化液を十分混和するのに役立つ．まず消化管分節の両端の輪状筋が収縮し，約 2 cm の多数の分節ができ内容物が混和される．次いで分節の中央で収縮が起こることにより，糜粥を前後両方向に移動させる．それゆえに蠕動運動とは異なり，常に糜粥が逆行性に移動する部位がある．このようにして隣の分節との混和が起こる．この混和のための運動は，消化管内腔の栄養分がすべて吸収されるまで繰り返される．腸管内神経系が主体となって誘発される．中枢神経系はこれには関与していないが，腸壁内神経系の作用に強弱をつけることはできる．[6]

(イ）消化管平滑筋の電気的活動と収縮 図7

　消化管の運動は消化管平滑筋の収縮・弛緩による．消化管平滑筋は細胞どうしが電気的に結合している単元平滑筋である．交感神経系からの Ad は，静止膜電位を過分極して興奮を抑制し，筋を弛緩させる．副交感神経からの ACh は，Na^+ と K^+ を透過させる非選択的陽イオン

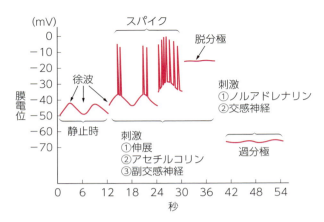

図7 消化管平滑筋の静止膜電位 ▶

徐波は活動電位ではなく，静止膜電位における遅い波状の変化である．その振幅は通常 5〜15 mV で，周波数はヒトの消化管の部位により異なる．したがって，消化管平滑筋の収縮リズムはそれぞれの部位で決まる．徐波は間欠的なスパイク電位を引き起こし，このスパイク電位が筋収縮を引き起こす．正常状態では，消化管平滑筋の静止膜電位は平均 −56 mV であるが，グラフ内記載の刺激のようなさまざまな要因によって変化しうる．脱分極すると，筋線維は興奮性を増し，過分極すると，筋線維の興奮性は低下する．
(Hall JE. General principles of gastrointestinal function-motility, nervous control, and blood circulation. UNIT XII Gastrointestinal physiology. In: Guyton and Hall textbook of medical physiology. 13th ed. Philadelphia: Elsevier; 2016. p.797-806[4])

チャネル（TRPC チャネル）を開口して膜電位を脱分極し，さらに Ca 電流を増大して，活動電位の頻度を増加させて筋を収縮させる．消化管平滑筋の収縮の時間経過は特徴的に遅いため，収縮は加重しやすい．また，受動的伸展に対し，弛緩して引き伸ばされる反応（応力緩和）を示す．

　消化管平滑筋は，筋線維細胞膜に沿ったほぼ持続的な遅い内在性の電気活動により興奮する．これには①徐波，②スパイクがある 図7 [4]．
 i．徐波（基本電位リズム）：基本電位リズムの機能は消化管運動のリズムの設定などを調整することである．消化管収縮は周期的に起こり，その周期は主に平滑筋細胞の静止膜電位 −65〜−45 mV 間での自発的な遅い律動性の基本電位リズム，いわゆる"徐波"

の周波数によって決まる．徐波は食道と胃の近位部を除くすべての部位で示され，その周波数は，胃体部で3/分，十二指腸で12/分，回腸終末部で8/分，盲腸部で2/分，S状部で6/分である．[6] したがって，各部位の収縮リズムはこれらに準じる．徐波の発生は，c-Kitタンパク質をもつカハール（Cajal）間質（介在）細胞による．これは，平滑筋とよく似た性質の間葉系ペースメーカー細胞であり，互いにネットワークを形成し，平滑筋層の間に入り込んで，平滑筋細胞との間にシナプス様の結合を形成している．胃と小腸では，輪状筋層の外側で筋間神経叢に隣接する位置にあり，結腸では輪状筋層と粘膜下層との間にある[6]．胃以外は，徐波が間欠的なスパイク電位を発生させ，これが筋収縮を引き起こす．[4]

ii．スパイク電位：消化管平滑筋のスパイク電位が，真の活動電位である．各徐波のピークが一過性に-40 mVより正の側になるたびに，そのピークの上に自発的にスパイク電位が発生する 図7 （消化管平滑筋の正常静止膜電位は，$-50 \sim -60$ mVである）．スパイク電位の発生機序は，神経線維と違い，Na^+よりも特に多くのCa^{2+}の流入による（Ca^{2+}-Na^+チャネル）．このチャネルは，Na^+チャネルに比べ，開閉速度が遅いため，消化管平滑筋の活動電位は長い持続時間を示す．[4] こうして筋緊張を高める．AChはスパイク電位の数を増加させ，平滑筋の緊張を増大させるが，Adはスパイク電位の数を減少させ，筋緊張を低下させる[6]．

iii．静止膜電位の変化：徐波とスパイク電位に加え，消化管平滑筋の静止膜電位の基底レベルも変化しうる．正常状態では，消化管平滑筋の静止膜電位は平均-56 mVであるが，脱分極すると，筋線維は興奮性を増し，過分極すると，低下する．細胞膜の脱分極を起こす要因は，1）筋の伸張，2）副交感神経終末より放出されるAChによる刺激，3）いくつかの特異的な消化管ホルモンによる刺激，がある．過分極させる要因は，1）NAdまたはAdの筋線維膜への効果，2）交感神経の刺激，がある．[4]

b．消化管運動の調節機序

消化管から脳へ，また脳から消化管へ，神経やペプチド因子を介した刺激により，消化管運動は制御されている．

①神経因子調節（Ⅰ．解剖・組織　A．消化管解剖総論　2）神経の項で詳述）

消化管運動は，外来神経系（交感神経系と副交感神経系）と内在神経系（筋層間神経叢と粘膜下神経叢）を介した刺激により制御されている．

腸神経系および外来神経系との結合により，消化管の制御に重要な3種類の消化管反射が保持されている．[4]

（ア）腸管壁内神経系にて完結する反射：消化管分泌，蠕動，食餌を混合するための収縮，局所的抑制作用など．

（イ）腸管から椎骨前交感神経節に至り，消化管の他の部位に回帰する反射：胃に内容物が入ることにより胃から発した信号が結腸からの排出を引き起こす胃-結腸反射，結腸や小腸からの信号が胃の運動と分泌を抑制する腸-胃反射，結腸からの信号が回腸内容物の結腸への排出を抑制する結腸-回腸反射．

（ウ）腸管から脊髄または脳幹に至り，消化管に回帰する反射：1．迷走神経を介して胃と十二指腸から脳幹に至り，胃に戻って，胃の運動と分泌活動を制御する反射，2．全消化管の抑制を引き起こす痛み反射，3．結腸と直腸から脊髄に伝わり，再び戻って結腸・直腸，腹筋の収縮を起こして排便を促す排便反射．

②液性因子調節

（ア）空腹期収縮における液性因子

空腹期収縮において最も重要な消化管ホルモンは，モチリンである．その分泌細胞は，十二指腸から上部空腸の粘膜上皮中にある，クロム親和性基底顆粒細胞の一種である．モチリンは，空腹期に90～100分間隔で周期的に血中濃度が変動し，そのピークはMMCの強収縮期に一致し，迷走神経が深く関与している．モチリン受容体は，ヒトでは平滑筋と筋間神経叢に確認されている．一方，小腸から発生するMMCはモチリンに依存していないとの説がある．

（イ）食後期収縮における液性因子

食後期収縮では，多くの消化管ホルモンが分泌され，複雑に制御されている．食事摂取によって消化管は食後期収縮に移行するが，みかけの食事によっても一時的に胃運動は亢進する．この反応には内因性のコレシストキニン（CCK），インスリン，ガストリン，ニューロテンシン，ニューロメジン，プロスタグランジンE_2などが関与すると考

えられている．

2）部位特異的運動様式
a．食道の運動

食道では，食塊は主として筋層の蠕動運動によって運ばれる．蠕動は中枢から順次送られるインパルスによって進行する．したがって，たとえば筋層を切断してもその下から蠕動は発生する．蠕動の休止期には上部食道括約部は収縮して，食道は閉じており，体部の筋は弛緩している．嚥下に際しては，上部食道括約部（下記）は，まず開いて食塊を受け入れ，続いて逆流を防ぐために収縮する．蠕動運動により，食塊を押して上から下に進行する．縦走筋は，食塊の口側と肛門側の両端から中心に向かって収縮する．蠕動は内圧の変化をもたらし，圧差によって内容物を移送する．食塊はヒトでは約10秒で胃に達する．他方，食道に入った液体は重力で胃に運ばれる．

- 上部食道括約部（upper esophageal sphincter：UES）

 食道の上端から3～4 cmの部位で輪状筋の肥厚したものである．呼吸時の空気の侵入や，食塊の食道から咽頭への逆流を防いでいる．UESの筋緊張は，神経反射により調節される．

- 下部食道括約部（lower esophageal sphincter：LES）

 食道・胃境界部にあり，機能的に括約筋の性質をもつ，長さ2～5 cmの高圧帯である．解剖学的に括約筋は存在しない．食物の食道通過に伴い弛緩し，持続的収縮により胃食道逆流を防止する．機能不全（この部の内圧低下）により逆流性食道炎などが起こる．LESの筋緊張は，神経反射により調節としては迷走神経，交感神経の二重支配があり，主にアセチルコリン，一部はNAdで収縮している．また嚥下により，迷走神経に支配される介在ニューロンから放出されるNOやVIPが弛緩をもたらす．さらに液性因子であるガストリンは収縮を増強し，セクレチン，腸管グルカゴン，CCKは収縮を減弱する．

b．胃の運動

胃は，食塊を貯蔵し，蠕動運動により胃液と混ぜ合わせて殺菌し，半流動性の糜粥にして，幽門を介して少量ずつ十二指腸に送る．

①空腹期収縮
②食後期収縮：胃内に食物が残っていれば食後3～6時間持続する．胃の食後期収縮は一様な連続的収縮蠕動運動である．

嚥下時は食塊が到達する前に胃上部は弛緩し，受容によりさらに弛緩する（受け入れ弛緩）．受け入れ弛緩により，胃内圧を増加させることなく多量の食物を胃に蓄え，徐々に肛門側に送り出せる．この反応は迷走神経中の非アドレナリン作動性非コリン作動性 non-adrenergic non-cholinergic（NANC）線維の反射的な興奮による．他方，液体が摂取されると，胃に留まらず，縦に走る粘膜ヒダにより，小彎の内面に沿ってそのまま十二指腸に流れる．

　充満した胃は，胃体部から胃前庭部の蠕動運動により食塊を粉砕し，消化液と混和して糜粥にし，十二指腸へ排出する．蠕動波は大彎上部の歩調取り部から3回/分発生する．胃の縦走筋のカハールの介在細胞（腸管壁の歩調取り細胞）では，持続1～4秒の遅い自発的脱分極（徐波）を3回/分規則的に生じ，蠕動の律動的なリズムを決める．徐波は閾膜電位に達すると活動電位を生じ，収縮が発生する．興奮による収縮で管内圧が増す．迷走神経刺激（ACh）では徐波は不変で，活動電位の頻度が増し，交感神経刺激ではリズムが低下し活動電位の数も減る．興奮は縦走筋から輪状筋へ伝播し，収縮輪が幽門へ向かう．伝導速度は約1cm/秒で，1点において1～2秒続き20～30秒で幽門に達するので，同時に2～3個のくびれが胃にみられる．胃前庭に蠕動波が到達すると内腔は収縮する．幽門が蠕動により閉鎖すると，大部分の内容は胃体部に逆流し，この反復によって消化液との混和や粉砕化が前庭で十分に生ずる．糜粥の一部は幽門が閉鎖される前に十二指腸に移送される．幽門括約筋の収縮によりこの直下の内圧が上昇するため，十二指腸から胃への逆流はない．幽門括約筋がCCKやセクレチンで収縮されることも，逆流の防止に寄与し，ガストリンで弛緩する．

　胃から十二指腸への排出速度は，幽門括約筋の収縮，胃の運動，胃の糜粥の状態，十二指腸球部の充満度が関係し，十二指腸からの神経刺激，およびCCKなどのホルモン刺激による抑制性フィードバックにより調節される（腸胃抑制反射）．この排出速度の調節により，小腸で内容物と胆汁，膵液を効率よく混和し，腸の機能を保護しながら適切に処理することができる．幽門括約筋の収縮反応が減弱すると，十二指腸から胃への逆流が生ずる．これは胆汁酸やリゾレシチンを含み，胃粘膜細胞を膜の脂質を溶解して傷害し，胃潰瘍の一因となる．

　炭水化物の多い食物は，数時間で胃から排出される．タンパク質の多

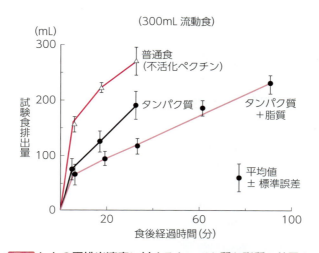

図8 ヒトの胃排出速度に対するタンパク質と脂質の効果
いずれも300 mLの流動食として摂取した場合の変化．(Brooks FP. Integrative lecture. Response of the GI tract to a meal. Undergraduate Teaching Project. American Gastroenterological Association, 1974 からの複製，Barrett KE, et al. Overview of gastrointestinal function & regulation. Gastrointestinal physiology. In: Ganong's review of medical physiology. 25th ed. New York: McGraw-Hill Education; 2015. p.455[8])

い食物はもう少し時間をかけて排出され，脂肪の多い食物は最も長い時間がかかる 図8．さらに十二指腸に入る物質の浸透圧が高いと，十二指腸の浸透圧受容体によって感知され，胃排出速度を低下させる．十二指腸内の脂肪，炭水化物，酸は，神経やホルモンによる調節機能を介して胃酸やペプシンの分泌，胃の運動を抑制する．[8]

c. 小腸の運動

①摂食前後の小腸運動の調節

　小腸の運動は，食後期と空腹期（食間期）では異なっている．食物の摂取により小腸の全域で不規則な振幅を示す律動性収縮が連続的に発生する．単位時間当たりの収縮頻度は食物の物理的・科学的組成に依存する．運動の持続時間も同様で，約2.5～4時間持続する．空腹期にはMMCを示す．

②小腸運動の形態

　糜粥を消化液と混合させ，大腸方向へと推進する．十二指腸と空腸で大部分の消化・吸収が行われる．小腸でのゆっくりした移送の間に栄養素は消化酵素で分解され，吸収される．小腸の食後期収縮は，蠕動運動に加え分節運動，振子運動が起こり，これら3種類が単独，または複合的に生じる．これらの収縮はカハール間質細胞による．

　（ア）分節運動：小腸壁が食塊により伸展刺激を受けると，小腸の長軸に沿って輪状筋の収縮が発生する．輪状筋が一定の間隔で収縮することで，腸管が分節状になる．分節内の輪状筋がさらに収縮することでまた別の分節となる．周期3～5秒で，収縮部が移動して分節は二分され，内容物は隣の物と混和され 図5 ，30分間反復される．分節形成の周期は主に平滑筋の自発性リズムによる．この運動は，腸管の内容物を消化液とよく混和し，また粘膜表面との接触を増やして吸収されやすくする．

　（イ）蠕動運動：興奮は筋層間神経叢を2 m/秒で伝導し，そこから縦走筋，次に輪状筋へと伝わる．蠕動による収縮波が0.5～2.0 cm/sで口側から肛門側に向かって進み，内容物が肛門側に押し出される．幽門から十二指腸に入った糜粥は，蠕動運動により3～5時間かけて回盲弁に達する．

　（ウ）振子運動：縦走筋が収縮と弛緩を繰り返し，内容物が口側と肛門側を振子のように往復する運動で，内容物を混和し粉砕する． 図5

●回盲括約筋

　回盲括約筋の閉鎖により回腸を大腸から遮断し，盲腸からの逆流を防止している．回腸終末部まで蠕動が伝播すると括約筋はVIPやATPに放出により開き，内容は少量ずつ盲腸に移送される．食物を摂取すると反射的に回腸の運動が増強し，回盲括約筋が弛緩して，内容の大腸への移送が促進される（胃回腸反射：迷走神経などの神経系が関与する）．ガストリンも同様の働きをする．

d. 大腸の運動

①大腸収縮運動の形態

　大腸の運動機能は，1）回腸から輸送されてきた糜粥を水分と電解質を吸収しながら尾側の結腸にゆっくり（12～30時間）輸送すること，

2）内容物を貯留し，適切なタイミングで排泄すること，3）腸内細菌叢を維持すること，である．大腸が回腸より受け入れる糜粥は，食物の残渣（植物の細胞壁など）と水が主である．分節運動と蠕動で直腸の方向へ運ばれ，その間に水が吸収され糞便となる．

　大腸では，蠕動運動，逆蠕動，大蠕動，分節運動，振子運動が行われる．

　（ア）蠕動運動：前述．
　（イ）逆蠕動：とくに上行結腸では，逆行性に収縮輪が移動する．この逆蠕動により内容物は押し戻され，その部位に長い間滞る．
　（ウ）大蠕動：蠕動運動のなかでもとくに強い収縮波で，結腸のみで見られる．1日に10回程度発生し，広範囲で同時に起こる．通常の蠕動運動よりも強力で伝播距離も長く，主に排便に関与している．これにより口側腸管からの腸管内容物が直腸に運ばれ，直腸が伸展すると排便反射を惹起する．伝播性強収縮は，年齢が若いほど多く，また朝に多くみられる．
　（エ）分節運動：大腸内容物の撹拌に関与し，内容物の粘膜への接触を増やすことにより吸収を促進する．

②大腸の運動
　（ア）内容の移送：上行結腸上端から盲腸にかけて弱い逆蠕動があり，内容をこの部分に停滞させて水分の吸収を促す．適当な硬さの残渣は横行結腸に入る．それ以下の蠕動は24時間に1〜2回しか生じない．強く，持続の長い収縮が中断することなく大腸内容（糞便）を押して，下行結腸やS状結腸に貯留していた糞便を直腸に入れる．1〜2 cm/分で急速に進み，ガスも同時に運ばれる．この蠕動は食物摂取がきっかけで起こる（胃大腸反射）．朝食後の便意はこれによる．機序は，腸壁内神経叢からのインパルスと，ガストリンによる結腸の運動性亢進が考えられている．大腸内容の移動速度は，移動部位間の抵抗と圧差による．内容物が入った部分の隣接部が空で，筋が弛緩していると急速に移動する．逆に結腸膨起ごとに十分満たされていると移動できない．分節運動がないと抵抗は著しく減少して下痢となる．
　（イ）排便：内外肛門括約筋と肛門挙筋群が関与する．
　　S状結腸と直腸の境には輪状筋が多く，直腸は通常，空でつぶれて

1. 消化器症状の背後にあるもの　49

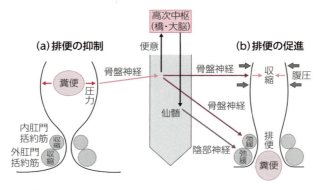

図9 排便反射
(桑野博行, 他. 大腸の機能と排便. 消化と吸収. In: 本間研一, 他. 標準生理学. 第8版. 東京: 医学書院; 2014. p.839-42[2])

いる．直腸の収縮頻度はS状結腸より高いので，運動性の勾配は逆転し，坐薬は中に進入し得る．直腸の下端にある内肛門括約筋は，直腸の輪状筋が肥厚したもので，通常は交感神経の緊張性活動により最大の収縮をしている．外肛門括約筋は横紋筋で，陰部神経活動により持続的に弱く収縮している．**図9**（a 排便の抑制）

排便反射 **図9**（b 排便の促進）：排便中枢は仙髄にある．直腸が糞便の進入によって伸展され，便意を感ずると，副交感神経の骨盤神経インパルスにより直腸は収縮し（直腸-直腸収縮反射），直腸内圧の上昇による直腸肛門反射（仙髄を介した副交感神経性反射）を介して内肛門括約筋（不随意筋）が弛緩する（直腸-内括約筋弛緩反射）．外括約筋は一過性に収縮し，糞便をすぐに排出しないように働く．蹲踞・腹圧の上昇により，肛門挙筋（恥骨直腸筋，恥骨尾骨筋，腸骨尾骨筋）が弛緩し，肛門管と直腸が直線化（肛門直腸角が開大）する．直腸に便がさらに溜まると，体性神経である陰部神経のインパルスによって意識的な外肛門括約筋（随意筋）の弛緩が始まる．さらにいきみ動作などにより，腹腔内圧の上昇などが加わり，排便に至る．このように排便には，意識的な排便の促進や抑制があり，脊髄反射のみならず大脳などの高次中枢による制御もあると考えられている．

正常な便通は，3回/週〜3回/日，便重量80〜200gとされている．

大腸の手術などにより神経の連続性が遮断されると，腸管運動の調節が乱れ，その他の要因も加わり，便通異常を生じる．

B. 消化
1）消化液，消化酵素
消化液の主な役割は食物の科学的分解である．食物は消化酵素の作用で栄養素に分解され，体液に吸収される．

a. 唾液
消化酵素としてアミラーゼ（プチアリン）を含み，これにより澱粉の消化を行う．また口腔内の健康を保つ．分泌される唾液腺には，耳下腺，顎下腺，舌下腺の大唾液腺がある．唾液分泌の調節は，ほぼ神経を介したもので，中でも自律神経系の副交感神経が最も主要な役割を果たしている．これに対し交感神経は唾液の組成をわずかに修正，とくにタンパク質成分を増加させるが，唾液の量は増やさない．分泌反射を引き起こすのは主に咀嚼による物理的な刺激である．しかし食物が口に入る前でも，それを予期する，見る，あるいは匂いを嗅ぐだけで，中枢を介した分泌刺激が起こる．[8]食物の刺激や上位中枢からの情報は延髄にある上および下唾液核に達する．上唾液核からは，副交感神経の顔面神経（Ⅶ）が顎下神経節に達し，節後線維が顎下腺および舌下腺を支配する．下唾液核からは副交感神経の舌咽神経（Ⅸ）が耳神経節に達し耳下腺を支配する 図3 ．分泌液は耳下腺では純粋な漿液性，顎下腺と舌下腺では粘液性との混合である．カテコールアミンがα受容体に結合すると，副交感神経刺激によりコリン作動性神経から放出されたAChと相互作用する．AChは腺房細胞のムスカリン受容体に結合し，二次メッセンジャーの細胞内Ca^{2+}濃度を増加させ，また副交感神経刺激によりペプチド作動性神経からサブスタンスPやVIPが分泌され，漿液性の分泌が著しく増す．交感神経からのNAdが腺房細胞のβ受容体に結合すると，細胞内cAMP濃度の増加が二次メッセンジャーとなり，分泌顆粒（タンパク成分）を含んだ小胞がエクソサイトーシスにより管腔膜に融合し，粘液に富む少量の分泌を起こす．

b. 胃液〔強酸性（pH1〜2）〕：無色透明〜微乳白色
殺菌作用と，食物を粥状にする作用を有する．

（ア）胃液中の主な成分
● 塩酸（HCl）（胃酸）：壁細胞より分泌される．胃内のpHを保ち，

殺菌作用，ペプシノゲンの分泌促進，ペプシンの至適環境形成（タンパク質の立体構造を変化させることによる）に関与する．壁細胞上のアセチルコリン M_3 受容体，ガストリン受容体，ヒスタミン H_2 受容体を介してプロトンポンプが作動し，塩酸が供給される．
- ペプシノゲン：主細胞より分泌される．塩酸およびすでに分泌されたペプシンにより活性化されペプシンとなり，食物中のタンパク質を分解してポリペプチドを生成する．迷走神経刺激やセクレチンにより強力に分泌される．
- 粘液：主に表面粘液細胞，副細胞より分泌される．粘液糖タンパク（ムチン）を多く含む粘液ゲル層を形成し，胃酸やペプシンによる自己消化から胃粘膜を保護する．
- 重炭酸（HCO_3^-）：主に表面粘液細胞より分泌される．ムチンとともに胃粘膜上皮を保護する粘液バリアを形成する．
- 内因子：壁細胞より分泌される．回腸末端における Vit. B_{12} の吸収に必須である．
- 胃リパーゼ：主細胞より分泌される．脂質の分解に関与する．

（イ）胃液分泌の調節：脳相，胃相，腸相に分けて行われる．

　ⅰ．脳相：食物を実際に摂取する前の，受け入れ体勢を整えるための分泌である．条件反射，視覚，嗅覚，聴覚，味覚によって，高次の中枢からの入力が迷走神経背側核で調整された後，そこから迷走神経を介して胃酸とペプシノゲン分泌の促進がある．迷走神経は ACh により壁細胞を刺激して直接的に，また G 細胞を刺激してガストリンにより間接的に胃酸分泌を増やす．一方，不快な視覚，嗅覚，味覚は，内臓神経を介して胃酸分泌を抑制する．

　ⅱ．胃相：食塊の嚥下後に始まる．量的に最も主要な分泌が起こる．食物による胃の膨満は，胃壁の伸展受容器を刺激し，迷走神経の中枢を介する迷走-迷走神経反射と，胃壁内神経のみによって起こる局所反射で，胃酸分泌を促す．胃内容の化学的成分により，胃内の pH が 3 以上に上昇すると，迷走神経刺激によって幽門腺の G 細胞からガストリンが分泌される．さらにガストリンによって胃体部の腸クロム親和様細胞（enterochromaffine-like cells：ECL 細胞）からヒスタミンが分泌され，これが壁細胞に直接接触して塩酸産生と分泌を促す[9]．胃内消化が進み，内容物が十二指

腸に送り出されると，胃内の pH は再び低下し，ガストリンの放出は抑制され，胃酸分泌も減少するネガティブフィードバック機構が働く．
  iii．腸相：十二指腸に糜粥（酸性内容物）が入ると始まる．十二指腸球部からのセクレチン分泌により，ペプシノゲン分泌が増加する．ソマトスタチンが放出され，ガストリン，胃酸，ペプシノゲンの分泌や，ヒスタミンの壁細胞への作用を抑制する．糖依存性インスリン放出ペプチド（GIP）は，ガストリンと胃酸の分泌を抑制する．

c. 膵液〔アルカリ性（HCO_3^- による）〕：無色透明

糖質とタンパク質を中間消化産物まで，脂質を最終消化産物まで消化する．

（ア）膵液中の主な成分
- トリプシノゲン：エンテロキナーゼやすでに分泌されたトリプシンにより活性化されトリプシンとなり，ポリペプチドを低分子化（ペプチド結合を加水分解）する．
- キモトリプシノゲン：トリプシンにより活性化されキモトリプシンとなり，ポリペプチドを低分子化する．
- プロエラスターゼ：トリプシンにより活性化されエラスターゼとなり，エラスチンを分解する．
- リパーゼ：中性脂肪（トリグリセリド：TG）に作用し，遊離脂肪酸とモノグリセリドを生成する．
- アミラーゼ（アミロプシン）：炭水化物を分解する．

d. 小腸液〔アルカリ性（HCO_3^- による）〕：無色透明

糖質とタンパク質を最終消化産物まで消化する．

（ア）小腸液中の主な成分
- アミノペプチダーゼ，ジペプジダーゼ：低分子プリペプチドをアミノ酸まで分解する．
- マルターゼ：マルトース（麦芽糖）を分解しグルコース（ブドウ糖）を生成する．
- スクラーゼ：スクロース（ショ糖）を分解しグルコースとフルクトース（果糖）を生成する．
- ラクターゼ：ラクトース（乳糖）を分解しグルコースとガラクトースを生成する．

- エンテロキナーゼ：トリプシノゲンを分解しトリプシンを生成する．

2）消化管ホルモン 表2

　胃や腸管の粘膜の分泌細胞から分泌され，消化管の運動や分泌を調節している．分泌細胞は管腔側の微絨毛で刺激を受容し，底部より顆粒中のホルモンを毛細血管に分泌する．入力（食物・消化産物，消化管ホルモンおよび神経伝達物質）に対する受容体の多くは，7回膜貫通型Gタンパク質共役型受容体 G-protein coupled receptor（GPCR）である．一般に，分泌部位より口側の消化管には抑制的に作用し，分泌部位を含めた肛門側の消化管には促進的に作用する．

　消化管ホルモンの作用は，次の3つである．
1. 血中に入って全身に作用（内分泌作用）する．
2. 近隣の消化器官に拡散して作用（傍分泌作用）することにより，消化液の分泌や消化管運動を制御する．
3. 自律神経終末に作用して末梢情報を中枢神経に伝えたり，腸神経叢の働きを修飾する（神経伝達作用）．

　腸神経叢を構成する壁在神経叢には，NAdなどのアミン類，GABA，ATP，NOとともに，局所に分泌されて消化管機能を修飾するペプチド（GRP，VIP，P物質，ソマトスタチンなど）が存在する．これらの神経ペプチドのなかには消化管ホルモンとして消化管内分泌細胞でも産生されているものがある．

　代表的な消化管ホルモンの分泌部位，主な作用について 表2 に示す．

a. ガストリン
- 受容体：コレシストキニン（CCK）の受容体のCCK-B．G細胞より分泌される．
- 分泌促進因子：胃内容物の刺激（物理的伸展，アミノ酸・ペプチド），迷走神経（胃枝）刺激（アセチルコリン），アルコール，Ca^{2+}，胃酸分泌低下〔悪性貧血，プロトンポンプ阻害薬（proton pump inhibitor：PPI）など〕，粘膜下神経叢のガストリン放出ペプチド（GRP）
- 分泌抑制因子：胃酸刺激，セクレチン，ソマトスタチン，GIP，VIP

b. セクレチン
- 分泌促進因子：腸内pHの低下（胃内容物の流入），脂肪
- 分泌抑制因子：ソマトスタチン

表2 消化管のペプチド性修飾物質

		分泌部位	促進作用	抑制作用
消化管ホルモン	ガストリン	胃幽門前庭部，十二指腸球部のG細胞	・胃酸分泌 ・ペプシノゲン分泌 ・胃壁細胞増殖 ・胃蠕動運動 ・LES収縮 ・幽門括約筋弛緩 ・Oddi括約筋弛緩 ・回盲部括約筋弛緩	
	セクレチン	十二指腸，空腸のS細胞	・膵液（重炭酸塩・水）分泌 ・ペプシノゲン分泌 ・胆汁分泌	・胃酸分泌 ・ガストリン分泌（LES収縮）
	コレシストキニン	十二指腸，上部空腸のI細胞	・胆嚢収縮，Oddi括約筋弛緩 ・膵液（酵素）分泌 ・膵臓外分泌腺の増殖 ・セクレチン作用の増強 ・幽門括約筋の収縮	・胃酸分泌 ・ガストリンの作用
	GIP	十二指腸，空腸のK細胞	・グルコースによるインスリン分泌 ・脂肪細胞の脂肪酸代謝	・胃酸分泌（インスリンを介して）
	GLP-1	回腸のL細胞	・インスリン分泌	・グルカゴン分泌 ・胃内容排出
	モチリン	小腸	・胃腸管の運動	
	腸管グルカゴン	回腸と大腸	・インスリン分泌	・胃酸分泌
	ソマトスタチン	膵ランゲルハンス島，胃，小腸のD細胞		・消化管ホルモン分泌 ・胃酸分泌 ・ガストリン分泌 ・膵液分泌 ・消化管運動
神経ペプチド	セロトニン	胃からの大腸のクロム親和性細胞	・消化管運動	
	VIP（神経ペプチド）	Auerbach神経叢のH細胞，迷走神経	・腸液，膵液分泌 ・小腸粘膜からの水と電解質の分泌 ・消化管壁内輪筋，血管平滑筋の弛緩（⇒血管拡張）	・胃酸分泌
	ガストリン放出ペプチド	胃粘膜の迷走神経	・ガストリン分泌	
	エンケファリン		・消化管の平滑筋の収縮：とくに下部食道，幽門，回盲の括約筋	・腸管分泌

大地陸男．消化と吸収．In：生理学テキスト．第8版．東京：文光堂；2017．p.363-93[1]より改変）

1．消化器症状の背後にあるもの　55

- c. **コレシストキニン（CCK）**
    - 受容体：CCK-A
    - 分泌促進因子：トリプトファンなどのアミノ酸やペプトン
- d. **糖依存性インスリン分泌ペプチド（glucose-dependent insulinotropic peptide：GIP）**
    - グルコースと脂肪の刺激に応じて分泌される．脂肪，タンパク質，糖のいずれの分解産物も分泌刺激となる．
    - グルコースによるインスリン分泌を促進する．グルコースの静脈内投与よりも経口投与の方が，インスリン分泌が早く，血糖値低下が速いのは，経口投与でのみGIPが分泌されるからである．
- e. **グルカゴン様ペプチド（glucagon-like peptide 1：GLP-1）**
    - 摂食後のインスリン分泌増加の60～70％にあずかる．
    - ＊血糖上昇時にインスリン分泌を促進するホルモンはインクレチンと総称され，主なものはGIPとGLP-1である．ジペプチジルペプチダーゼ4（dipeptidylpeptidase 4：DPP-4）はGLP-1およびGIPを分解する．DPP-4の阻害薬はGLP-1およびGIPのインスリンの分泌効果を持続させるもので，糖尿病治療薬となっている．
- f. **モチリン**
- g. **腸管グルカゴン**
    - 脂肪とグルコースの刺激に応じて分泌される．
- h. **ソマトスタチン**
    - 分泌刺激は胃酸である．
    - 迷走神経刺激で分泌が抑制される．

3) **神経ペプチド** 表2
- a. **血管作動性腸管ペプチド（vasoactive intestinal peptide：VIP）**
- b. **ガストリン放出ペプチド**
- c. **エンケファリン**：オピオイドの一つ．オピオイド受容体に作用する薬は，括約筋を収縮させて内容移送を遅らせ，腸管分泌を強く抑制するため，下痢止めとして用いられる．

C. 吸収

糖，タンパク質，脂質などの栄養素の大部分は，十二指腸や小腸上部で，上皮細胞から体液に吸収される．

表3 栄養素吸収部位

十二指腸	小腸 空腸	回腸末端	大腸
Fe, Ca	電解質，葉酸，ビタミン類，水（75～80％），糖，アミノ酸，脂肪酸	Vit.B$_{12}$，胆汁酸の再吸収	水（20～25％），電解質

(朝倉 均, 監修. 消化管・腹壁・腹膜疾患. In: 岡庭 豊, 編. イヤーノート 2018 内科・外科編. 東京: メディックメディア; 2017. p. A2-16[3])

栄養素吸収部位を 表3 に示す．

1) 水
- 経口摂取量（約 2 L/日）と，唾液・胃液・胆汁・膵液・腸液などに含まれる分量（内因性，約 8 L/日），計約 10 L/日が消化管内に流入し，大部分が吸収される（75～80％が小腸，残りは大腸．糞便中に排泄される水分は 0.1 L/日）．
- ＊小腸における吸収量が減少，または分泌量が増加し大腸での水分再吸収能を超えると，下痢を生じる．

2) ナトリウム（Na$^+$）
- ほぼ全量が腸管で吸収される．多くは空腸，次いで大腸で吸収される．
  ■消化管における Na の吸収機序
  ①電気的勾配による移動（とくに大腸）
  ②糖，アミノ酸を輸送担体とする移動（小腸）
  ③イオン輸送体による能動的移動（小腸，大腸）
  ④［グルコースが高濃度に存在する場合］大腸の水を伴う受動的吸収（空腸）

3) 炭水化物
- 消化された単糖類は，各輸送担体により小腸で効果的に吸収される．グルコース（単糖類で最多）とガラクトースは，Na$^+$との共輸送機構（sodium/glucose cotransporter 1：SGLT1）により吸収される．フルクトースは Na$^+$輸送とは共役しない別の促通拡散（glucose transporter 5：GLUT5）を経て吸収される．
- 吸収された単糖は門脈系から肝臓へ至り糖新生に利用される．

4) タンパク質
- 胃でペプシンによりやや消化された後，十二指腸で膵酵素により急速に

消化される．
- 消化されたアミノ酸の大部分はグルコースと同様，Naとの共輸送機構により小腸で取り込まれる．
- ジペプチド，トリペプチドは，H^+の濃度勾配を利用した共輸送により取り込まれる．吸収されたペプチドは細胞内で加水分解されアミノ酸となる．
- 吸収されたアミノ酸は門脈系から肝臓に至る．

5) 脂肪
- 消化された遊離脂肪酸とモノグリセリドは，胆汁により乳化されミセルを形成し，小腸上皮の刷子縁膜表面から，細胞内外の濃度勾配によって取り込まれる．
- 吸収された脂肪酸は細胞内の滑面小胞体に取り込まれ，主にTG生成に利用される．TGはカイロミクロンの形でリンパ管，胸管から大循環に入る．

【文献】
1) 大地陸男．消化と吸収．In: 生理学テキスト．第8版．東京: 文光堂; 2017. p.363-93.
2) 消化と吸収．In: 本間研一，大森治紀，大橋俊夫，他．標準生理学．第8版．東京: 医学書院; 2014. p.795-842.
3) 朝倉 均，監修．消化管・腹壁・腹膜疾患．In: 岡庭 豊，編．イヤーノート 2018 内科・外科編．東京: メディックメディア; 2017. p.A2-16.
4) Hall JE. General principles of gastrointestinal function-motility, nervous control, and blood circulation. UNIT XII Gastrointestinal physiology. In: Guyton and Hall textbook of medical physiology. 13th ed. Philadelphia: Elsevier; 2016. p.797-806.
5) 福本陽平，監修，松村讓兒，解剖監修，解剖．消化管総論．In: 医療情報科学研究所，編．病気がみえる vol.1 消化器．第5版．東京: メディックメディア; 2016. p.2-7.
6) Barrett KE, Barman SM, Boitano S, et al. Gastrointestinal motility. gastrointestinal physiology. In: Ganong's review of medical physiology. 25th ed. New York: McGraw-Hill Education; 2015. p.495-505.
7) 福本陽平，監修．生理．消化管総論．In: 医療情報科学研究所，編．病院がみえる vol.1 消化器．第5版．東京: メディックメディア; 2016. p.10-15.
8) Barrett KE, Barman SM, Boitano S, et al. Overview of Gastrointestinal function & regulation. Gastrointestinal physiology. In: Ganong's review of medical physiology. 25th ed. New York: McGraw-Hill Education; 2015. p.455.
9) Hall JE. Secretory functions of the alimentary tract. UNIT XII Gastrointes-

tinal physiology. In: Guyton and Hall textbook of medical physiology. 13th ed. philadelphia: Elsevier; 2016. p.817-32.

〈犬飼洋子〉

1. 消化器症状の背後にあるもの

5 ▶ 臨床オリエンテド 上部・下部消化管の受容体・薬理

消化管の機能，神経伝達物質，ホルモンと受容体

　消化管系は，消化管と消化液を分泌する付属器官とで構成される．消化管は，口（口腔），咽頭，食道，胃，小腸（十二指腸，空腸，回腸），大腸（上行結腸，横行結腸，下行結腸，S状結腸），直腸，肛門管からなる．また，付属器官には唾液腺，膵臓，肝臓および胆嚢がある．

　消化管は，交感・副交感の自律神経による二重支配を受け，その機能は運動機能と分泌機能に大別され，自律神経とホルモンにより調節されている 図1 ．一般に交感神経系はαおよびβ受容体を介して，消化管の運動・分泌機能に抑制的に作用する．アドレナリン作動薬は，平滑筋線維上のβ受容体とアウエルバッハ（Auerbach）神経叢にある副交感神経節のα受容体に作用し，消化管の運動を抑制すると考えられている．一方，副交感神経系は神経節後線維から遊離されるアセチルコリンのムスカリン受容体への作用により，消化管の運動・分泌を促進する 図2 ．

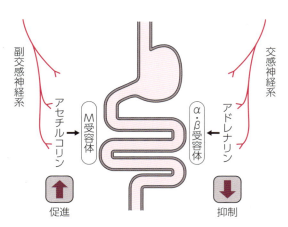

図1 消化管の自律神経支配と受容体 ▶

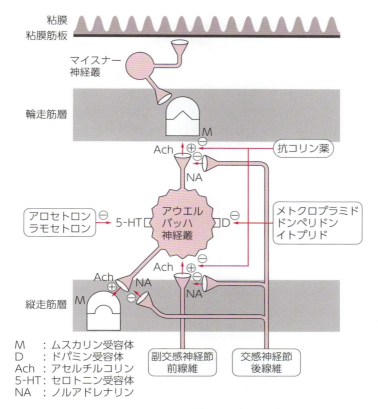

図2 消化管のアウエルバッハ神経叢における神経機能調節 ▶

　セロトニン（5-HT）受容体のサブタイプの5-HT₄受容体は，消化管に対して分泌促進および蠕動運動を促進することが報告されている．5-HT₄受容体への刺激は，アデニル酸シクラーゼを活性化して細胞内cAMPを増加させるとともに，コリン作動性介在ニューロンを介して腸クロム親和性細胞（EC細胞）からの5-HTの遊離を促進すると考えられている 図2 ．

　胃運動の調節には，ドパミンも関与しており，抑制的に働く．ドパミンD₂受容体遮断薬は，副交感神経節後線維に存在するD₂受容体を遮断し，ドパミンによるアセチルコリン遊離の抑制を解除することによって胃運動を促進すると考えられている．

　また，機械的刺激やpHなどの変化により各種消化管ホルモンが分泌され，消化管の運動や消化液の分泌を調節している．

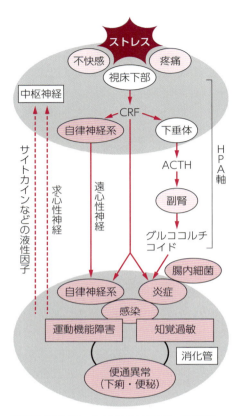

図3 消化管における視床下部・下垂体・副腎系，精神・神経・内分泌・免疫の関係（脳腸相関）▶

精神的ストレスと消化管症状の関係として脳腸相関（brain-gut axis）が考えられている．さまざまな精神的ストレスによって消化器症状が変化したり，あるいは消化器症状によって情動が影響されるという現象から，脳と消化器との間に機能的関連性があるという概念が確立し，これを"脳腸相関"とよんでいる 図3 ．

胃酸分泌のメカニズム

壁細胞からの胃酸分泌には，アセチルコリン，ガストリン，ヒスタミンが重要な役割を担い，自律神経，オータコイドおよびホルモンによって調節されて

いる．生理的な調節機構は，脳相，胃相，腸相の3つの相に分けることができる．脳相は，視覚，味覚，嗅覚などの刺激が中枢神経を介して迷走神経を刺激し，胃酸を分泌する．胃相は食物が胃に到達すると，胃粘膜の局所反射およびガストリン刺激により，胃酸が分泌される．腸相は，食物が十二指腸に達すると，十二指腸粘膜からセクレチンなどの消化管ホルモンが血中に分泌され，胃酸分泌が抑制される．

胃酸分泌抑制薬

壁細胞のムスカリン（M_1）やヒスタミン（H_2）受容体拮抗薬，H^+, K^+-ATPase 阻害薬は胃酸分泌を抑制する 図4 ．また，制酸薬は胃酸を中和，吸着

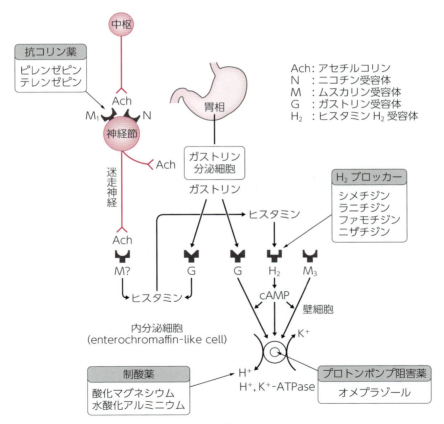

図4 胃酸分泌のメカニズムと胃酸分泌抑制薬 ▶

する．

①ムスカリン受容体拮抗薬（抗コリン薬）

ピレンゼピンやテレンゼピンは，選択的 M_1 受容体拮抗薬で，口喝や頻脈などの副作用の発現が少ない．M_1 受容体拮抗薬の作用機序として，胃酸分泌だけでなく，M_1 受容体を介したガストリン，粘液および HCO_3^- の分泌も同時に抑制していることも考えられる．

②H_2受容体拮抗薬

シメチジン，ラニチジン，ファモチジン，ニザチジンなどの H_2 受容体拮抗薬は，胃酸の基礎分泌は夜間分泌だけでなく，摂食，胃底部の膨張，各種薬理学的因子などの刺激による酸分泌も抑制し，臨床で広く用いられる．これらの薬物は，ヒスタミンの H_2 受容体の拮抗作用により，胃酸分泌を抑える．また，ガストリンやムスカリン作動薬のよる胃酸分泌も抑制する．

③H^+，K^+-ATPase 阻害薬

壁細胞に存在するプロトンポンプの H^+，K^+-ATPase の阻害薬は，新しいタイプの強力な胃酸分泌抑制薬で，オメプラゾールが知られている．オメプラゾールは，H^+，K^+-ATPase を不可逆的に阻害するため，その薬理作用は，血漿中から薬物が消失しても数日間持続する．

④制酸薬

制酸薬は，胃液の酸を中和あるいは吸着する薬物で，胃液分泌を抑制しない．吸収性制酸薬と局所性（非吸収性）制酸薬があり，前者には炭酸水素ナトリウム，後者には酸化マグネシウム，水酸化マグネシウム，ケイ酸マグネシウム，水酸化アルミニウム，ケイ酸アルミニウムなどがある．

胃運動促進薬

悪心・嘔吐，胸やけ，食後不快感などの上腹部不定愁訴は，一般に胃運動の低下によって胃内容物が停滞して起こることが多い．胃運動を促進し，唾液や胃酸の分泌を促進し，食欲を増進させる薬物として健胃薬がある．また，苦味薬としてゲンチアナ，センブリ，オオレンなどの生薬や芳香薬のケイヒ，サンショウ，コショウなどもある．制吐薬のドパミン D_2 受容体遮断薬のスルピリド，メトクロプラミドやドンペリドンは，胃の副交感神経節後線維に存在するドパミン D_2 受容体を遮断し，アセチルコリン遊離を促進して胃運動を亢進させる．

消化性潰瘍と治療薬

　消化性潰瘍は，酸やペプシンなどの攻撃因子と胃十二指腸粘膜の防御因子とのバランスが崩れ，攻撃因子が優位になり粘膜が消化されて起こる．治療薬には，攻撃因子を抑制する薬物と防御因子を増強する薬物がある．

　攻撃因子を抑制する薬物として，鎮静薬，制酸薬，胃酸分泌抑制薬，抗ペプシン薬，ドパミン D_2 受容体遮断薬，抗ガストリン薬などがある．鎮静薬は，中枢神経系の興奮を抑えて，酸・ペプシンの分泌を抑制するバルビツール酸誘導体やベンゾジアゼピン系薬物がある．抗コリン薬，H^+，K^+-ATPase の阻害薬や H_2 受容体拮抗薬は胃酸分泌を抑制する．ガストロンやプログルミドなどの抗ガストリン薬は，ガストリン受容体の遮断により，胃酸分泌を抑制する．

　防御因子を増強する薬物として，スクラルフェート，ビスマス化合物，プロスタグランジン誘導体（PGE_2，PGI_2）があり，これらは粘液分泌を促進したり潰瘍面を保護し組織修復を促す．

　その他，胃十二指腸潰瘍の発生・再発に関与すると考えられているヘリコバクターピロリの除菌療法として，プロトンポンプ阻害薬と抗菌薬（アモキシシリン，クラリスロマイシン）の併用療法が用いられる．

嘔吐と制吐薬

　嘔吐は，延髄の外側網様体にある嘔吐中枢が刺激されて起こる．嘔吐中枢への刺激は，第四脳室最後野に存在する CTZ（chemoreceptor trigger zone），内耳の前庭器官，より高位の脳幹や皮質領域，求心性自律神経などから伝わる 図5 ．最後野では血液-脳関門があまり発達していないので，血液を介して運ばれる嘔吐物質（エメチン，アポモルヒネ，ニコチン，オピオイドなど）は容易に CTZ に到達する．CTZ にはドパミン D_2 受容体，5-HT_3 受容体が存在し，この刺激が嘔吐中枢に伝わる．前庭器官，皮質領域，内臓求心性線維からの刺激は直接嘔吐中枢に伝わり，CTZ を介さない場合もある．

　制吐薬として，ドパミン D_2 受容体遮断薬，鎮静薬のクロルプロマジンやハロペリドール，H_1 受容体遮断薬のジフェンヒドラミンやプロメタジンが用いられる．また，がん化学療法に伴う悪心・嘔吐の抑制には 5-HT_3 拮抗薬のグラニセトロンやオンダンセトロンなどが使用される．

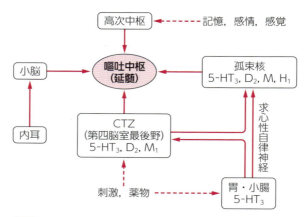

図5 嘔吐の発現機序と受容体

便秘と下剤

　腸内容物が結腸内に長期間留まると水分が吸収され，便は硬くなり，排便の量と回数は減少する．便秘の治療は，十分な食物繊維と水を摂取することであり，それでも改善しない場合には下剤を用いる．下剤の種類としては，塩類下剤（硫酸マグネシウム），膨張性下剤（カルボキシメチルセルロース），粘滑性下剤（流動パラフィン），刺激性下剤（ヒマシ油），コリン作動薬（ネオスチグミン），浣腸薬（グリセリン）などがある．

下痢と制瀉薬

　下痢は，腸運動の亢進と分泌亢進による便の水分過剰によって起こる．腸運動亢進による不快感を除く目的で，腸粘膜表面を覆って保護し刺激を緩和するビスマス類やタンニン酸類に加え，腸管のオピオイド受容体に作用して蠕動運動を抑制する制瀉薬が用いられる．

過敏性腸症候群と治療薬

　過敏性腸症候群（irritable bowel syndrome：IBS）では，慢性的な腹痛や腹部不快感，下痢，便秘などの症状を呈する．消化管運動異常，消化管知覚異常（内臓知覚過敏），脳腸相関の異常，感染，炎症，精神的ストレスなどの諸因子が関係する疾患である．精神的ストレスの要素が大きいと言われるが，ヒトに

精神的ストレスが加わると，視床下部で副腎皮質刺激ホルモン放出因子（corticotropin releasing factor：CRF）が産生・分泌され，CRF はさらに下垂体前葉からの副腎皮質刺激ホルモン（ACTH）分泌を引き起こす．ACTH は全身循環に入り，副腎に働いてグルココルチコイドを産生・分泌する．これらの反応系を視床下部・下垂体・副腎系（hypothalamic-pituitary-adrenal axis：HPA 軸）という．

　グルココルチコイドは，ホルモンとして全身に入り腸の免疫系に影響を与える．CRF は中枢および自律神経系を介して運動や知覚に影響し，さらに末梢の免疫担当細胞にも直接作用する．一方，腸の炎症部位で産生される炎症性サイトカインは，オータコイドとして運動機能や知覚に影響するだけでなく，全身血流を介して中枢にも影響を与える．このように，精神，神経，内分泌，免疫は密接に連携して機能している．

【文献】
1) 安原　一, 監修. 新薬理学. 東京: 日本医事新報社; 2015. p.151-9.
2) 丸山　敬. これならわかる薬理学. 東京: ナツメ社; 2016. p.64-80.
3) 今井　正, 宮本英七, 監修. 飯野正光, 鈴木秀典, 編集. 標準薬理学. 東京: 医学書院; 2015. p.535-51.

〈山田静雄〉

1. 消化器症状の背後にあるもの

6 ▶ 臨床オリエンテド　腸内細菌叢の役割，過敏性腸症候群における腸内細菌叢の変化とその治療

　ヒトをはじめとする哺乳動物は，出生前の体内では無菌であるが，出産時に産道を通過するとき，出生後まもなく外界のさまざまな環境にさらされたとき，あるいはその後飲食物を摂取するときに，種々の微生物に感染する．そのような微生物のうち腸管内に定着した細菌が腸内細菌である．

　ヒトの腸管内には約1,000種類，100兆個，重量にして1～1.5 kgの4つの門（ファーミキューテス門 Firmicutes，バクテロイデス門 Bacteroidetes，プロテオバクテリア門 Proteobacteria，アクチノバクテリア門 Actinobacteria）に属する細菌群が主に生息している．腸内細菌叢（または腸内フローラ）を形成する菌種の構成は年齢とともに変化し，宿主であるヒトとの共生関係を築いている．たとえば，ヒトが摂取した飲食物の一部は腸管内に生息する細菌の栄養となる．その一方で，腸内細菌は食物繊維を短鎖脂肪酸に変換することによって，腸管上皮細胞の増殖，粘液分泌，腸管神経の制御などのエネルギー源となる．その結果，両者の恒常性維持に関してお互いに貢献し合うことになる．

　興味深いことに，心理的・身体的ストレスが腸内細菌叢を変化させることが確認されている．ストレスによって消化器症状が増悪しやすい疾患として過敏性腸症候群（irritable bowel syndrome：IBS）がある．IBSの中心的な病態生理として，脳と腸の相互関連を意味する「脳腸相関」の概念が提唱されている．近年，この脳腸軸に腸内細菌叢の変化を加えた3者の相互関連の視点でIBSの病態生理を捉えようとする考え方が注目されるようになってきた．本稿では，IBSにおける腸内細菌叢の変化とその治療について概説する．

注目される腸内細菌研究

　IBSを含む消化器疾患において腸内細菌は古くて新しい病態概念である．腸内細菌が健康を左右するということは以前から知られていた．腸内細菌にはさまざまな種類が存在するが，ヒトに対して健康維持促進に有益な「善玉菌」，逆に健康に悪影響を及ぼす「悪玉菌」，そして両方の性質を有する「日和見菌」として大別することができるだろう．しかし，腸内細菌のなかにはどのような役

割を果たしているのかよく明らかにされていない菌種がいまだ数多く存在していることも事実である．

　腸内細菌叢の解析にあたっては，半世紀前は個々の細菌の分離培養法が主流であったが，1980年代から細菌の必須遺伝子である16S rRNA遺伝子（16S）を指標とした培養を介さない細菌検出が可能となった．近年，次世代シーケンサーを用いたメタゲノム解析技術の向上により大量の16S情報の収集が可能となり，この数年間で腸内細菌研究が一気に加速した．

　Gordonらの研究グループは，肥満マウスの腸内細菌を無菌状態の非肥満マウスに移植したところ，移植されたマウスがドナーの肥満の形質を獲得したことを2006年にNature誌に報告した[1]．その後，世界中で腸内細菌と消化器疾患のみならずさまざまな疾患との関連性についての研究が急速に行われるようになった．

　腸内細菌叢の変化（gut microbiome dysbiosis）が報告されている消化器疾患として，IBSのみならずクロストリジウム腸炎，炎症性腸疾患，大腸癌，非アルコール性脂肪性肝炎がある[2]．さらに，腸内細菌叢の変化が示唆される消化器外の身体・精神疾患として，肥満・糖尿病をはじめアレルギー性疾患，多発性硬化症，自閉症，うつ病などが知られている．

IBSの病態生理

　IBSの病態生理は多様であり，主として内臓知覚過敏，消化管運動異常，心理的異常が想定されている[3]．最近，これらの病態に対して炎症・免疫異常ならびに腸内細菌叢の変化が重要な役割を果たすのではないかと考えられるようになった．IBS患者では，上皮細胞同士の密着結合に必要不可欠な蛋白の発現が低下している．この粘膜透過性亢進の原因は腸内細菌が関与している可能性がある．IBS患者にみられる粘膜透過性亢進は消化管内腔の腸内細菌菌体成分，細菌毒素，抗原物質の生体内侵入を許し，粘膜の微小炎症を惹起すると考えられている[3]．さらにその微小炎症は消化管神経系の感作を介して中枢神経機能に影響を与える．

　これまで，腸内細菌叢が攪乱されうる感染性腸炎（キャンピロバクター菌，赤痢菌，サルモネラ菌，大腸菌感染など）に罹患して軽快した後しばらく経過してからIBSを発症しやすいことが大規模コホート調査で明らかにされた．この病態を感染性腸炎後IBS（post-infectious IBS：PI-IBS）とよんでいる[4]．

IBSにおける腸内細菌叢の変化

　IBS患者の腸内細菌叢の特異性を理解することは，さらなる病態解明ならびに効果的な治療法の確立に寄与すると考えられる．これまで糞便検体を用いた多くの研究成果が報告されているが，現時点ではまだ一定の結果が得られていない．これまでIBS患者では，健常者と比較してファーミキューテス門/バクテロイデス門比の増加，あるいはラクトバチルス属（乳酸桿菌）ならびにビフィドバクテリウム属（ビフィズス菌）の低下が報告された[5]．しかし，IBS患者の腸内細菌叢の多様性について健常者と比較したところ，より多い症例，より少ない症例，ほぼ同様の症例が混在することが確認され，必ずしも一定のプロファイルを認めるとは限らないことがクラスター分析によって示された[6]．一方，重症のIBS患者では菌種の豊富さが低下するとともにメタノバクテリウム目とプレボテラ属の減少が認められ[7]，ムチン分解作用を有する*Ruminococcus torques*菌量はIBS重症度と関連しているという報告がある[8]．

　さらに，PI-IBSの特性を有する患者の糞便中の腸内細菌叢を分析した結果，健常者と比較してバクテロイデス門の増加ならびにクロストリジウム属の減少が認められ，それは下痢型IBS患者の構成比と同様であった[9]．さらに，バクテロイデス門を含むいくつかの菌種の量と大腸粘膜のサイトカインのmRNA量あるいは細胞間結合能と関連していた[9]．以上の結果を考え合わせると，ある種類の腸内細菌はIBS患者の炎症，免疫，腸管粘膜透過性の病態に何らかの影響を及ぼしている可能性があると考えられる．

　IBS病態に腸内細菌叢だけでなくその産生物質の変化が関連している可能性がある．我々研究グループは，IBSの腸内細菌だけでなく便中有機酸と組み合わせて分析した．その結果，我が国のIBS患者では健常者よりも乳酸桿菌ならびにベイロネラ属が有意に増加していた[10]．加えて，IBS患者では健常者と比較して便中有機酸の中で酢酸，プロピオン酸，総有機酸の濃度が高いことが示され，酢酸，プロピオン酸濃度が高い患者の方がより重症であった[10]　図1　．乳酸桿菌はグルコースを乳酸に代謝し，ベイロネラ属は乳酸を酢酸とプロピオン酸に転換する機能を有することが知られている．したがって，適量の有機酸には抗炎症作用，粘膜保護作用を認めるが，過量に産生されるとその恒常性が破綻するのではないかと考えられる．

　消化管腔内のプロテアーゼもまたIBS症状に関連している可能性がある．下痢型IBS患者では健常者よりも高い便中プロテアーゼ活性が認められた[11]．下

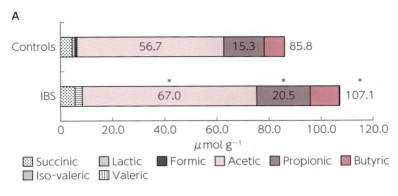

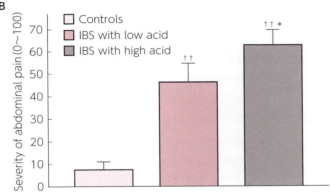

図1 IBS 患者の便中有機酸濃度（A）▶
健常者（n＝26）と IBS 患者（n＝26）を比較した結果，IBS 群で総有機酸，酢酸，プロピオン酸が有意に増加していた（*p＜0.05 vs. controls）．
便中有機酸濃度と消化器症状の関係（B）▶
IBS 患者の便中有機酸濃度が高い IBS 患者は低い患者よりも腹痛重症度スコアが有意に高値であった（*p＜0.05 vs. IBS with low acid，＋＋p＜0.01 vs. controls）．(Tana C, et al. Neurogastroenterol Motil. 2010；20：512-9[10])

痢型 IBS 患者の便上清をラットの大腸内に添加すると内臓知覚過敏が生じるが，この現象はプロテアーゼ受容体である protease activated receptor 2（PAR-2）を介して生じることが明らかにされた[12]．Carroll らは，IBS と健常者における便中プロテアーゼ活性と腸内細菌をそれぞれ測定した結果，プロテアーゼ活性が高いほどラクトバチルス目，ラクノスピラ科，ストレプトコッカス科の構成比率が高くなることを報告している[13]．すなわち，一部の腸内細菌がプロテアーゼ産生に関わっており，その菌種の増加によって IBS 症状が発現する可

能性を示唆している.

ストレスと腸内細菌叢の関係

　これまでストレスが負荷されたときに腸内細菌叢が変化することが動物モデルによって確認されている[2]．脳と腸は相互に情報伝達・情報交換を行い，互いに作用を及ぼし合っているが，脳機能の変化に果たす腸内細菌の役割として，腸管における内分泌免疫系の変化あるいは代謝物の産生などが脳内のニューロンならびにミクログリア機能に影響を及ぼしているのではないかと想定されている．有機酸（短鎖脂肪酸）の1つである酪酸を投与されたマウスでは，脳内の海馬，前頭葉においてニューロンの成長を促進する脳由来神経栄養因子（brain-derived neurotrophic factor：BDNF）が増加する[14]．一方，ストレスが加えられた時に消化管局所で放出されるドーパミン，ノルアドレアリンなどのカテコラミンが腸内細菌に直接作用する可能性がある．実際に，細菌自体にもカテコラミンに対する特異的な受容体が存在することが明らかにされている[15]．

　Sudoらは，無菌の状態で飼育された（germ free：GF）マウスは通常の環境下で飼育された（specific pathogen free：SPF）マウスと比較して，拘束ストレス負荷による副腎皮質刺激ホルモン（adrenocorticotropic hormone：ACTH），コルチコステロンの上昇反応が有意に亢進することを示した[16]．さらに，GFマウスに*Bifidobacterium infantis*を人工的に移植したところ，SPFマウスと同程度までそのストレス反応性が低下した[16]．このことは，腸内細菌を操作することによってストレス反応性が変容しうることを示唆している．

腸内細菌に焦点をあてた IBS 治療

　現在，IBS患者の腸内細菌叢を変容させうる治療として，食事療法，プロバイオティクス，抗菌薬，糞便移植があり，それぞれの治療法に対して有効性，安全性の検討が行われているところである．

1. 食事療法

　食事は腸内細菌叢の構成に影響を及ぼす．実際，食事の変化によって少なくとも3日以内に腸内細菌叢が変化することが確認されている．約6～7割のIBS患者は食後に症状が増悪し，約5～7割の患者は何らかの食物不耐症を認めている．

近年,IBS 患者に対する食事療法の有効性が再び注目され,特に FODMAP を制限する食事療法の効果が期待されている.FODMAP とは,fermentable (発酵性),oligosaccharides(オリゴ糖類),disaccharides(二糖類),monosaccharides(単糖類)and polyols(ポリオール類)の略称である.すなわち,乳糖,果糖,フルクタン,ガラクタンを含めたオリゴ糖類,ポリオール類などを含む食品群である.これらの糖類は小腸内で消化・吸収されにくいために,大腸内での発酵が促進されやすく,かつ浸透圧を高めて腸管内腔に水分を引き寄せやすい.Staudacher らは,低 FODMAP 食によって IBS 患者の便中のビフィズス菌が有意に減少したが,短鎖脂肪酸濃度の変化は認められなかったと報告している[17].その後 Halmos らは,21 日間の低 FODMAP 食と典型的なオーストラリア食によるランダム化比較試験を実施し,IBS 患者と健常者からそれぞれ採取した便中の腸内細菌量と短鎖脂肪酸濃度を比較した.その結果,IBS 症状の有無にかかわらず対照食としたオーストラリア食群と比較して低 FODMAP 食群の有機酸濃度あるいは消化管通過時間は変化しなかったものの,便中の全腸内細菌量は減少し,その多様性も変化した[17].注目すべき変化として,低 FODMAP 食治療後に *Clostridium* cluster XIVa などの酪酸産生菌あるいは乳酸桿菌,ビフィズス菌などのプレバイオティクス作用菌,*Akkermansia muciniphila* などの粘液分解菌の有意な減少が認められた[18].したがって,低 FODMAP 食の IBS 症状に対する改善効果が期待できる一方,長期に過度の FODMAP 制限を行うと腸内環境に保護的な細菌群の著しい減少を招き,何らかの有害作用が出現する可能性があることも念頭におかなければならない.

2. プロバイオティクス

　プロバイオティクスは,腸内細菌に有益な変化をもたらすと考えられる生菌,またはそれら微生物を含む薬品や食品自体をさす.乳酸桿菌やビフィズス菌を中心としたプロバイオティクスによる IBS に対する有効性は,これまでに各国で数多くの介入試験が実施されている[19].IBS 患者に対するプロバイオティクスの有効性・安全性に関する研究成果のメタアナリシスの結果,プロバイオティクスは腹痛,腹部膨満感,ガス症状を減少させた 表1 .その治療必要数(number needed to treat:NNT)は 7 であり,重篤な有害事象の発生はまれであった[19].しかし,対象症例数,治療期間,併用療法,食事,評価方法などのそれぞれの研究デザインにバラつきがあるため,これらのエビデンスの質は高いとはいえない.女性 IBS 患者に対してプロバイオティクスによる無作為

表1 メタアナリシスによる IBS 患者に対するプロバイオティクスの種類とその効果

評価項目	プロバイオティクスの種類（解析研究数）	相対リスク	95% CI
IBS 症状改善の有無	全体	0.79	0.70-0.89
	複数菌種配合製剤（12）	0.81	0.67-0.98
	ラクトバチルス属（乳酸桿菌）（6）	0.75	0.54-1.04
	ビフィドバクテリウム属（ビフィズス菌）（2）	0.71	0.44-1.16
	エシェリキア属（大腸菌）（2）	0.86	0.79-0.93
	ストレプトコッカス属（1）	0.72	0.53-0.99
IBS 全般症状/腹痛スコア	全体	−0.25	−0.36−−0.14
	複数菌種配合製剤（15）	−0.24	−0.37−−0.12
	ラクトバチルス属（乳酸桿菌）（6）	−0.08	−0.38-0.21
	ビフィドバクテリウム属（ビフィズス菌）（3）	−0.46	−0.92−−0.00
	サッカロミケス属（酵母）（1）	−0.12	−0.60-0.36
腹部膨満感スコア	全体	−0.15	−0.27−−0.03
	複数菌種配合製剤（13）	−0.08	−0.21-0.06
	ラクトバチルス属（乳酸桿菌）（1）	−0.12	−0.67-0.43
	ビフィドバクテリウム属（ビフィズス菌）（3）	−0.30	−0.68-0.09
	サッカロミケス属（酵母）（1）	−0.37	−0.85-0.12
ガス症状スコア	全体	−0.23	−0.38−−0.07
	複数菌種配合製剤（7）	−0.30	−0.53−−0.07
	ラクトバチルス属（乳酸桿菌）（1）	−0.68	−1.24−−0.12
	ビフィドバクテリウム属（ビフィズス菌）（1）	−0.04	−0.29-0.22
	サッカロミケス属（酵母）（1）	−0.28	−0.38−−0.07

(Ford AC, et al. Am J Gastroenterol. 2014；109：1547-61)[19]

比較化試験を行った大規模な臨床介入研究では，*Bifidobacterium infantis 35624* はプラセボに比較して腹痛，腹部膨満感の有意な改善効果を認めた[19]．一方，*Bifidobacterium longum* NCC3001 は IBS 患者の抑うつ・不安症状を改善させるとともに，情動刺激による陰性情動に関連する脳領域の賦活化を減弱させた[20]．

2014年に発表された我が国の IBS 診療ガイドラインでは，IBS にプロバイオティクスは有効であり治療法として用いることを推奨している[21]．しかし，個々のプロバイオティクスによる IBS 症状の改善効果についての詳細なメカニズムについては十分に解明されていない．さまざまなプロバイオティクスの中で，どの菌種（単一またはいくつかの組み合わせ）がどのような症状（または病態）に対して最も有効であるかについて結論付けられていないことが今後の課題である．

一方，プレバイオティクスとは，1995 年に Gibson らによって提唱された概念で，腸内細菌のエサとなる食品をさす．たとえば，食物繊維やオリゴ糖など

が知られており，胃や小腸でほとんど分解・吸収されずに大腸まで到達し（難消化性），大腸に存在する善玉菌の栄養源となる．さらに，プロバイオティクスとその増殖因子であるプレバイオティクスの組み合わせは，シンバイオティクスとよぶ．水溶性繊維は IBS 症状，特に便秘症状に対して有用であることが示されているが，それ以外のプレバイオティクスあるいはシンバイオティクスの IBS に対する有効性はまだ十分に検証されていない．

3. 抗菌薬

抗菌薬の投与によって腸内細菌叢の変化をもたらす．これまでにネオマイシンなどの抗菌薬を投与して IBS 症状の改善効果を示した報告があるが，同時に長期投与による安全性の問題が懸念されていた．近年，下痢型 IBS 患者に対する非吸収性抗菌薬であるリファキシミン（本邦未承認）の有効性と安全性が大規模研究で示され[22]，米国では 2015 年に米国食品医薬品局（US Food and Drug Administration：FDA）の承認を得て，臨床的に使用されるようになった．下痢型 IBS に対する抗菌薬の作用機序は十分明らかにされていないが，慢性ストレス負荷後のラット IBS モデルにおいて，リファキシミンの投与によって小腸内の腸内細菌叢の変化（乳酸桿菌の増加など）を伴って内臓知覚過敏，粘膜炎症，腸管透過性亢進の誘導が抑制されることが示されている[23]．一方，便秘型 IBS 患者に対する抗菌薬の有用性についてはまだ確立されていない．今後も IBS 患者に対する抗菌薬の有効性，安全性に関する研究成果の集積が求められる．

4. 糞便移植

近年，腸内細菌が関連すると考えられているさまざまな疾患に対して糞便移植（fecal microbiota transplantation：FMT）による治療効果への期待が高まっている．FMT とは，ドナーの糞便（新鮮または凍結）の懸濁液を腸管内に投与する治療法である[24]．1958 年に偽膜性腸炎患者に対する FMT の成功が初めて報告された．そして近年，多くの施設において難治性のクロストリジウム腸炎患者の下痢症状に対する FMT による劇的な改善効果が報告され，本治療法が広く注目されるようになった[24]．一方，活動性あるいは難治性の炎症性腸疾患に対する FMT の成績については，症例数は少ないものの有効性が確認されている報告が多い[24]．FMT によって腸内細菌叢の変化が生じうることから，難治性の IBS 患者に対しても本治療法が期待できるかもしれない．最近，中等

症以上のIBS患者に対する無作為二重盲検臨床試験によるFMTの有効性がLancet姉妹誌に報告された[25]．治療3カ月後の症状改善率はFMT群では65%に対して，プラセボ群では43%であった（p=0.049）．FMTの実施にあたっては，奏効機序の科学的解明に加え，適応基準，長期効果を含む安全性，倫理的配慮，ドナー選択基準，治療プロトコールの確立（移植回数を含む）など十分検討しなければならない問題点がまだ数多く残されている．

おわりに

現在，腸内細菌と脳腸相関を軸とする生体機能の相互関連（脳-腸─腸内細菌軸）について，ストレスによる細菌増殖や病原性獲得のメカニズムならびに腸内細菌による中枢機能の変容を介したストレス感受性の変化を評価できる水準まで解明されている．腸内細菌とその代謝物は，腸管透過性，炎症免疫系，腸管神経系，視床下部-下垂体─副腎系，疼痛制御系，脳機能に対して影響を及ぼしうる[2]．IBS病態に寄与する腸内細菌の役割はまだ完全には理解されていないが，さまざまな腸内細菌叢の変化がIBS患者で認められている．さらには，動物モデルにおいて腸内細菌叢の操作によって情動行動，消化管運動ならびに内臓知覚の変化をもたらすことが明らかにされている．実際に，食事療法，抗菌薬あるいはプロバイオティクスの投与によってIBS症状の改善を認めたこれまでの治療成績を考え合わせると，腸内細菌はIBSの主要な病態に重要な役割を果たしていると考えられる．

このようにいくつかの腸内細菌はIBSの発症や病態生理に密接に関わっており，多くの科学的知見が集積されてきつつある．腸内細菌は生後早期からの環境，摂取した飲食物，薬物などの影響を受け，ストレスによっても変容を遂げるため，人種あるいは社会環境によって腸内細菌叢の構成が異なっている．これらを考慮しながら，IBS病態に関連する特異的な細菌を同定するために，今後も多方面からのさらなる研究の進歩によってより効果的なIBS治療法の確立が期待される．

【文献】
1) Turnbaugh PJ, Ley RE, Mahowald MA, et al. An obesity-associated gut microbiome with increased capacity for energy harvest. Nature. 2006; 444: 1027-31.
2) Collins SM, Bercik P. The relationship between intestinal microbiota and the central nervous system in normal gastrointestinal function and dis-

ease. Gastroenterology. 2009; 136: 2003-14.
3) Enck P, Aziz Q, Barbara G, et al. Irritable bowel syndrome. Nat Rev Dis Primers. 2016; 2: 16014.
4) Spiller RC, Garsed K. Postinfectious irritable bowel syndrome. Gastroenterology. 2009; 136: 1979-88.
5) Simrén M, Barbara G, Flint HJ, et al. Intestinal microbiota in functional bowel disorders: a Rome foundation report. Gut. 2013; 62: 159-76.
6) Jeffery IB, O'Toole PW, Öhman L, et al. An irritable bowel syndrome subtype defined by species-specific alterations in faecal microbiota. Gut. 2011; 61: 997-1006.
7) Tap J, Derrien M, Törnblom H, et al. Identification of an intestinal microbiota signature associated with severity of irritable bowel syndrome. Gastroenterology. 2017; 152: 111-23.
8) Malinen E, Krogius-Kurikka L, Lyra A, et al. Association of symptoms with gastrointestinal microbiota in irritable bowel syndrome. World J Gastroenterol. 2010; 16: 4532-40.
9) Jalanka-Tuovinen J, Salojärvi J, Salonen A, et al. Faecal microbiota composition and host-microbe cross-talk following gastroenteritis and in postinfectious irritable bowel syndrome. Gut. 2013; 63: 1737-45.
10) Tana C, Umesaki Y, Imaoka A, et al. Altered profiles of intestinal microbiota and organic acids may be the origin of symptoms in irritable bowel syndrome. Neurogastroenterol Motil. 2010; 22: 512-9.
11) Tooth D, Garsed K, Singh G, et al. Characterisation of faecal protease activity in irritable bowel syndrome with diarrhoea: origin and effect of gut transit. Gut. 2014; 63: 753-60.
12) Gecse K, Róka R, Ferrier L, et al. Increased faecal serine protease activity in diarrhoeic IBS patients: a colonic lumenal factor impairing colonic permeability and sensitivity. Gut. 2008; 57: 591-9.
13) Carroll IM, Ringel-Kulka T, Ferrier L, et al. Fecal protease activity is associated with compositional alterations in the intestinal microbiota. PLoS One. 2013; 8: e78017.
14) Schroeder FA, Lin CL, Crusio WE, et al. Antidepressant-like effects of the histone deacetylase inhibitor, sodium butyrate, in the mouse. Biol Psychiatry. 2007; 62: 55-64.
15) Clarke MB, Hughes DT, Zhu C, et al. The QseC sensor kinase: a bacterial adrenergic receptor. Proc Natl Acad Sci USA. 2006; 103: 10420-5.
16) Sudo N, Chida Y, Aiba Y, et al. Postnatal microbial colonization programs the hypothalamic-pituitary-adrenal system for stress response in mice. J Physiol. 2004; 558: 263-75.
17) Staudacher H, Lomer MCE, Anderson J, et al. Fermentable carbohydrate restriction reduces luminal bifidobacteria and gastrointestinal symptoms in patients with irritable bowel syndrome. J Nutr. 2012; 142: 1510-8.
18) Halmos EP, Christophersen CT, Bird AR, et al. Diets that differ in their

FODMAP content alter the colonic luminal microenvironment. Gut. 2015; 64: 93-100.
19) Ford AC, Quigley EM, Lacy BE, et al. Efficacy of prebiotics, probiotics, and synbiotics in irritable bowel syndrome and chronic idiopathic constipation: systematic review and meta-analysis. Am J Gastroenterol. 2014; 109: 1547-61.
20) Pinto-Sanchez MI, Hall GB, Ghajar K, et al. Probiotic Bifidobacterium longum NCC3001 reduces depression scores and alters brain activity: A pilot study in patients with irritable bowel syndrome. Gastroenterology. 2017; 153: 448-59.
21) 日本消化器病学会, 編. 機能性消化管疾患診療ガイドライン2014―過敏性腸症候群（IBS）. 東京: 南江堂; 2014.
22) Pimentel M, Lembo A, Chey WD, et al. Rifaximin therapy for patients with irritable bowel syndrome without constipation. N Engl J Med. 2011; 364: 22-32.
23) Xu D, Gao J, Gillilland M 3rd, et al. Refaximin alters intestinal bacteria and prevents stress-induced gut inflammation and visceral hyperalgesia in rats. Gastroenterology. 2014; 146: 484-96.
24) Rossen NG, MacDonald JK, de Vries EM, et al. Fecal microbiota transplantation as novel therapy in gastroenterology: A systematic review. World J Gastroenterol. 2015; 21: 5359-71.
25) Johnsen PH, Hilpüsch F, Cavanagh JP, et al. Faecal microbiota transplantation versus placebo for moderate-to-severe irritable bowel syndrome: a double-blind, randomised, placebo-controlled, parallel-group, single-centre trial. Lancet Gastroenterol Hepatol. 2018; 3: 17-24.

〈金澤 素　福土 審〉

1. 消化器症状の背後にあるもの

7 ▶ 神経内科と中枢の自律神経系
―パーキンソン病の膀胱を中心に

　本稿では，生体の内部環境の恒常性（ホメオスタシス）の維持に重要な役割を果たしている自律神経系について述べる．この基本的な機能調節を担う神経系のトラブルは，実臨床において頻度が高く，患者のADLを阻害し，時に重篤な合併症をきたす重要な疾患につながることもある．そのため，積極的に見出して治療することが必要である．本稿では，多くの障害の中からパーキンソン病患者の排泄障害を中心に述べる．

自律神経系

　自律神経系は呼吸，循環，消化，代謝，分泌，体温維持，排泄（排尿・排便），生殖など，生体にとって最も基本的な機能調節を担う神経系である．随意的に運動機能の調節を行う体性神経系とは異なり，自律神経系は随意的な制御を受けず，意識的，随意的な制御を受けずに機能しており，平滑筋，心筋，腺（内分泌，外分泌腺）などを支配している．

　図1 に自律神経系の各臓器への神経支配について示した．脳幹から副交感神経が出て，胸髄から腰髄にかけては交感神経が出て，仙髄から出るのは副交感神経である．つまり，自律神経系の交感神経と副交感神経は，異なる部位から出ており，さまざまな臓器として心臓，肺，気管，肝臓，胃，膵臓，腎臓，大腸，膀胱，生殖器などを支配している．また，自律神経系は末梢の効果器に達するまでに神経節があり，ニューロンを一度変える．このニューロンは交感神経の場合には脊髄に近く，副交感神経では効果器の傍にある．したがって，脳幹や脊髄に節前ニューロンがあり，節後ニューロンは神経節にあるが，節後ニューロンは交感神経で長く，副交感神経は短くなる．一方，体性神経系は中枢，脳幹から脊髄すべての分野において出ており，途中でニューロンを変えることはない．また，各神経終末における神経伝達物質は，交感神経の場合にはアセチルコリン，末梢の効果器ではノルアドレナリンであり，副交感神経では神経節でも効果器でもアセチルコリンである．体性神経では，神経筋接合部でアセチルコリンが神経伝達物質である．

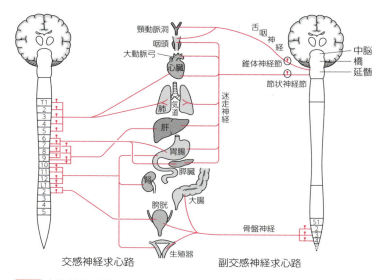

図1 自律神経支配図 ▶
左が交感神経，右が副交感神経，支配される臓器が真中に記載されている

　この自律神経系の中枢は，大脳辺縁系，視床下部，脳幹網様体などにある．大脳辺縁系は感覚系の情報の中継点である視床を通じて集められた運動や内臓などの感覚を統合し，情動の発現に関係する．視床下部は摂食や飲水の調節，体温の調節などを行っているほか，内分泌系の中枢として甲状腺・副腎などの各種ホルモン分泌のコントロールも行っている．また，脳幹網様体も扁桃体からさまざまな指令を受け，心拍数や血圧の調整，内分泌系の刺激を行い，ホルモン分泌調整を行っている．以上のシステムのどの部位の障害によっても，さまざまな症状が出現することになる．障害となる原因疾患としては，中枢神経疾患と末梢神経疾患に分けられる．中枢神経疾患としては，オリーブ橋小脳萎縮症・線条体黒質変性症・Shy-Drager 症候群を含む多系統萎縮症，パーキンソン病，脳血管障害後遺症などがあげられる．末梢神経疾患としては糖尿病性ニューロパチー，家族性アミロイドニューロパチー，Guillain-Barré 症候群，急性自律神経ニューロパチーなどがあげられる．

パーキンソン病とドパミン作動性神経系

　パーキンソン病は，神経伝達物質の一つであるドパミンが減少することによって起こる，振戦，動作緩慢，筋肉固縮，姿勢反射障害といった4大徴候を

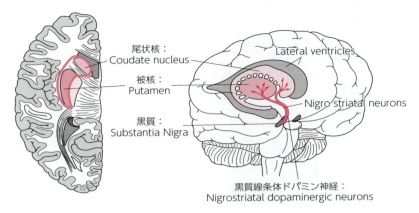

図2 黒質線条体ドパミン神経系 ▶

（日本排尿機能学会，編．パーキンソン病における下部尿路機能障害診療ガイドライン．東京：中外医学社；2017）

主症状とする代表的な神経変性疾患である．パーキンソン病では，黒質のドパミン神経の減少に加え 図2 ，他の中枢神経や自律神経もダメージを受けるため，精神症状や自律神経の障害が引き起こされる．

　近年の画像診断技術の進歩は著しく，パーキンソン病をはじめとする中枢神経疾患においてもその診断に寄与している．CTやMRIなどの形態画像診断に加えて，機能や代謝を画像化するSPECT（単一光子放射断層撮影）やPET（陽電子放射断層撮影）などの核医学診断も進んでいる．本邦では，線条体ドパミン神経終末に存在するドパミントランスポーター（dopamine transporter：DAT）を可視化するDAT-SPECTトレーサーが2014年1月より「パーキンソン症候群，レビー小体型認知症の診断」を目的として，日常臨床で使用可能となった．DATの密度や機能異常が，パーキンソン病や統合失調症などにおいて報告されているため，これらの神経変性疾患や精神疾患の病態への密接な関与が推測されている．DATイメージングは，黒質線条体ドパミン経路の終末に存在する線条体のドパミン神経系の前シナプス機能を評価することが可能であり 図3 ，ドパミン神経伝達系の解析，神経変性疾患の原因解明や診断，薬物による治療効果などに有用な情報を与えるものと期待されている．

パーキンソン病の下部尿路機能

　パーキンソン病患者は運動障害に加えてさまざまな非運動症状を呈す

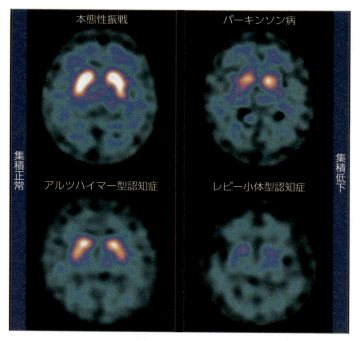

図3 黒質線条体ドパミン神経終末の可視化（DAT SPECT）▶
〔日本メジフィジックス株式会社 DAT（dopamine transporter scan）SPECT の製品パンフレットより〕
左上：本態性振戦，左下：アルツハイマー病．これら 2 疾患では黒質ドパミン神経が投射線維を送る終末（線条体）でのドパミントランスポーター画像〔DAT（dopamine transporter scan）SPECT〕は正常である．
右上：パーキンソン病，右下：レビー小体型認知症．これら 2 疾患では黒質ドパミン神経が投射線維を送る終末（線条体で）のドパミントランスポーター画像〔DAT（dopamine transporter scan）SPECT〕が低下している．
これはこれら 2 疾患での黒質ドパミン神経の変性を表すものである．

る[1] 表1．

　非運動症状のなかでも，自律神経障害は，生活の質（quality of life：QOL）低下に大きく影響し，特に下部尿路機能障害・消化管障害は病初期から認められることがわかってきている[2,3]．パーキンソン病における下部尿路機能は過活動膀胱を中心とした高度の蓄尿障害が主体であるが[2]，パーキンソン病における下部尿路機能障害の診断・治療を考えるうえで，その発症メカニズムを明らかにすることは重要である．下部尿路を支配する神経機能について概説した

表1 パーキンソン病に発現する自律神経障害

障害部位	症状
心血管系	起立性低血圧 食事性低血圧
下部尿路	過活動膀胱（頻尿，尿意切迫感，切迫性尿失禁）
消化管	便秘 流涎 嚥下障害
生殖器	ED（勃起不全）
その他	発汗発作（発汗過多） 発汗低下 脂漏

後に，近年の画像診断の進化によって機能的脳画像が明らかにした脳幹より上位の脳内のメカニズムを説明する．

排尿のメカニズム

　自律神経における下部尿路機能の特徴として，体性神経が大きくかかわっていることがあげられる．すなわち，排尿は随意的に開始および抑制することが可能である．さらに下部尿路機能の特徴として，中枢の関与が大きいことがあげられる．すなわち，神経因性膀胱は，延髄病変のみでなく，さらに上位の大脳・基底核の病変でもみられる．先に述べたように，自律神経系は交感神経（ノルアドレナリン作動性神経）と副交感神経（コリン作動性神経）から成り立っている．排尿における自律神経については 図4 ，蓄尿期に膀胱は弛緩し（下腹神経支配），外尿道括約筋（体性神経，仙髄S2-3由来の陰部神経支配）と内尿道括約筋（胸腰髄T12-L2由来の下腹神経支配）は収縮している．排尿期に，膀胱は収縮し（仙髄S2-3由来の骨盤神経支配），外尿道括約筋と内尿道括約筋は弛緩する．蓄尿・排尿は末梢と中枢の自律神経により調節されている．このうち排尿は，脊髄-脳幹-脊髄反射という排尿反射により行われている．すなわち，排尿時の下部尿路からの求心性入力は，仙髄後角を経て，脊髄後索・側索を上行し，中脳水道灰白質（PAG）に至る．その入力は，中脳水道灰白質から下行性に青斑核近傍の橋排尿中枢（PMC，Barrington核）に至る．橋排尿中枢からの投射線維は，グルタミン酸作動性神経とされ，脊髄側索を主に下行し，仙髄中間質外側核の膀胱を支配する節前ニューロンに至る．

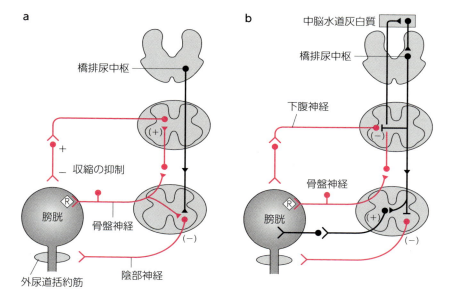

図4 排尿反射（脊髄-脳幹-脊髄反射）

a：蓄尿反射
蓄尿時は膀胱からの知覚神経入力が胸腰髄交感神経を刺激し，膀胱平滑筋の弛緩，尿道平滑筋の収縮を引き起こすことで蓄尿を維持する．体性神経（陰部神経）も刺激され外尿道括約筋が収縮する．また橋の蓄尿中枢の働きによりOnuf核が興奮し外尿道括約筋の収縮を助ける．

b：尿排出反射
排尿時には膀胱からの知覚神経入力が仙髄を介してPAGまで上行する．PAGからPMCに情報が伝わり，PMCからの下行路が仙髄副交感神経を刺激し膀胱が収縮し，また抑性介在ニューロンを介してOnuf核を抑制することで外尿道括約筋を弛緩させることで排出が生じる．

(Fowler CJ, et al. Nat Rev Neurosci. 2008; 9: 453-66 より)

機能的脳画像

　機能的脳画像は脳のSPECT，PET，fMRI（機能的磁気共鳴画像法），fNIRS（機能的近赤外線分光法）などのモダリティーを用いて，運動，感覚，高次機能，自律神経負荷に対応する中枢神経部位や機序を明らかにするものである．これらのモダリティーは基本的には脳内の血流変化をモニターすることで，特定の部位の活動の変化をさまざまなタスクをかけることで確認する方法である．1996年にFukuyamaら[4]が，健常男性ボランティアによる検討から橋排尿中枢などの排尿に関する部位を報告して以来，ヒトにおける排尿・蓄尿中枢

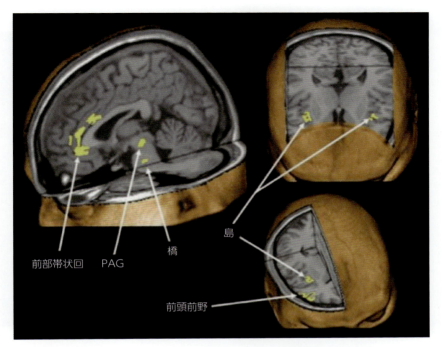

図5 機能的脳画像により推定された健常者における蓄尿時の賦活部位 ▶
PAG：中脳水道灰白質
(Kavia RB, et al. Functional imaging and the central control of the bladder.
J Comp Neurol. 2005；493：27-32 より改変)

が動物実験の結果と一致することが数多く報告されている．これまでに行われてきた健常ボランティアを対象にした蓄尿時の機能的脳画像によって，前頭前野・帯状回・補足運動野・島・基底核・小脳などが賦活化されることが確認されている 図5 [5,6]．これらの部位が蓄尿の中枢性制御に関与していることはコンセンサスが得られており，これらの障害が過活動膀胱などの異常蓄尿症状の原因となりうると考えられる．近年では脳内の排尿に関する部位における基本的なワーキングモデルが提唱されている 図6 [7]．すなわち蓄尿時には，膀胱からの情報ははじめに中脳水道灰白質に至り，視床や視床下部を経由しながら，前部帯状回，島，前頭前野に至る．蓄尿中は抑制性の刺激が持続的に加わることで橋排尿中枢が抑制されている．排尿を決定した時に，この抑制性のシグナルが抑えられることで，結果的に中脳水道灰白質が橋排尿中枢を活動させて，下行性シグナルが脊髄を下行して排尿反射が引き起こされると考えられてい

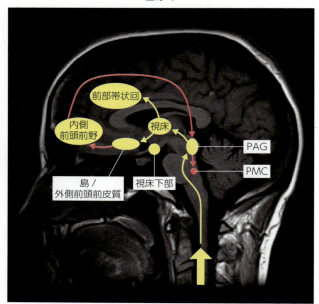
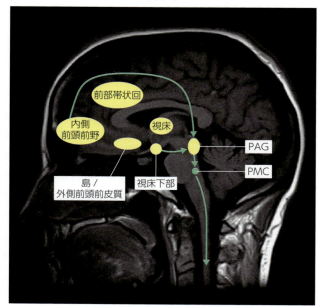

図6 蓄尿中および排尿中における基本的なワーキングモデル ▶
PAG: 中脳水道灰白質, PMC: 橋排尿中枢
(Fowler CJ, et al. Neurourol Urodyn. 2010; 29: 49[7]より改変)

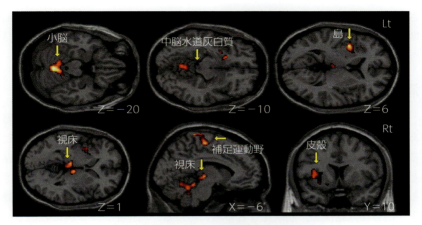

図7 パーキンソン病患者の利尿筋過活動発現時の脳賦活部位 ▶
(Kitta T, et al J Urol. 2006; 175: 994[9]より改変)

る．排尿が終了すると再び膀胱から入力が中脳水道灰白質へ入力されることとなる．また，大脳基底核も高位排尿中枢として働いていると考えられている．パーキンソン病は黒質-線条体ドパミンニューロンの変性で生じるため，黒質や線条体が排尿反射に関係していることが考えられる[8]．さらに進行期パーキンソン病患者に行われる視床下核脳深部刺激療法（subthalamic nucleus deep brain stimulation：STN-DBS）が，運動障害だけでなく下部尿路機能障害にも有効であるとする報告があることから，視床下核も排尿反射に関係していると考えられる．しかしながら，パーキンソン病患者における排尿機能を検討した機能的脳画像はまだ少ない．以前我々のグループは，過活動膀胱症状のあるパーキンソン病患者における最大蓄尿時の脳賦活部位の検討を行ったが[9]，図7 に示すように健常男性と共通する部位と相違する部位が認められた．島，視床，皮殻，中脳水道灰白質，小脳についての賦活は共通だが，パーキンソン病患者では橋および前部帯状回の賦活化が認められず，また健常男性では賦活化がみられなかった補足運動野に賦活化が認められる．前部帯状回は橋排尿中枢に対して抑制性に働いているという報告が多い[7]．過活動膀胱患者において，前部帯状回は排尿筋過活動が発現してしまうと賦活がむしろ低下するという報告もあり[10]，本検討の結果と一致するものである．橋（PMC）の賦活が確認されない点については，排尿筋過活動が発現しているときは強力な抑制機構が働いているために，PMCの賦活が確認されないとする報告もある[10]．

さらに，補足運動野については，尿禁制を保つために尿道や骨盤底筋の収縮に関与しているとする報告がある．しかし，未だ議論の余地のあるところであり，今後の検討が必要である．

消化器症状（排便症状）

便秘とは，排便の頻度が週 2 回以下であり，便が硬く，排便困難や残便感がある状態とされている．実際には放置され，自己流の対処をされていることが多い．しかし，便秘患者では労働生産性が障害されたり，肛門疾患や結腸癌などのさまざまなリスクが増加することが知られており適切な介入が必要である．詳細は別項に譲るが，便秘の原因には，消化管機能・器質的疾患，神経疾患，内分泌代謝疾患，筋疾患など多岐にわたる．パーキンソン病においても，消化管運動障害は発症前，発症初期から出現することが多く[2,3]，多彩な症状を呈するが，最も多いのは便秘である 表1 ．実臨床において自律神経障害として便秘を診察する際には，パーキンソン病をはじめとする神経疾患を考慮することは重要である．さらに，パーキンソン病治療薬の中には，抗コリン作用をもつものがあり，便秘症状を増悪させることもあるため，その治療は注意を要する．

おわりに

自律神経障害は患者から訴えることが少ないため，こちらから聞き出して積極的に治療することが望ましい．そのためにも，症状の背景にあるさまざまな疾患を鑑別診断に入れることが診断・治療への第一歩であるといえる．

【文献】
1) Chaudhuri KR, Schapira AH. Non-motor symptoms of Parkinson's disease: dopaminergic pathophysiology and treatment. Lancet Neurol. 2009; 8: 464-74.
2) Sakakibara R, Uchiyama T, Yamanishi T, et al. Bladder and bowel dysfunction in Parkinson's disease. J Neural Transm. 2008; 115: 443-60.
3) Uchiyama T, Sakakibara R, Yamamoto T, et al. Urinary dysfunction in early and untreated Parkinson's disease. J Neurol Neurosurg Psychiatry. 2011; 82: 1382-6.
4) Fukuyama H, Matsuzaki S, Ouchi Y, et al. Neural control of micturition in man examined with single photon emission computed tomography using 99mTc-HMPAO. Neuroreport. 1996; 7: 3009-12.
5) Matsuura S, Kakizaki H, Mitsui T, et al. Human brain region response to

distention or cold stimulation of the bladder: a positron emission tomography study. J Urol. 2002; 168: 2035-9.
6) DasGupta R, Kavia RB, Fowler CJ. Cerebral mechanisms and voiding function. BJU Int. 2007; 99: 731-4.
7) Fowler CJ, Griffiths DJ. A decade of functional brain imaging applied to bladder control. Neurourol Urodyn. 2010; 29: 49-55.
8) Sakakibara R, Tateno F, Kishi M, et al. Pathophysiology of bladder dysfunction in Parkinson's disease. Neurobiol Dis. 2012; 46: 565-71.
9) Kitta T, Kakizaki H, Furuno T, et al. Brain activation during detrusor overactivity in patients with Parkinson's disease: a positron emission tomography study. J Urol. 2006; 175: 994-8.
10) Griffiths D, Tadic SD, Schaefer W, et al. Cerebral control of the bladder in normal and urge-incontinent women. Neuroimage. 2007; 37: 1-7.

〈橘田岳也　菅野由岐子　篠原信雄〉

1. 消化器症状の背後にあるもの

8 ▶ ストレスと中枢の情動系
―神経症・うつ病の消化管を中心に

　精神疾患と機能性消化管障害はともにストレスがその発症や経過に影響するストレス関連疾患であり，高率に合併する．機能性消化管障害の代表疾患である過敏性腸症候群（IBS）には，パニック障害，全般性不安障害，心的外傷後ストレス障害（PTSD），抑うつ障害，双極性障害，統合失調症，アルコール依存症の合併が報告されている[1-3]．12年間の追跡調査では元々機能性消化管障害の症状を有した患者は12年後には不安，うつレベルが強く，逆に不安，うつレベルの高い個体は12年後に高率に機能性消化管障害を有した[3]．精神疾患と消化管障害はどちらもそれぞれの発症因子であり，脳から腸へ，腸から脳への双方向性の影響が示唆される．

　脳から腸への経路は，自律神経系，視床下部-下垂体-副腎皮質軸（HPA軸）が重要である．不安やうつは交感神経を活性化し，副交感神経活動を抑制し，第3の自律神経とよばれる腸神経系を介して腸管機能に影響する[4]．またHPA軸，および副腎皮質刺激ホルモン放出ホルモン（CRH）を亢進させる．これらは，炎症性サイトカインを刺激し腸内環境を変化させる[5]．CRHは消化管に直接作用し腸管運動，分泌，腸管透過性を変化させる[5-8]．自律神経系，HPA軸・CRH分泌の変化は腸内細菌叢，腸管分泌，透過性を変化させ，バクテリアルトランスロケーションを起こし，腫瘍壊死因子アルファ（TNF-α）レベルを増加させ，腸管局所のセロトニン（5-HT）を増加させる[2]．それらは，局所での痛覚過敏，炎症性変化，腸管運動の変化，腸管分泌を変化させ，また腸内細菌叢の変化をもたらす[2]．腸から脳への経路は脳内で内臓感覚を形成する．腸内細菌叢バランスの乱れ（Dysbiosis）を含む腸内環境，慢性的な痛覚シグナル増強は，代謝物，サイトカインの内分泌系および，迷走神経や脊髄求心路の神経系を通して脳に伝達され，脳での内臓感覚関連領域やストレス反応制御領域に，一過性の機能的，あるいは長期の神経可塑性の変化をもたらし，中枢性感作，不安やうつなどの心理行動変化を引き起こす[9,10]．

　脳内での自律神経，HPA軸の調整は脳幹，視床下部と辺縁系からのそれらへの制御により行われる[11]．脳幹は主要な内臓感覚の入力をうけ，同時に疑核，

迷走神経背側核，孤束核を介して迷走神経トーンを変化させて自律神経反応を調整する．またさらに高次の自律神経調整領域へ情報を伝達する[11]．脳幹からは視床下部室傍核（PVN）のCHR分泌細胞である小胞性神経内分泌細胞へ強い投射があり，HPA軸を賦活する[11]．PVNの小胞性神経内分泌細胞は縫線核からのセロトニン神経支配も受ける．PVNからはまた脳幹，脊髄，迷走神経背側核，孤束核への投射があり，自律神経系のアウトプットに影響を与える．PVNはγ-アミノ酪酸（GABA）による抑制の制御もうける[11]．扁桃体，海馬，内側前野などの辺縁系からのトップダウン制御系は自律神経系やHPA軸への直接的な支配はもたず，扁桃体中心核などの興奮性の制御は海馬，内側前頭前野からの抑制性とともに，分界条床核（BNST）やPVNのGABAニューロンを介して制御する[8,11]．CRHはまた，HPA軸とは独立してストレス反応に関与する．扁桃体中心核やBNSTに多数発現し，さらにPVNの小胞性神経内分泌細胞からは大腸に至る投射があり，バリントン核のCRH細胞からは青斑核と仙髄への投射があり，ストレスによる消化管運動の修飾に関与している[6]．

不安障害

機能性消化管障害が合併しやすい，パニック障害，社会不安性障害，全般性不安障害，PTSD（post traumatic stress disorder）の中枢機能変化について述べる．

パニック障害では，扁桃体，海馬，海馬傍回，脳幹の構造変化，恐怖やパニック状況を誘発する課題での扁桃体，海馬，島皮質の賦活，扁桃体と前帯状回や前頭前野との機能的結合の低下が報告されており，扁桃体を中心とする恐怖関連領域への前頭前野，前帯状回からの制御の低下が示唆されている．神経伝達物質では，ベンゾジアゼピン結合能とGABA濃度の減少[12]，眼窩皮質でのセロトニン1A受容体（5-HT$_{1A}$）結合の低下とセロトニン再取り込み阻害薬（SSRI）使用後の改善が報告されている[12]．

全般性不安障害では，扁桃体，背内側前頭前野での灰白質量の増加と海馬での低下が報告されている[12]．機能画像では，前頭前野と前帯状回の機能低下が示されており，情動反応のトップダウン制御不全が示唆されている[12]．神経伝達物質ではドーパミン結合が低く，セロトニン結合能は変化なく，前頭皮質のGABA$_A$の減少が報告されている[12]．治療前後の検討では，前頭前野と扁桃体の活動治療効果を反映すると示唆するものもある[12]．

社会不安障害では，島皮質，前帯状回の構造的変化，および扁桃体，海馬の

容量の減少が，機能画像では，辺縁系，特に扁桃体，海馬，島皮質の機能変化が報告されている[12]．扁桃体，縫線核領域，尾状核，線条体，海馬，帯状回でのセロトニン合成の増加，および3つの検討でドーパミン結合能の減少，1つの検討で増加が報告されている[12]．認知行動療法による治療前後での検討では，症状の改善度ドーパミン D_2 受容体結合能が負の相関を示し，辺縁系でのドーパミン神経の役割を示唆している[13]．扁桃体，内側前頭前野での $5-HT_{1A}$ 結合能の低下，5-HTトランスポーター（5-HTT）の視床での増加，が報告されている[14]．ある検討では，社会不安障害でのベースラインでのコルチゾールレベルが低下しており，コルチゾールレベルは扁桃体，海馬，脳梁膨大後部皮質の $5-HT_{1A}$ 結合能と負の相関をしており，セロトニン系のHPA軸への調節機構の不全を示唆している[15]．またSSRI治療後にドーパミン結合の増加が報告されており，セロトニン系のドーパミン機能調整によると示唆される[16]．オキシトシンは不安やストレスを緩和するとされるが，オキシトシンの投与により，社会不安障害での恐怖表情への扁桃体の過活動が緩和される[17]，扁桃体と前帯状回・内側前頭前野の結合が増強されると報告されている[18,19]．

PTSDでは，メタ解析で海馬容量の低下に加え，左前帯状回，左島皮質，右海馬傍回，内側前頭前野，側頭回などでの構造変化が報告されている[20]．機能画像では，社会不安障害や恐怖症でみられる扁桃体や島皮質の活動増加に対し，PTSDではむしろ吻側前帯状回や腹内側前頭前野での活動低下がメタ解析で報告されている[21]．5-HTTは扁桃体での低下[22]，$5-HT_{1A}$ 結合能は変化ないもの[23]，と脳幹，前頭部で増加しているとの報告がある[24]．$5-HT_{1B}$ 結合能は減少し[25]，ベンゾジアゼピン結合は内側前頭前野で低下している[26]．

抑うつ障害

脳構造画像では，前帯状回膝前部，後眼窩皮質，前障，海馬での灰白質や皮質厚などの変化が報告され，死後脳での検討で相当する前帯状回膝前部，背外側前頭前野，扁桃体でのグリア細胞の減少が報告されている[27]．扁桃体におけるグルコース代謝の異常がコルチゾールの過剰分泌とともに報告されている[27]．機能画像では，悲しみを誘発する課題に対して扁桃体での過剰反応が報告され，陰性情動に偏向した反応が示唆される[27]．前帯状回膝前部，および腹内測前頭前野の代謝と抑うつ症状の正相関がみられる[27]．また前帯状回膝前部の活動亢進が認められる患者では抗うつ薬の治療反応性がよい．グルコース代謝の増加と構造的な容量の低下は同時に認められることが多く前帯状回膝前部

では灰白質容量の低下が認められる[27]．逆転学習課題では，うつ病患者では背内側前頭前野での活動低下が認められ，前頭前野から扁桃体へのトップダウン制御の不全が推測される[27]．報酬課題に対する腹側線条体の活動は低下している[27]．またコルチゾールレベルの増加と扁桃体での活動亢進，吻側前帯状回での灰白質容量の低下が相関することが報告されており，前頭前野からの抑制的制御の不全がやはり示唆される[27]．

MRスペクトロスコピーでの代謝物の測定では興奮性の神経伝達物質であるグルタミン酸，および抑制性のGABAはともに，前帯状回，扁桃体，海馬，前頭前野で低下していると報告されている[28]．ポジトロンエミッショントモグラフィーでは$5-HT_{1A}$結合能がもっとも多く検討されており，うつ病での減少が報告されている[28]．他の神経伝達物質では，おおむね結合能の減少が，$5-HT_2$結合能，ドーパミン合成能，ドーパミンD_1結合能，ヒスタミンH_1結合能[29]，ホスホジエステラーゼ4で認められている[28]．ドーパミンD_2結合能は上昇と減少の報告があり，モノアミン酸化酵素（MAO-A）は増加の報告がある．ほとんどの例では治療反応性と神経伝達物質結合能の相関がみられない[28]．また$GABA_A$ベンゾジアゼピン受容体複合体の親和性は辺縁系，海馬傍回で減少し，側頭葉の$GABA_A$結合とHPA軸反応性が負相関を示すことから，抑うつ障害におけるHPA軸の過剰反応は部分的にはGABAの抑制制御が機能していないためと推測されている[30]．

近年では大規模データより前頭前野と辺縁系の機能的結合から治療反応性を予測するトライアルが行われている[31]．

機能性消化管障害

機能性消化管障害の主病態の一つが内臓知覚過敏であるため，大腸，食道，胃などへの消化管刺激による内臓感覚誘発時の脳活動の検討が多くなされてきた[1,10,32-34]．消化管環境を含む内臓感覚（この場合意識されない内臓情報を含む）に関連する脳幹の感覚関連神経核，視床，後島皮質，情動とそれに伴う覚醒レベルの増加に関連する青斑核，扁桃体，前帯状皮質膝下部，高次の内臓感覚調整機構に関連する前頭前野，前島皮質，前帯状回脳梁膝周囲部などでの異常が指摘されている[1,32,33,35,36]．特に，情動-覚醒関連領域，内臓感覚調整領域は中脳水道周囲灰白質への投射があり，これは下行性疼痛制御機構に関連するが，機能性消化管障害ではその機能不全が報告されている[37]．注意が必要なのは，内臓知覚過敏があるため，同一強度の刺激では，機能性消化管障害患者の

多くはより強い痛みを感じるので，多くの内臓感覚関連機能脳画像は主観的には対照群では痛みを感じない程度の感覚に対し，患者群では強い痛みの感覚を反映するものになっている．さらに，機能性消化管患者の内臓知覚レベルの申告は，刺激強度そのものよりも，痛みを訴えやすい心理的傾向に依存するとの報告もあり，痛み感覚そのものが情動的影響を受けやすい[38]．主観的痛みレベルを統制した腸管刺激時の機能画像では，IBS（irritable bowel syndrome）患者が対照群に比較して前島皮質と前頭前野での活動増加を認めたが，不安，抑うつスコアを統制すると両群の脳活動の差は消失したとの報告があり，指摘されている脳活動異常が併存する心理傾向の影響による可能性も指摘されている[39]．

構造画像では前頭前野と頭頂野，情動関連領域の変化が報告されているが，やはり不安，うつ尺度を統制すると多くのこのような違いは消失すると報告されている[40,41]．安静時結合では神経伝達物質では，カンナビノイド1受容体分布の増加[42]と中脳と視床での5-HTTレベルの増加[43]が機能性ディスペプシアで，グルタミン酸を含む代謝物の低下がIBSで[44]報告されている．

おわりに

不安障害，抑うつ障害，いずれにおいても扁桃体を中心とする情動関連領域の過活動と前頭前野からのトップダウン制御不全，$5\text{-}HT_{1A}$結合能の低下，GABA抑制制御の不全があり，それらがHPA軸の調整不全に至る可能性が示唆されている．機能性消化管障害では，内臓感覚処理に伴う関連領域に加え，情動関連領域や前頭前野の調整領域の変化が報告されており，この機構がHPA軸の調整不全に至ることも報告されている[8]．内臓感覚を適切に処理しHPA軸，自律神経を介して身体の恒常性を調整する脳機構は不安やうつなどの情動反応を制御する脳機構と密接な関係があり，その機能の脆弱性が不安障害，抑うつ障害から機能性消化管障害のメカニズムと考えられる．また機能性消化管障害から不安障害，抑うつ障害が発症するメカニズムとしても腸内細菌を含む内臓感覚シグナル増強とその脳での処理不全が脳内情動処理機構を変容されると想定される．動物実験のインパクトに比し，腸内細菌叢のヒト疾患群での脳への影響の検討はまだ少なく今後の検討が期待される[9,45]．

【文献】
1) Fadgyas-Stanculete M, Buga AM, Popa-Wagner A, et al. The relation-

ship between irritable bowel syndrome and psychiatric disorders: from molecular changes to clinical manifestations. J Mol Psychiatry. 2014; 2: 4.
2) Keightley PC, Koloski NA, Talley NJ. Pathways in gut-brain communication: evidence for distinct gut-to-brain and brain-to-gut syndromes. Aust N Z J Psychiatry. 2015; 49: 207-14.
3) Koloski NA, Jones M, Kalantar J, et al. The brain--gut pathway in functional gastrointestinal disorders is bidirectional: a 12-year prospective population-based study. Gut. 2012; 61: 1284-90.
4) Chang L. The role of stress on physiologic responses and clinical symptoms in irritable bowel syndrome. Gastroenterology. 2011; 140: 761-5.
5) Dinan TG, Quigley EM, Ahmed SM, et al. Hypothalamic-pituitary-gut axis dysregulation in irritable bowel syndrome: plasma cytokines as a potential biomarker? Gastroenterology. 2006; 130: 304-11.
6) Stengel A, Tache Y. Corticotropin-releasing factor signaling and visceral response to stress. Exp Biol Med. 2010; 235: 1168-78.
7) Fukudo S, Nomura T, Hongo M. Impact of corticotropin-releasing hormone on gastrointestinal motility and adrenocorticotropic hormone in normal controls and patients with irritable bowel syndrome. Gut. 1998; 42: 845-9.
8) Kano M, Muratsubaki T, Van Oudenhove L, et al. Altered brain and gut responses to corticotropin-releasing hormone (CRH) in patients with irritable bowel syndrome. Scientific reports. 2017; 7: 12425.
9) Mayer EA, Tillisch K, Gupta A. Gut/brain axis and the microbiota. Clin Invest. 2015; 125: 926-38.
10) Mayer EA, Labus JS, Tillisch K, et al. Towards a systems view of IBS. Nat Rev Gastroenterol Hepatol. 2015; 12: 592-605.
11) Ulrich-Lai YM, Herman JP. Neural regulation of endocrine and autonomic stress responses. Nat Rev Neurosci. 2009; 10: 397-409.
12) Bandelow B, Baldwin D, Abelli M, et al. Biological markers for anxiety disorders, OCD and PTSD—a consensus statement. Part I : Neuroimaging and genetics. World J Biol Psychiatry. 2016; 17: 321-65.
13) Cervenka S, Hedman E, Ikoma Y, et al. Changes in dopamine D2-receptor binding are associated to symptom reduction after psychotherapy in social anxiety disorder. Translational psychiatry. 2012; 2: e120.
14) Lanzenberger RR, Mitterhauser M, Spindelegger C, et al. Reduced serotonin-1A receptor binding in social anxiety disorder. Biological psychiatry. 2007; 61: 1081-9.
15) Lanzenberger R, Wadsak W, Spindelegger C, et al. Cortisol plasma levels in social anxiety disorder patients correlate with serotonin-1A receptor binding in limbic brain regions. Int J Neuropsychopharmacol. 2010; 13: 1129-43.
16) Warwick JM, Carey PD, Cassimjee N, et al. Dopamine transporter binding in social anxiety disorder: the effect of treatment with escitalo-

pram. Metab Brain Dis. 2012; 27: 151-8.
17) Labuschagne I, Phan KL, Wood A, et al. Oxytocin attenuates amygdala reactivity to fear in generalized social anxiety disorder. Neuropsychopharmacology. 2010; 35: 2403-13.
18) Dodhia S, Hosanagar A, Fitzgerald DA, et al. Modulation of resting-state amygdala-frontal functional connectivity by oxytocin in generalized social anxiety disorder. Neuropsychopharmacology. 2014; 39: 2061-9.
19) Gorka SM, Fitzgerald DA, Labuschagne I, et al. Oxytocin modulation of amygdala functional connectivity to fearful faces in generalized social anxiety disorder. Neuropsychopharmacology. 2015; 40: 278-86.
20) Karl A, Schaefer M, Malta LS, et al. A meta-analysis of structural brain abnormalities in PTSD. Neurosci Biobehav Rev. 2006; 30: 1004-31.
21) Etkin A, Wager TD. Functional neuroimaging of anxiety: a meta-analysis of emotional processing in PTSD, social anxiety disorder, and specific phobia. Am J Psychiatry. 2007; 164: 1476-88.
22) Murrough JW, Huang Y, Hu J, et al. Reduced amygdala serotonin transporter binding in posttraumatic stress disorder. Biological psychiatry. 2011; 70: 1033-8.
23) Bonne O, Bain E, Neumeister A, et al. No change in serotonin type 1A receptor binding in patients with posttraumatic stress disorder. Am J Psychiatry. 2005; 162: 383-5.
24) Sullivan GM, Ogden RT, Huang YY, et al. Higher in vivo serotonin-1a binding in posttraumatic stress disorder: a PET study with [11C] WAY-100635. Depress Anxiety. 2013; 30: 197-206.
25) Murrough JW, Neumeister A. The serotonin 1B receptor: a new target for depression therapeutics? Biological Psychiatry. 2011; 69: 714-5.
26) Bremner JD, Innis RB, Southwick SM, et al. Decreased benzodiazepine receptor binding in prefrontal cortex in combat-related posttraumatic stress disorder. Am J Psychiatry. 2000; 157: 1120-6.
27) Price JL, Drevets WC. Neural circuits underlying the pathophysiology of mood disorders. Trends in cognitive sciences. 2012; 16: 61-71.
28) Lee TS, Quek SY, Krishnan KR. Molecular imaging for depressive disorders. AJNR Am J Neuroradiol. 2014; 35: S44-54.
29) Kano M, Fukudo S, Tashiro A, et al. Decreased histamine H1 receptor binding in the brain of depressed patients. Eur J Neurosci. 2004; 20: 803-10.
30) Klumpers UM, Veltman DJ, Drent ML, et al. Reduced parahippocampal and lateral temporal GABAA-[11C] flumazenil binding in major depression: preliminary results. Eur J Nucl Med Mol imaging. 2010; 37: 565-74.
31) Drysdale AT, Grosenick L, Downar J, et al. Resting-state connectivity biomarkers define neurophysiological subtypes of depression. Nature medicine. 2017; 23: 28-38.
32) Van Oudenhove L, Crowell MD, Drossman DA, et al. Biopsychosocial

aspects of functional gastrointestinal disorders. Gastroenterology. 2016.
33) Al Omran Y, Aziz Q. Functional brain imaging in gastroenterology: to new beginnings. Nat Rev Gastroenterol Hepatol. 2014; 11: 565-76.
34) Tillisch K, Mayer EA, Labus JS. Quantitative meta-analysis identifies brain regions activated during rectal distension in irritable bowel syndrome. Gastroenterology. 2011; 140: 91-100.
35) Artigas J, Arts G, Babut M, et al. Towards a renewed research agenda in ecotoxicology. Environmental pollution. 2012; 160: 201-6.
36) Kano M, Muratsubaki T, Morishita J, et al. Influence of uncertain anticipation on brain responses to aversive rectal distension in patients with irritable bowel syndrome. Psychosomatic medicine. 2017; 79: 988-99.
37) Berman SM, Naliboff BD, Suyenobu B, et al. Reduced brainstem inhibition during anticipated pelvic visceral pain correlates with enhanced brain response to the visceral stimulus in women with irritable bowel syndrome. J Neurosci. 2008; 28: 349-59. Epub 2008/01/11.
38) Dorn SD, Palsson OS, Thiwan SI, et al. Increased colonic pain sensitivity in irritable bowel syndrome is the result of an increased tendency to report pain rather than increased neurosensory sensitivity. Gut. 2007; 56: 1202-9.
39) Elsenbruch S, Rosenberger C, Enck P, et al. Affective disturbances modulate the neural processing of visceral pain stimuli in irritable bowel syndrome: an fMRI study. Gut. 2010; 59: 489-95.
40) Seminowicz DA, Labus JS, Bueller JA, et al. Regional gray matter density changes in brains of patients with irritable bowel syndrome. Gastroenterology. 2010; 139: 48-57 e42.
41) Zeng F, Qin W, Yang Y, et al. Regional brain structural abnormality in meal-related functional dyspepsia patients: a voxel-based morphometry study. PloS one. 2013; 8: e68383.
42) Ly HG, Ceccarini J, Weltens N, et al. Increased cerebral cannabinoid-1 receptor availability is a stable feature of functional dyspepsia: a [F] MK-9470 PET study. Psychother Psychosom. 2015; 84: 149-58.
43) Tominaga K, Tsumoto C, Ataka S, et al. Regional brain disorders of serotonin neurotransmission are associated with functional dyspepsia. Life sciences. 2015; 137: 150-7.
44) Niddam DM, Tsai SY, Lu CL, et al. Reduced hippocampal glutamate-glutamine levels in irritable bowel syndrome: preliminary findings using magnetic resonance spectroscopy. American J Gastroenterol. 2011; 106: 1503-11.
45) Eisenstein M. Microbiome: Bacterial broadband. Nature. 2016; 533: S104-6.

〈鹿野理子〉

2. 特徴的な消化器症状群

1 ▶ 食道アカラシアと神経疾患

定義・病態

　食道アカラシア（achalasia：a-chalasia ギリシア語　無弛緩）は日本食道学会による取扱い規約にて「下部食道括約部の弛緩不全と食道体部の蠕動運動の障害を認める原因不明の食道運動機能障害」と定義されている[1]．病理学的には，平滑筋層内のAuerbach神経叢の変性・消失が生じていることが判明しているがその原因は確定していない．下部食道括約筋（lower esophageal sphincter：LES）の弛緩不全による食道下部の機能性狭窄と口側食道の拡張がその病態である．

症状

　嚥下障害（固形物・液体），食物残渣の口腔内逆流，嘔吐が，上記狭窄のため生じる．特に，症状増悪要因として，ストレス，早食い，冷温食がある．本疾患では，食道の蠕動が消失しているため，仰臥位にて逆流傾向は増強し，夜間咳嗽の原因となる．また，食道筋層の過緊張による胸痛を生じることがある．これらの症状は，継続悪化する傾向にあり，重度になると体重減少をきたす．

疫学

　年間発生頻度は10万人に1～2人であり，20～40歳に多い傾向にある．
　原因は不明であるが，パーキンソン病での発症，レヴィー（Lewy）小体との関連例も報告されており，本症の原因は複数存在する可能性がある[2-4]．

診断

　食道X線造影，内視鏡，食道内圧測定が診断の基本となる．病理学的診断には手術時に筋層組織生検を行う．

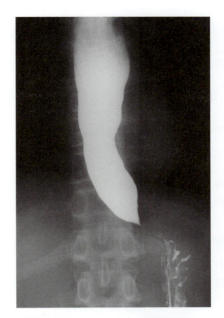

図1 食道アカラシア　食道造影
直線型　Ⅱ度．Bard beak sign，攣縮像，胃泡の消失を認める．

①食道X線造影

　下部食道の平滑な狭窄（bard beak sign）と口側食道の拡張と食道壁の攣縮像，胃泡の消失が特徴であり，食道癌による狭窄との鑑別点となる．また，この所見はブスコパンなどの鎮痙薬の投与により軽減する[5]．拡張形態により以下に分類する．

- 拡張型：直線型（初期），ジグモイド型（進行期）
- 拡張度：Ⅰ度：食道径＜3.5 cm，Ⅱ度：3.5 cm≦　＜6.0 cm，Ⅲ度：6.0 cm≦）

②内視鏡

　食道壁の異常収縮像と拡張および食道下端の狭窄がみられ，これらは鎮痙薬の投与により軽減する．

③食道内圧測定

　下部食道括約部の弛緩不全と食道蠕動波の消失が特徴であり，完全型と不完全型に分類される．

治療

①薬物治療
　カルシウム拮抗薬，亜硝酸薬が軽症例に有効である．これらは，下部食道括約筋を弛緩させる作用を有する．

②内視鏡治療
- バルーン拡張術[6]：有効率は60〜93％であり，再発率は33％以上，40歳以下には有効率が低いとされる[1]．
- ボツリヌス毒素局注：節前性コリン作動性神経からの神経伝達物質の放出を抑制し，下部食道括約筋圧を低下させる[7]．
- 内視鏡下筋層切開術：食道内側から粘膜下で筋層を切開する方法であり，専門施設にて施行されている[8]．

③手術治療
　下部食道筋層切開と噴門形成を併施する腹腔鏡下Heller-Dor法が一般に施行されており，奏効率は90％とされている[9]．

アカラシア類縁疾患

　食道運動機能障害には，他に以下が知られている．
- Diffuse esophageal spasm：通常は正常で，時に異常収縮運動をきたし，嚥下障害，胸痛を呈する．X線食道造影にて，corkscrew esophagus像を示す．
- Nutscracker esophagus：蠕動は正常であるが，下部食道蠕動波の亢進を呈する．

他疾患との合併

　類似の食道運動機能障害を認めることがある疾患として，パーキンソン病，筋萎縮性側索硬化症，筋ジストロフィー，ボツリヌス中毒，破傷風，膠原病などが報告されている[4]．

【文献】

1) 日本食道学会，編．食道アカラシア取扱い規約　第4版．東京：金原出版；2012.
2) Mitani M, Kawamoto K, Funakawa I, et al. A case of esophageal achalasia followed by Parkinson's disease. Rinsho Shinkeigaku. 2005; 45: 607-9.
3) Qualman SJ, Haupt HM, Yang P, et al. Esophageal Lewy bodies associated with ganglion cell loss in achalasia. Similarity to Parkinson's disease. Gastroenterology. 1984; 87: 848-56.
4) Johnston BT, Colcher A, Gideon RM, et al. Repetitive proximal esophageal contractions: a new manometric finding and possible further link between Parkinson's disease and achalasia. Dysphagea. 2001; 16: 186-9.
5) 岡住慎一，高山　亘，岩崎好太郎，他．食道アカラシアの診断：X線診断．胃と腸．2000; 35: 1249-55.
6) Tanaka Y, Iwakiri K, Kawami N, et al. Predictors of a better outcome of pneumatic dilatation in patients with primary achalasia. J Gastroenterol. 2010; 45: 153-8.
7) Mikaeli J, Yaghoobi M, Montazeri G, et al. Efficacy of Botulinum Toxin injection before pneumatic dilatation in patients with idiopathic achalasia. Dis Esophagus. 2004; 17: 213-7.
8) Inoue H, Minami H, Kobayashi Y, et al. Peroral endoscopic myotomy (POEM) for esophageal achalasia. Endoscopy. 2010; 42: 265-71.
9) Zaninotto G, Costantini M, Rizzetto C, et al. Four hundred laparoscopic myotomies for esophageal achalasia. Ann Surg. 2008; 248: 986-93.

〈岡住慎一〉

2. 特徴的な消化器症状群

2 ▶ 胃食道逆流症と神経疾患

　胃食道逆流症（gastroesophageal reflux disease：GERD）は胃食道逆流により引き起こされる食道粘膜傷害と煩わしい症状のいずれかまたは両者を引き起こす疾患である．食道粘膜傷害を有するびらん性 GERD と，症状のみを認める非びらん性 GERD に分類される[1]．またパーキンソン病による神経疾患との関連性についても述べる．

頻度

　びらん性 GERD の有病率は 10％程度とされ，症状から診断される症例を加味すると GERD 患者はさらに多い．本邦において 1990 年代から急速な患者数の増加が認められたが，*H. pylori* 感染率の低下とそれに伴う胃酸分泌能の相対的な亢進，さらに肥満に伴う逆流の増加と睡眠時間の短縮，ストレスの増加などが関与していたと考えられている．最近はびらん性 GERD の有病率の緩徐な増加に留まっている．非びらん性 GERD は本邦の GERD の 60％を占めるが，病的な酸逆流と関連しない逆流過敏症や機能性胸焼けとの鑑別により heterogeneity が指摘され，疾患概念が変化しつつある．

　GERD に影響を与える因子としては，胃酸分泌能，*H. pylori* 感染，過体重・肥満・内臓脂肪，睡眠障害があげられる．中枢性の知覚過敏とともに食道粘膜局所の知覚過敏が引き起こされていることも示唆されている．

　男性においては中年層の内臓肥満を有し腹囲が大きな例に軽症の逆流性食堂炎が出現することが多く，女性では高齢の痩せて腰が曲がった例に重症度の高い逆流性食道炎が発症することが多い[2]．

　神経疾患，特にパーキンソン病に焦点を絞ると GERD は高頻度であると報告され，30％に上る[3]．嚥下障害のみならず食道運動障害もパーキンソン病患者の共通の問題である．嚥下障害，胸やけ，逆流，胸痛，および体重減少を呈したパーキンソン病患者 33 例において，高分解能マノメトリーによる臨床的および機能的評価を行ったところ．胃食道流出障害 16 例（48％），びまん性食道痙攣 18 例（55％），無効な食道蠕動 16 例（48％）で，正常は 2 人の患者（6％）

のみであった[4].

病態

食道内に逆流した胃内容物が食道粘膜上皮を直接刺激すること，あるいはサイトカイン，ケモカイン産生増加による食道粘膜の慢性炎症を誘発することにより，知覚過敏状態が起こる可能性が言われている[1].

酸逆流がびらん性 GERD において重要な因子であるが，その主なメカニズムは一過性下部食道括約筋（lower esophageal sphincter：LES）弛緩にある．健常者と GERD 患者の一過性 LES 弛緩の頻度に違いはないが，一過性 LES 弛緩時の酸逆流の合併率には違いがある．そのほか，逆流液量や胃食道間の圧勾配の違いが考えられる．常時食道裂孔ヘルニアが存在する場合には食道酸排出時間が延長する[5].

神経疾患でみられる場合については，パーキンソン病においては，Leopold ら[6]の報告によると，咽頭食道機能，食道運動異常が高頻度に認められ，輸送遅延，停滞および三次収縮が含まれていた．下部食道括約筋（LES）機能の典型的な収縮差には，LES および胃食道逆流の開放または遅延開放も認められた．

治療

びらん性 GERD と非びらん性 GERD の治療に分けられ，軽症のびらん性 GERD では初期治療として esomeprazole，vonoprazan，高用量 esomeprazole のプロトンポンプ阻害薬（PPI）を第一選択として用いる．長期管理においては PPI によるオンデマンド療法が有効である．

重症びらん性 GERD では従来の PPI 治療では効果不十分になる傾向も示されており，vonoprazan において高い有効性が報告されている．vonoprazan に関しては長期安全性のデータはまだない．

非びらん性 GERD についてはまずは標準量の PPI 投与を行うが，PPI 併用にて GERD 症状の改善に期待できる薬剤として，モサプリドなどの消化管運動改善薬，六君子湯などの漢方薬，機能性ディスペプシアに用いるアコファイドがある．24 時間 pH-インピーダンスモニタリング検査も PPI 抵抗性 GERD において有用で，酸分泌抑制不十分，非酸逆流に対する内臓知覚過敏あるいは機能性胸焼けに分け，それに応じた治療戦略が立てられている[7].

パーキンソン病に関連した胃内容排出遅延についてはドンペリドンを用いる．

【文献】

1) 木下 芳, 石原 俊, 石村 典. GERDの研究と診療における今後の展開. 日本消化器病学会雑誌. 2017; 114: 1765-73.
2) 藤原 靖.【GERD診療の進歩と問題点】GERD疫学 最近の動向. 日本消化器病学会雑誌. 2017; 114: 1781-9.
3) Pfeiffer RF. Gastrointestinal dysfunction in Parkinson's disease. The Lancet Neurology. 2003; 2: 107-16.
4) Su A, Gandhy R, Barlow C, et al. Clinical and manometric characteristics of patients with Parkinson's disease and esophageal symptoms. Diseases of the esophagus: official journal of the International Society for Diseases of the Esophagus. 2017; 30: 1-6.
5) 岩切 勝, 星野 慎, 川見 典.【GERD診療の進歩と問題点】食道裂孔ヘルニアと酸逆流. 日本消化器病学会雑誌. 2017; 114: 1774-80.
6) Leopold NA, Kagel MC. Pharyngo-esophageal dysphagia in Parkinson's disease. Dysphagia. 1997; 12: 11-8; discussion 19-20.
7) 飯島 克.【GERD診療の進歩と問題点】GERDの内科的治療の進歩. 日本消化器病学会雑誌. 2017; 114: 1790-6.

〈山田哲弘　鈴木康夫〉

2. 特徴的な消化器症状群

3 ▶ 胃潰瘍(クッシング潰瘍)と急性ストレス
　　―脳外科・神経内科から

疫学と症候

　1932年Cushing[1])が脳腫瘍術後に生じた食道・胃・十二指腸潰瘍を報告して以来,中枢神経障害に合併する消化管病変をクッシング潰瘍と称するようになった.クッシング潰瘍は,脳外科医,神経内科医の間で広く知られているが,その頻度は,以前の報告では脳血管障害患者で14.6〜76.1％,頭部外傷患者で14.9〜71.6％,脳腫瘍患者で54％と報告されている.頻度に大きな相違があるのは,原疾患の重症度,内視鏡検査の頻度,時期,上部消化管病変の診断基準などが異なるからと思われる[1]).近年,proton pump inhibitorやH$_2$受容体拮抗薬などの予防投与により,クッシング潰瘍の発生率は低下している.しかし,重篤な経過をたどる例がなお報告されており[3]),注意すべき疾患である.

　クッシング潰瘍は急性胃十二指腸粘膜病変に分類され,このうち粘膜障害(出血性胃炎,胃びらんなど)は脳病変の1週間以内に発生.潰瘍は1〜3週間に発生することが多い.

　病変部位は,胃の出血性病変が圧倒的に多く,食道,十二指腸の単独病変はきわめてまれである.出血性びらんについては,胃体部に好発する報告と,胃粘膜全般にわたり多数存在する報告とがある.急性胃潰瘍については,多くが多発性で,やはり胃体部に好発する.その成因として,胃粘膜血流の減少は胃体部で著明であり,好気性エネルギー代謝に強く依存する胃底腺粘膜が障害を受けやすいと推測されている.

　クッシング潰瘍を呈する患者は意識障害患者が多く,したがって症状を訴えることが困難であり,自覚症状は不明である.多くは吐・下血で発症し,内視鏡検査を行い診断される.時には頻脈,血圧低下などが検査・診断のきっかけとなったり,貧血,BUN上昇などで消化管出血を疑うこともある.

消化管検査・病態生理・病理

　クッシング潰瘍の発生機序は,急性ストレス潰瘍と考えられている.従来の

学説では，急性期脳病変で迷走神経機能亢進が生じ，粘膜の血流循環障害と酸分泌亢進の結果，潰瘍が生じる．さらにストレスにより交感神経刺激とアドレナリン遊離が生じ，血流の減少と静脈血のうっ滞，毛細血管透過性亢進をきたすとされた．

　一方，クモ膜下出血，脳内出血，脳梗塞，外傷性脳損傷では，視床下部に病変が及ぶことが少なくない．実験的脳損傷では，分泌されたCRFがACTHを介して，cortisolを分泌させることが推定された．逆に，下垂体前葉機能不全もしばしば認められる．臨床例では，脳梗塞または頭部外傷後遺症としてのうつ病，認知症が，下垂体前葉機能不全（血清cortisol低下）と相関することが知られている．一方，クモ膜下出血，脳内出血，脳梗塞，外傷性脳損傷では，急性期の意識障害が強く，機能予後不良例，生命予後不良例で，血清cortisolが上昇していた[4,5]．Liら[6]によれば，クッシング潰瘍と，これら血清cortisolの上昇とに相関がみられた．その推定機序として，視床下部からCRFおよびACTHが遊離し，副腎皮質を刺激してcortisol分泌を生じることが考えられた．

　一般に，副腎皮質ステロイド使用例で胃潰瘍が好発することが知られ[7]（proton pump inhibitorやH₂受容体拮抗薬などの予防投与により，潰瘍の発生率は低下している），下垂体腺腫による中枢性クッシング症候群でも胃潰瘍がみられる[8]．実験的に，cortisolなどの副腎皮質ステロイドは，少量投与で粘膜保護作用がみられる一方，大量投与で潰瘍形成促進が知られている[9]．その機序として，ステロイドの抗炎症作用による粘膜治癒の遅延[9]，ERK1/ERK2を介した上皮細胞再生の抑制[10]，VEGFを介した血管新生の遅延[11]，白血球遊走の遅延，粘膜上皮細胞遊走の遅延，PGE₂などのprostaglandin低下などの関与が報告されている．これらの結果，粘膜防御の障害をきたすと考えられている．すなわち，クッシング潰瘍の発生には，胃酸およびペプシン分泌の亢進，粘液の変化，胃粘膜関門の破綻，粘膜血流障害，胃粘膜エネルギー代謝異常，粘膜の再生障害など多くの因子が複雑に関与していると考えられている[12-15]．

治療

　出血に対しては従来から行われている内視鏡的止血法を行う．proton pump inhibitorやH₂受容体拮抗薬に予防効果があるとの報告もある．いずれにしても，脳血管障害などの急性脳疾患患者を診たら，常に上部消化管病変の可能性を考えることが重要である．

【文献】

1) Kemp WJ, Bashir A, Dababneh H, et al. Cushing's ulcer: Further reflections. Asian J Neurosurg. 2015; 10: 87-94.
2) 川口 実. 全身性疾患と消化管病変, 各論 2. 神経系疾患 1) Cushing 潰瘍. 胃と腸. 2003; 38: 501-5.
3) Sivakumar W, Spader HS, Scaife E, et al. A case of Cushing ulcer in an 8-month-old patient with medulloblastoma. Transl Pediatr. 2016; 5: 85-9.
4) Yang X, Ren W, Zu H, et al. Evaluate the serum cortisol in patients with intracerebral hemorrhage. Clin Neurol Neurosurg. 2014; 123: 127-30.
5) Barugh AJ, Gray P, Shenkin SD, et al. Cortisol levels and the severity and outcomes of acute stroke: a systematic review. J Neurol. 2014; 261: 533-45.
6) Li ZM, Wang LX, Jiang LC, et al. Relationship between plasma cortisol levels and stress ulcer following acute and severe head injury. Med Princ Pract. 2010; 19: 17-21.
7) Tseng CL, Chen YT, Huang CJ, et al. Short-term use of glucocorticoids and risk of peptic ulcer bleeding: a nationwide population-based case-crossover study. Aliment Pharmacol Ther. 2015; 42: 599-606.
8) Hoshino C, Satoh N, Narita M, et al. Another 'Cushing ulcer'. BMJ Case Rep. 2011 Apr 9; 2011. pii: bcr0220113888.
9) Luo JC, Shin VY, Liu ES, et al. Non-ulcerogenic dose of dexamethasone delays gastric ulcer healing in rats. Pharmacol Exp Ther. 2003; 307: 692-8.
10) Chi CW. Inhibition of the healing of gastric ulcer by glucocorticoid and its relation to proinflammatory cytokines. J Chin Med Assoc. 2009; 72: 559-60.
11) Luo JC, Shin VY, Liu ES, et al. Dexamethasone delays ulcer healing by inhibition of angiogenesis in rat stomachs. Eur J Pharmacol. 2004; 485: 275-81.
12) Zhou ML, Zhu L, Wang J, et al. The inflammation in the gut after experimental subarachnoid hemorrhage. J Surg Res. 2007; 137: 103-8.
13) Jin W, Wang HD, Hu ZG, et al. Transcription factor Nrf2 plays a pivotal role in protection against traumatic brain injury-induced acute intestinal mucosal injury in mice. J Surg Res. 2009; 157: 251-60.
14) Zhao XD, Zhou YT. Effects of progesterone on intestinal inflammatory response and mucosa structure alterations following SAH in male rats. J Surg Res. 2011; 171: e47-53.
15) Zhao X, Wu J, Zhang Y, et al. Alterations of intestinal labile zinc and cytokine production following subarachnoid hemorrhage in rats. Ann Clin Lab Sci. 2016; 46: 622-6.

〈原田雅史　榊原隆次　長尾建樹〉

2. 特徴的な消化器症状群

4 ▶ 消化性潰瘍とストレス —心療内科から

ストレス潰瘍

　現代はストレス社会といわれて久しいが，ストレスという言葉を医学の分野に持ち込んだのはHans Selyeであり，1936年にストレス学説を発表した．1976年にSelye Hはストレスを「外界からのあらゆる要求に対する生体の非特異的な反応」と定義し，ストレス反応の三徴として副腎肥大，胸腺萎縮，胃出血（胃潰瘍）をあげた．それぞれ，内分泌・免疫・自律神経機能障害に対応している．ストレスと消化管との研究から，1996年にGershon Mが消化管を「Second Brain」と位置づけ，最近では消化管と脳の密接な関係を示す用語として「脳腸相関（brain-gut interaction）」が汎用されている[1,2]．1983年のWarrenとMarshallによる*Helicobacter pylori*（*H. pylori*）の発見の前には，ストレスは重要な潰瘍の危険因子であると考えられていた．

消化性潰瘍の成因

　現在では，消化性潰瘍の2大成因は，*H. pylori*感染とnon-steroidal anti-inflammatory drugs（NSAIDs）に代表される薬剤性潰瘍である．衛生・生活環境の改善に伴う*H. pylori*感染率低下[3]と除菌治療の推進，さらに低用量アスピリンなどNSAIDs使用の増加から，消化性潰瘍成因の分布は変化しつつある．現時点では消化性潰瘍の約半数が*H. pylori*感染に伴うもので30～40％がNSAIDsに関連した潰瘍と考えられる[4]．他のリスク因子として，サイトメガロウイルスや胃梅毒などの感染症，好酸球性胃腸炎やクローン病など慢性炎症性疾患，ガストリノーマに伴うZollinger-Ellison症候群，そしてストレスが含まれる[5]．

特発性潰瘍

　非-*H. pylori*・非-NSAID潰瘍のうち，既知のリスク因子を伴わない潰瘍は特発性潰瘍とよばれる．2000年代まで特発性潰瘍は全体の2％程度とされてい

た[5]．しかし H. pylori 感染率の低下により現在では本邦でも特発性潰瘍が全体の12%を占める[4]．特発性潰瘍は肝硬変や腎不全，また動脈硬化性疾患を背景にもつ場合に出やすく[5]，易再発と考えられている[6,7]．

ストレスと消化性潰瘍

　精神的ストレスと消化性潰瘍の関係については，大規模災害後の研究で再度注目を浴びている．Aoyama ら[8]は，1995年阪神淡路大震災での地震被害の大きな地域を中心に消化性潰瘍，特に胃潰瘍の急増を報告し，発生には背景として H. pylori 感染が重要であるとした．2011年3月に発生した東日本大震災後の宮城県で，精神的ストレスと消化性潰瘍の関係の再検証がなされた．2大成因が陰性の潰瘍の占める割合が，13%から災害後には24%に有意に増加したことから，大規模災害時の精神的ストレスは2大成因と独立して潰瘍を引き起こすリスクであると判断された[9]．さらに，「避難環境」が独立した潰瘍出血の

表1 心身症としての消化性潰瘍の診断基準（試案）

Ⅰ．心身症（確診）
　　A，B，Cの3項目が認められる．
　A．潰瘍発症に先立ち，明らかなライフイベントかストレスフルな状況が認められる．
　B．生活習慣における問題が，次のうち2つ以上認められる．
　　　1．喫煙習慣（20本以上/日）
　　　2．不規則な食生活（朝食ぬき，深夜にわたる夕食）
　　　3．不規則な睡眠時間（不定な就寝時間，睡眠時間不足）
　　　4．飲酒習慣（4合以上/日）
　　　5．不十分な休息（休日出勤，残業）
　C．心身症に特徴的な性格傾向，行動特性が，次のうち2つ以上認められる．
　　　1．過剰適応が認められる．
　　　2．不適切なストレス対処行動が認められる．
　　　3．適切な援助システムを持っていない．
　　　4．いわゆる「潰瘍性格」*が認められる．
　　　5．失感情症**が認められる．
　　　6．失体感症が認められる．
Ⅱ．心身症（疑診）
　　A，B，Cの3項目のうち2項目が認められる．

*：Alexander の「ulcer personality」
「表面的，意識的には野心的，独立的，活動的であるが，無意識的には依存的で愛され，世話をしてもらいたいという欲求が強い」
**：MMPI（ミネソタ多面人格目録），TAS（トロント・アレキシシミア尺度）による．
注）以上の評価は，質問票，面接票による．
（中井吉英，他．心身症診断基準の作成とその活用―胃・十二指腸潰瘍．日心療内誌．1998; 2: 119-21[12]）

リスク因子であったことも指摘された[10]．一方，日常的な精神的ストレスと潰瘍との最近のデンマークの検討から，精神的ストレスの高いグループは低いグループに比して潰瘍発生のオッズ比が約2倍であると報告された[11]．

心療内科的アプローチ

　1990年代の *H. pylori* 除菌時代以前の心身医学的研究からは，①過度に野心的，独立的，活動期といった典型的な「潰瘍性格」は14％と少なく，受身的で過剰適応している者が50％と多い，②胃潰瘍患者特徴として失感情症（アレキシシミア），内向的神経症傾向，心気的傾向がある，③うつ状態に胃潰瘍が多く発生することが報告された．その結果を踏まえて心身症としての消化性潰瘍の診断基準 表1 が提案されている[12]．臨床現場では，心療内科的アプローチが必要となるのは，特発性潰瘍，*H. pylori* 除菌ができない場合，*H. pylori* 除菌後の再発，NSAID服用・喫煙などの心理社会的因子と密接に関係する行動がみられる場合となる[13,14]．さらに，*H. pylori* 除菌後のディスペプシア症状（機能性ディスペプシア）も対象となる．

【文献】
1) 米田政志，島田忠人，平石秀幸．消化器疾患とストレス．Dokkyo Journal of Medical Sciences. 2006; 33: 237-43.
2) 金子　宏．ストレスと胃腸．からだの科学．2006; 246: 70-3.
3) Ueda J, Gosho M, Inui Y, et al. Prevalence of *Helicobacter pylori* infection by birth year and geographic area in Japan. Helicobacter. 2014; 19: 105-10.
4) Kanno T, Iijima K, Abe Y, et al. A multicenter prospective study on the prevalence of *Helicobacter pylori*-negative and nonsteroidal anti-inflammatory drugs-negative idiopathic peptic ulcers in Japan. J Gastroenterol Hepatol. 2015; 30: 842-8.
5) Iijima K, Kanno T, Koike T, et al. *Helicobacter pylori*-negative, non-steroidal anti-inflammatory drug: negative idiopathic ulcers in Asia. World J Gastroenterol. 2014; 20: 706-13.
6) Wong GL, Wong VW, Chan Y, et al. High incidence of mortality and recurrent bleeding in patients with *Helicobacter pylori*-negative idiopathic bleeding ulcers. Gastroenterology. 2009; 137: 525-31.
7) Kanno T, Iijima K, Abe Y, et al. *Helicobacter pylori*-negative and non-steroidal anti-inflammatory drugs-negative idiopathic peptic ulcers show refractoriness and high recurrence incidence: Multicenter follow-up study of peptic ulcers in Japan. Dig Endosc. 2016; 28: 556-63.
8) Aoyama N, Kinoshita Y, Fujimoto S, et al. Peptic ulcers after the Han-

shin-Awaji earthquake: increased incidence of bleeding gastric ulcers. Am J Gastroenterol. 1998; 93: 311-6.
9) Kanno T, Iijima K, Abe Y, et al. Peptic ulcers after the Great East Japan earthquake and tsunami: possible existence of psychosocial stress ulcers in humans. J Gastroenterol. 2013; 48: 483-90.
10) Kanno T, Iijima K, Koike T, et al. Accommodation in a refugee shelter as a risk factor for peptic ulcer bleeding after the Great East Japan Earthquake: a case-control study of 329 patients. J Gastroenterol. 2015; 50: 31-40.
11) Levenstein S, Rosenstock S, Jacobsen RK, et al. Psychological stress increases risk for peptic ulcer, regardless of *Helicobacter pylori* infection or use of nonsteroidal anti-inflammatory drugs. Clin Gastroenterol Hepatol. 2015; 13: 498-506.
12) 中井吉英，村上典子，福永幹彦，他．心身症診断基準の作成とその活用―胃・十二指腸潰瘍．日心療内誌．1998; 2: 119-21.
13) 金子　宏, 山口　力. ヘリコバクター・ピロリ菌除菌時代における胃潰瘍（心身症）治療―1男性症例を通して―. 心療内科. 2003; 7: 232-8.
14) 金子　宏. 消化性潰瘍. 心療内科. 2006; 10: 225-32.

〈金子　宏〉

2. 特徴的な消化器症状群

5 ▶ 機能性ディスペプシア/胃もたれ/上腹部痛とストレス・神経疾患

概念・疫学

　ディスペプシアとは胃もたれなどの上腹部症状であり，機能性ディスペプシアは，これら症状の原因となる器質的，全身性，代謝性疾患がない疾患と定義されている．したがって糖尿病や神経疾患によって発生するディスペプシアは，神経に器質的な変化が起こることで発生すると考えられるため，厳密には二次性（器質性）のディスペプシアとなる．ディスペプシア症状発現の原因としては，大きく内臓知覚過敏と運動機能異常が関与していると考えられ，運動機能異常には，胃適応性弛緩反応障害と胃排出障害がある．またディスペプシアは患者が訴える症状で，胃不全麻痺は，客観的な胃排出機能異常である．

　この胃不全麻痺を起こす疾患には，糖尿病や神経疾患［パーキンソン病（Parkinson's disease：PD），筋ジストロフィー，脊髄疾患，末梢性ニューロパチーなど］，薬剤（ドパミン作動薬など）がある．胃不全麻痺は，欧米の報告では男性で9.6/100,000人，女性で37.8/100,000人にみられ[1]，なかでもパーキンソン病は胃不全麻痺の7.5%をしめるとされるが[2,3]，本邦の疫学データはない．

病態

　ストレス環境下では器質的疾患がなくても脳から副腎皮質刺激ホルモン放出ホルモンが放出され消化管の運動に影響が及ぶとされ，さらにその変化は，求心性神経によって脳に刺激となって伝達されると考えられている．たとえば不安な環境を聴覚と視覚に与えると食後の胃の拡張（適応性弛緩）が減少する[4]．これは生体応答として正常な反応と考えられるが，この反応が過剰に起こることがディスペプシアの病態の一つとなっているかもしれない．

　一方神経疾患のうち，PDでは，30%程度に消化器症状を認め[5,6]，70〜100%に早期あるいは進行期に胃不全麻痺が起こる[7-9]．レヴィー（Lewy）小体やLewyニューライトが特徴的な病理所見であり，脳（黒質）でのドパミン作動神経の脱失および消化管の腸管内神経叢の脱失が起こり，これらが上部お

よび下部消化管運動機能低下に関与している[10].

　胃排出は迷走神経と腸管神経叢の両者によってコントロールされているが，PDの病初期に胃においてαシヌクレインの蓄積がみられる[11]．αシヌクレインは，140アミノ酸残基からなるタンパク質で，神経細胞に局在し，シナプスの可塑性や神経伝達物質の調整などを行っている．PDでは異常なαシヌクレインの凝集体が神経細胞内に蓄積し，レヴィー小体の主成分となっている．またレヴィー小体が関与する疾患としてはPD，多系統萎縮症（multiple system atrophy：MSA），レヴィー小体型認知症（dementia with Lewy bodies：DLB）が知られており，このαシヌクレインの蓄積が関与するMSAにおいても胃排出遅延がみられる[12,13]．これらのことから間接的にレヴィー小体（αシヌクレインの蓄積）が胃不全麻痺の原因ではないかと考えられている．

　以上より神経疾患患者では，ディスペプシア症状と胃排出遅延を認め，この胃排出遅延がディスペプシア症状の原因ではないかと考えられている．しかし，PDにおけるディスペプシア症状のある患者と胃排出遅延のある患者の相関が必ずしも得られておらず[6]，今後のさらなる検討が必要である．

消化管機能検査

　胃適応性弛緩反応は，バロスタット検査によって測定することができる．胃の中にポリエチレン製のバッグを留置してバルーンの圧を一定に保ち，食後の胃の伸展性をバルーン内の空気量の変化をモニタリングすることで検出することができる．

　胃排出機能検査にはラジオアイソトープ（RI）法や呼気試験法などがある．RI法では，スズコロイドTc-99mを含有した試験食を用いて食後の胃内残存率をガンマカメラで計測する．呼気試験法では^{13}Cで標識した酢酸（液体食）やオクタン酸（固形食）を混和した試験食を用いる．^{13}C標識化合物は胃から吸収されず，十二指腸に排出される．小腸から吸収される^{13}C標識化合物が肝で代謝され，$^{13}CO_2$が生成され，肺から呼気中に排泄される．この呼気中に出てくる$^{13}CO_2$濃度を経時的に測定することで間接的に胃排出能を計測する．ただしこれら検査は，現時点で保険適用となっておらず研究目的で行われているのが現状である．

治療

　ディスペプシア症状には，アコチアミド，六君子湯などの胃排出を促進する

運動機能改善薬の投与を試みるとよい．ただし，胃排出の促進が必ずしも症状改善につながらないこともあるため，個々の症例で試行錯誤をしつつ，効果を確かめることになる．またPDでは，視床下核を刺激する脳深部刺激療法が保険適用となっており，胃排出能も改善すると報告されている[14]．

【文献】

1) Jung HK, Choung RS, Locke GR 3rd, et al. The incidence, prevalence, and outcomes of patients with gastroparesis in Olmsted County, Minnesota, from 1996 to 2006. Gastroenterology. 2009; 136: 1225-33.
2) Dudekula A, O'Connell M, Bielefeldt K. Hospitalizations and testing in gastroparesis. J Gastroenterol Hepatol. 2011; 26: 1275-82.
3) Soykan I, Sivri B, Sarosiek I, et al. Demography, clinical characteristics, psychological and abuse profiles, treatment, and long-term follow-up of patients with gastroparesis. Dig Dis Sci. 1998; 43: 2398-404.
4) Geeraerts B, Vandenberghe J, Van Oudenhove L, et al. Influence of experimentally induced anxiety on gastric sensorimotor function in humans. Gastroenterology. 2005; 129: 1437-44.
5) Rodriguez-Violante M, Cervantes-Arriaga A, Villar-Velarde A, et al. Prevalence of non-motor dysfunction among Parkinson's disease patients from a tertiary referral center in Mexico City. Clin Neurol Neurosurg. 2010; 112: 883-5.
6) Goetze O, Wieczorek J, Mueller T, et al. Impaired gastric emptying of a solid test meal in patients with Parkinson's disease using 13C-sodium octanoate breath test. Neurosci Lett. 2005; 375: 170-3.
7) Tanaka Y, Kato T, Nishida H, et al. Is there a delayed gastric emptying of patients with early-stage, untreated Parkinson's disease? An analysis using the 13C-acetate breath test. J Neurol. 2011; 258: 421-6.
8) Marrinan S, Emmanuel AV, Burn DJ. Delayed gastric emptying in Parkinson's disease. Mov Disord. 2014; 29: 23-32.
9) Heetun ZS, Quigley EM. Gastroparesis and Parkinson's disease: a systematic review. Parkinsonism Relat Disord. 2012; 18: 433-40.
10) Pfeiffer RF. Gastrointestinal dysfunction in Parkinson's disease. Lancet Neurol. 2003; 2: 107-16.
11) Braak H, de Vos RA, Bohl J, et al. Gastric alpha-synuclein immunoreactive inclusions in Meissner's and Auerbach's plexuses in cases staged for Parkinson's disease-related brain pathology. Neurosci Lett. 2006; 396: 67-72.
12) Suzuki A, Asahina M, Ishikawa C, et al. Impaired circadian rhythm of gastric myoelectrical activity in patients with multiple system atrophy. Clin Auton Res. 2005; 15: 368-72.
13) Tanaka Y, Kato T, Nishida H, et al. Is there delayed gastric emptying in patients with multiple system atrophy? An analysis using the ^{13}C-acetate breath test. J Neurol. 2012; 259: 1448-52.

14) Arai E, Arai M, Uchiyama T, et al. Subthalamic deep brain stimulation can improve gastric emptying in Parkinson's disease. Brain. 2012; 135: 1478-85.

〈大島忠之　三輪洋人〉

2. 特徴的な消化器症状群

6 ▶ 過敏性腸症候群/下腹部痛とストレス

疫学と症候

　近年の研究により脳からの情報が消化管をコントロールしているだけでなく，消化管の変化が脳に影響を及ぼしていることが明らかになってきた[1]．この脳と腸の双方向性のコミュニケーションは脳腸相関（brain-gut interaction）とよばれ[2]，脳腸相関の異常を呈する代表的な機能性消化管疾患が過敏性腸症候群（irritable bowel syndrome：IBS）である[1-4]．IBSは排便習慣の変化を伴う下腹部痛を呈する疾患で，国際的な診断基準であるROME IVにより便秘型，下痢型，混合型，分類不能型に分類される[4]．症状が少なくとも6カ月前から出現しており，過去3カ月間，1週間につき1回以上にわたって腹痛があり，以下の項目のうち2つ以上に当てはまる場合IBSと診断される．1）腹痛が排便により改善する，2）腹痛が排便頻度の変化に関連する，3）腹痛が便の形状の変化に関連する．サブタイプは，ブリストル便形状尺度によって不調時の最も頻度が高い便形状で分類する 図1 ．日本でのIBSの有病率は6〜14％であり，女性，50歳未満でより高いと指摘されている[5]．

病態生理・消化管検査

　IBSの主要な病態として消化管運動異常，消化管知覚過敏，不安・うつなどの精神的症状があげられる 図2 [1,2,4]．従来，ストレスなどに起因する中枢神経系の変化が神経伝達物質などを介して不安・うつといった精神的症状や消化管運動異常・知覚過敏を引き起こすと考えられてきた[6,7]．しかし，その逆，ストレスや消化管の感染・炎症，食事，薬物などが消化管の透過性の亢進や腸内細菌叢の変化をもたらし，その結果消化管の運動異常・知覚過敏が惹起されることも明らかになってきた[1]．また，消化管の運動異常・知覚過敏による痛み・不快感が中枢神経系でのストレス関連ホルモンや神経伝達物質の放出を誘発し，その結果，不安・うつなどの精神症状が認められ，さらに，その精神症状が消化管運動や知覚に影響を及ぼすという悪循環が指摘されている[1,8]．

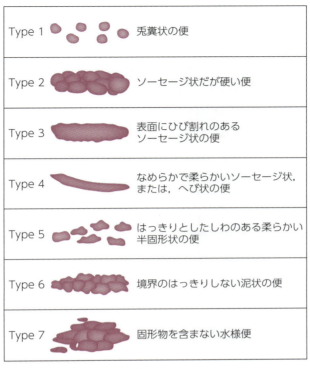

図1 ブリストル便形状尺度 ▶

　動物実験においても，ストレスや大腸伸展刺激による海馬や扁桃体でのノルアドレナリン系の賦活が認められ，同時に，不安行動の増加が観察された[8,9]．また，慢性的に大腸を伸展刺激したラットは，ストレス状況下で大腸運動亢進を呈し，これらの反応は corticotropin-releasing hormone（CRH）の拮抗薬によって減弱した[10]．慢性的な消化管痛により IBS 症状の一部を呈することが明らかになり，さらに，これらの消化管と中枢神経系の反応に CRH 系が関与している可能性が示された[8-11]．他にも，幼少期ストレスモデルや消化管感染症後の IBS モデルなど[1,8]，IBS の研究は近年飛躍的に進んでおり，さらなる病態の解明が期待されている．

　IBS の臨床検査としては，血液検査（生化学，血球数，炎症反応），尿検査，便潜血検査，腹部単純 X 線検査を行い，便潜血陽性，貧血，低蛋白血症，炎症反応のいずれかがあれば大腸内視鏡検査または大腸造影検査を行う．これらの

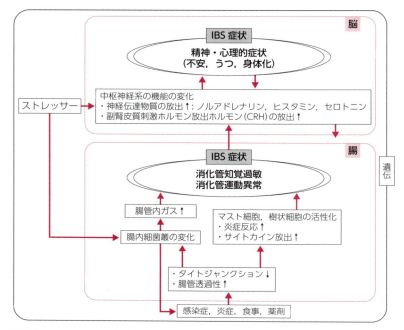

図2 IBSの主要な病態生理 ▶

検査が陰性でIBSの診断基準を満たした場合IBSと診断する．上記の検査による他の器質的疾患との鑑別が非常に重要である．

治療

　IBSの非薬物療法としては，食事・生活習慣の改善，心理・行動療法がある．食事はバランスのとれた規則正しい食習慣が推奨され，香辛料，油分の多い食事，アルコールなどを避けるよう指導する．十分な睡眠・休養と適度な運動習慣も有効である．また，不安・うつなどの精神的症状に対しては，ストレスマネージメントや認知行動療法が有効な場合もある[12]．

　薬物療法としては，まず，消化管機能調整薬，プロバイオティクス，高分子重合体が選択される．また，症状に合わせて5-HT_3受容体拮抗薬や抗うつ薬，食物繊維，抗うつ薬，抗不安薬，漢方薬なども用いられる[12]．

【文献】
1) Ford AC, Lacy BE, Talley NJ. Irritable bowel syndrome. N Engl J Med. 2017; 376: 2566-78.
2) Fukudo S, Kanazawa M. Gene, environment, and brain-gut interactions in irritable bowel syndrome. J Gastroenterol Hepatol. 2011; 26 Suppl 3: 110-5.
3) Drossman DA, Hasler WL. Rome IV-Functional GI Disorders: Disorders of Gut-Brain Interaction. Gastroenterology. 2016; 150: 1257-61.
4) Drossman DA. Functional Gastrointestinal Disorders: History, Pathophysiology, Clinical Features and Rome IV. Gastroenterology. 2016; 150: 1262-79.
5) Lovell RM, Ford AC. Global prevalence of and risk factors for irritable bowel syndrome: a meta-analysis. Clin Gastroenterol Hepatol. 2012; 10: 712-21.
6) Welgan P, Meshkinpour H, Beeler M. Effect of anger on colon motor and myoelectric activity in irritable bowel syndrome. Gastroenterology. 1988; 94: 1150-6.
7) Fukudo S, Suzuki J. Colonic motility, autonomic function, and gastrointestinal hormones under psychological stress on irritable bowel syndrome. Tohoku J Exp Med. 1987; 151: 373-85.
8) Mayer EA, Collins SM. Evolving pathophysiologic models of functional gastrointestinal disorders. Gastroenterology. 2002; 122: 2032-48.
9) Saito K, Kanazawa M, Fukudo S. Colorectal distention induces hippocampal noradrenaline release in rats: an in vivo microdialysis study. Brain Res. 2002; 947: 146-9.
10) Saito K, Kasai T, Nagura Y, et al. Corticotropin-releasing hormone receptor 1 antagonist blocks brain-gut activation induced by colonic distention in rats. Gastroenterology. 2005; 129: 1533-43.
11) Taché Y. Corticotrophin-releasing factor 1 activation in the central amygdale and visceral hyperalgesia. Neurogastroenterol Motil. 2015; 27: 1-6.
12) Chey WD, Kurlander J, Eswaran S. Irritable bowel syndrome: a clinical review. JAMA. 2015; 313: 949-58.

〈中谷久美　福土　審〉

2. 特徴的な消化器症状群

7 ▶ 特発性便秘とストレス・神経疾患

　一般に患者が便秘という場合，排便頻度が低いことを意味する場合もあれば，硬便などで排便困難な状況を意味する場合もあり，人によってさまざまである．本邦で2017年に発刊された慢性便秘症診療ガイドラインでは，便秘を「本来体外に排出すべき糞便を十分量かつ快適に排出できない状態」とし，便秘による症状で検査や治療を要する場合を「便秘症」と定義している[1]．症状の誘因としては排便回数の減少，硬便，排出障害が考えられる[1]が，これらがあったとしても必ずしも便秘とはいえないため，場合によっては診断のために客観的所見が必要となる．

　本邦ではこれまで慢性の便秘症について器質性，症候性，薬剤性，機能性（痙攣性，弛緩性，直腸性）という分類が広く用いられてきた[1]．昨今，国際的には病態により大腸輸送能が正常の大腸通過正常型（normal transit constipation：NTC），輸送能が低下している大腸通過遅延型（slow transit constipation：STC）および直腸内の便をうまく排出できない便排出障害型（rectal evacuation disorder）と分類するのが主流である[2]が，病態による分類を行うためには大腸の通過時間を測定する放射線不透過マーカー通過試験や便排出機能を評価する直腸肛門内圧検査，排便造影などの専門的な検査が必要であり，実際に全ての便秘患者に実施するのは困難である．そのため本邦のガイドラインでは，便秘症は原因から器質性・機能性に，症状から排便回数減少型・排便困難型に，病態から大腸通過正常型・大腸通過遅延型・便排出障害に分類されている[1] 表1 ．排便回数減少型は排便回数や排便量が減少するために生じる便秘でNCTとSCTに二分され，結腸内で便が硬化して硬便による排便困難を生じることもある．排便困難型はNCTと機能性便排出障害に分類される．実際の臨床現場では，病態分類を念頭に置いた上で症状分類に従って診断・治療を行うことが推奨されている[1]．

　神経・精神疾患における便秘の要因をみると，疾患による消化管運動機能低下や疾患治療に使用される薬剤の副作用に加えて，摂食量や運動量の減少が考えられる．便秘をきたす代表的な神経疾患としてはパーキンソン病[3,4]，精神疾

表1 慢性便秘（症）の分類

原因分類		症状分類	分類・診断のための検査方法	専門的検査による病態分類	原因となる病態・疾患
器質性	狭窄性		大腸内視鏡検査,注腸X線検査など		大腸癌,Crohn病,虚血性大腸炎など
	非狭窄性	排便回数減少型	腹部X線検査,注腸X線検査など		巨大結腸など
		排便困難型	排便造影検査など	器質性便排出障害	直腸瘤,直腸重積,巨大直腸,小腸瘤,S状結腸瘤など
機能性		排便回数減少型	大腸通過時間検査など	大腸通過遅延型	特発性 症候性：代謝・内分泌疾患,神経・筋疾患,膠原病,便秘型過敏性腸症候群など 薬剤性：向精神薬,抗コリン薬,オピオイド系薬など
				大腸通過正常型	経口摂取不足（食物繊維摂取不足を含む） 大腸通過時間検査での偽陰性など
		排便困難型	大腸通過時間検査,排便造影検査など		硬便による排便困難・残便感（便秘型過敏性腸症候群）
			排便造影検査など	機能性便排出障害	骨盤底筋協調運動障害 腹圧（怒責力）低下 直腸感覚低下 直腸収縮力低下 など

- 慢性便秘（症）は，大腸癌などによる器質性狭窄性の原因を鑑別したあと，症状のみによって，排便回数減少型と排便困難型に分類する.
- 排便回数減少型において排便回数を厳密に定義する必要がある場合は，週に3回未満であるが，日常臨床では，その数値はあくまで目安であり，排便回数や排便量が少ないために結腸に便が過剰に貯留して腹部膨満感や腹痛などの便秘症状が生じていると思われる場合は，週に3回以上の排便回数でも排便回数減少型に分類してよい.
- 排便困難型は，排便回数や排便量が十分あるにもかかわらず，排便時に直腸内の糞便を十分量かつ快適に排出できず，排便困難や不完全排便による残便感を生じる便秘である.
- さらに必要に応じて，大腸通過時間検査や排便造影検査などの専門的検査によって，排便回数減少型は大腸通過遅延型と大腸通過正常型に，排便困難型は「硬便による排便困難」と便排出障害（軟便でも排便困難）に病態分類し，便排出障害はさらに器質性と機能性に分類する.
- 複数の病態を併せ持つ症例も存在することに留意する必要がある.

（日本消化器病学会関連研究会　慢性便秘の診断・治療研究会編：慢性便秘症診療ガイドライン2017, p.3, 2017, 南江堂より許諾を得て転載）

患としてはうつ病[5,6]があげられるが,これらは疾患そのものから便秘が生じている[7]上に,治療薬である抗パーキンソン病薬や向精神薬の副作用,食欲低下あるいは食事内容の偏りに伴う食物繊維や水分不足,引きこもりによる運動不足,高齢であるなど便秘を増悪させる要因が重なり,重症の便秘に陥ることも少なくない.健常人と比較すると男性うつ病患者では治療の有無にかかわらず有意に便秘が多く観察される[5]が,うつ病患者における便秘の発現には性差がないと報告されている[8].また,便秘が健康関連QOLを低下させることが知られており[9],それがストレスとなってさらに心理症状が増悪するという悪循環が形成されると推測される.

神経・精神疾患における便秘症は多数の要因が関与して生じているため,画一的な対応ではなく,患者ごとに問題点を見極め,治療戦略を立てるのが望ましい.なお,便秘症状を訴える患者の中には,医学的には便秘といえない状態でも執拗に排便にこだわり,大量の下剤や緩下剤を長期間服用し続ける場合がある[10]ので注意が必要である.

【文献】

1) 第1章 定義・分類・診断基準. In: 日本消化器病学会関連研究会, 慢性便秘の診断・治療研究会, 編. 慢性便秘症診療ガイドライン2017. 東京: 南江堂; 2017. p.1-7.
2) Sbahi H, Cash BD. Chronic Constipation: a Review of Current Literature. Curr Gastroenterol Rep. 2015; 47.
3) Munhoz RP, Moro a, Silveira-Moriyam L, et al. Non motor signs in Parkinson's disease: a review. Arq Neuropsiquiatr. 2015; 73: 454-62.
4) Zhang T, Yu S, Guo P, et al. Nonmotor symptoms in Parkinson disease A cross-sectional observational study. Medicine. 2016; 95; 50 (e5400).
5) Ito T, Sakakibara R, Shimizu E, et al. Is major depression a risk for bladder, bowel, and sexual dysfunction? LUTS. 2012; 4: 87-95.
6) Hillila MT, Hamalainen J, Heikkinen ME, et al. Gastrointestinal complaints among subjects with depressive symptoms in the general population. Aliment Pharmacol Ther. 2008; 28: 648-54.
7) Sakakibara R, Odaka T, Uchiyama T, et al. Colonic transit time and rectonal videomanometry in Parkinson's disease. J Neurosurg Psychiatry. 2003; 74: 268-72.
8) Afridi MI, Siddiqui MA, Ansari A. Gastrointestinal somatization in males and females with depressive disorder. J Pak Med Assoc. 2009; 59: 675-9.
9) Balsey J, Greenfield S, Candy D, et al. Systematic review: impact of constipation on quality of life in adults and children. Akiment Pharma-

chol ther. 2010; 31: 938-49.
10) Mertz H, Naliboff B, Mayer E. Physiology of refractory chronic constipation. Am J Gastroenterol. 1999; 94: 609-15.

〈遠藤由香〉

2. 特徴的な消化器症状群

8 ▶ 偽性腸閉塞（イレウス）・腸重積と神経疾患

　偽性腸閉塞は機械的閉塞を伴わないにもかかわらず，腸管の病的拡張をきたす疾患群である．

　急性偽性腸閉塞症はオジルビー症候群（ogilvie syndrome）とよばれ，種々の全身疾患，術後に続発する．慢性の偽性腸閉塞には，慢性偽性腸閉塞症（chronic intestinal pseudo-obstruction：CIPO）と巨大結腸症（megacolon）が存在する．それら偽性腸閉塞症は，全身性強皮症，筋ジストロフィー，パーキンソン病，ミトコンドリア脳筋症，甲状腺機能低下症，薬剤などを原因として続発することがある．消化管穿孔や腹膜炎の病態を除き，原因の治療や対処療法（排便コントロールや消化管蠕動賦活薬），栄養管理や消化管減圧の保存的治療にて対応することが多い．

イレウス・腸重積の全体像と救急，神経疾患の場合の特徴

　機能性イレウスである偽性腸閉塞（IPO）は，腸管運動抑制を合併するパーキンソン病が原因となりうる．便秘はもともとパーキンソン病患者の70％で発生するといわれ，腸管神経系における自律神経の変性に関連している．パーキンソン病の初期症状や前駆症状としても重要である．また，QOLの阻害因子としても重要で，Tatenoらは221人のパーキンソン病患者のうち，IPOまたはS状結腸捻挫のために，2.4％で緊急入院を要したと報告している[1]．

診断のアプローチとして

　腹部膨満，疼痛，悪心，または嘔吐などの消化管閉塞症状が認められた場合，まずは大腸癌などの器質性疾患の除外を行う．腹部単純X線検査および腹部CTで，小腸あるいは大腸の拡張，大量の腸管内容およびガスの貯留を確認する．一時的な腸管気腫，気腹，腸重積といった画像所見も診断に有効である．ただし，腹部単純X線やCTはあくまで静止画で，運動異常の間接所見であるため，消化管造影検査やシネMRIなどの腸管運動を捉えるための検査の開発がなされている[2]．ほかに放射線不透過マーカーを用いた通過時間検査，直腸

肛門ビデオマノメトリーもあるが本邦では保険適応外である．腸閉塞症の合併症としての腸軸捻転が認められた場合には内視鏡的捻転解除を要することもある．

腸内細菌との関連

　近年，腸内細菌叢と神経系への伝達システムとの関与の解明がなされており，腸管内分泌，腸管免疫からの中枢知覚への経路，知覚過敏反応，消化管運動障害など機能性消化管障害の病態を形成するとされる[3]．

【文献】
1) Tateno F, Sakakibara R, Kishi M, et al. Incidence of emergency intestinal pseudo-obstruction in Parkinson's disease. J Am Geriatr Soc. 2011; 59: 2373-5.
2) 中島　淳，冬木晶子，大久保秀則．【臨床データーからみた機能性消化管障害へのアプローチ】画像検査からみた機能性消化管障害へのアプローチ．日消誌．2016; 113: 1704-10.
3) 本郷道夫．機能性消化管障害の将来展望　多元的解釈から一元的解釈へ．日消誌．2016; 113: 1663-71.

〈山田哲弘　鈴木康夫〉

2. 特徴的な消化器症状群

9 ▶ 宿便潰瘍

疫学と症候

　宿便性潰瘍（stercoral ulcer, stool ulcer）は，高度の便秘で腸管内に停滞した糞便塊が粘膜を圧迫し，血流障害をきたすことにより発生する褥瘡潰瘍である[1,2]．排便後，激しく下血し，緊急内視鏡にて診断されることが多く，消化管の緊急疾患の一つである．本症の最初の報告例は 1894 年になされ[3]，致死率は 35％と報告された．急性出血性直腸潰瘍症（acute hemorrhagic rectal ulcer：AHRU）と同様，心不全，慢性腎不全，パーキンソン病・脳血管障害その他の神経疾患患者，施設入所中のもの，整形外科手術後，がん末期で医療麻薬使用中のものなど，重篤な基礎疾患により長期臥床中の高齢者に好発する．このため，高齢化が進む中でますます重要性が増すと考えられる．海外では，麻薬常用者，鎮静剤・3 環系抗うつ剤などの薬剤服用の精神疾患患者，大腸癌による腸管狭窄，Hirschsprung 病，全身性硬化症などにおける発症も報告されている[4-6]．好発部位は直腸，S 状結腸であり，骨盤腔内に存在するため腸壁の伸展が制限され，また硬便が形成されやすいためとされている．しかし盲腸や回腸終末部の病変も報告されており，便塊が形成されればどこにでも発生しうる．腸管穿孔の発生部位は S 状結腸が 77％，多発性が 27％と報告されている．
　一方，AHRU はストレスや臥床などによる血流低下を基礎に発生すると考えられている．下部直腸の歯状線近傍に発生する不整形潰瘍で輪状に分布するのが特徴である[1,2]．

消化管検査・病態生理・病理

　上記の基礎疾患や薬剤使用中のものでは，輸送遅延型便秘がしばしばみられることが知られている．Selye らは動物実験によって，粘膜血流の低下が宿便性潰瘍発生の危険因子であり，糞便塊という攻撃因子と血流を主体とした防御因子の均衡破綻により生じることを示唆している．病理組織学的には非特異的潰瘍であり，上皮脱落のみの軽度の変化から，壁を貫通する深い潰瘍まで，程度

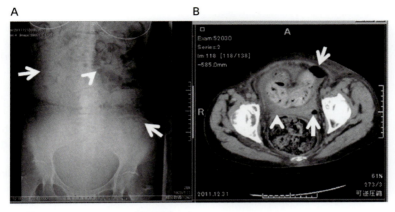

図1 パーキンソン病の宿便潰瘍
(A) Plain abdominal X-ray in the lying posture showing abdominal distension, gas, and fecal impaction in the small intestine and colon.
(B) Abdominal computed tomography revealed fecal impaction in the colon and rectum and ascites and extraluminal bubbles of gas (free air) in the abdomen. [Color figure can be viewed at wileyonlinelibrary.com]
(Tateno F, et al. J Am Geriatr Soc. 2016; 64: 118-20[10])

はさまざまである[2,7-9].

治療

　安静にて治癒する場合があるが，多くは大量出血をきたすため，速やかに診断して内視鏡止血術などの積極的治療を行う必要がある．止血できれば治癒傾向は良好であることが多い．稀に腸が穿孔して腹膜炎となり，緊急手術になることもある．

　筆者らが経験した症例[10]は，経過15年の高度便秘を伴うパーキンソン病女性患者（75歳，独歩）で，腹痛と微熱を主訴に受診．腹部単純X線・CTにて宿便による巨大直腸（megarectum）を呈していた．入院後，S字結腸穿孔による急性腹膜炎をきたし，緊急手術となり，ストマを造設，magnesium製剤・mosapride・大建中湯の併用により，その後の再発はみられていない．

【文献】
1) 清水誠治. 急性出血性直腸潰瘍と宿便性潰瘍. 日本大腸肛門病会誌. 2001; 54: 955-9.
2) 清水誠治. 特集：図説胃と腸用語集2012，宿便性潰瘍（stercoral ulcer）. 胃と腸. 2012; 47: 781.
3) Grinvalsky HT, Bowerman CI. Stercoraceous ulcers of the colon: relatively neglected medical and surgical problem. JAMA. 1959; 171: 1941-6.
4) Rozenblit AM, Cohen-Schwartz D, Wolf EL, et al. Case reports: stercoral perforation of the sigmoid colon—computed tomography findings. Clin Radiol. 2000; 55: 727-9.
5) Heffernan C, Pachter HL, Megibow AJ, et al. Stercoral colitis leading to fatal peritonitis: CT findings. AJR. 2005; 184: 1189-93.
6) Hudson J, Abid Malik A. A fatal faecaloma stercoral colitis: a rare complication of chronic constipation. BMJ Case Rep. 2015.
7) Selye H, Winandy G, Gabbiani G. Production and prevention of stercoral ulcers in the rat. Am J Pathol. 1966; 48: 299-303.
8) 安尾　信. 脳疾患に合併する直腸潰瘍の発生機序に関する研究. 聖マリアンナ医大誌. 1984; 12, 168-81.
9) 荒川正一. Stercoral ulcer（宿便性潰瘍）の臨床病理学的検討（自験例の内視鏡および病理組織学的所見に基づいて）. Gastroenterol Endosc. 1988; 30: 3106-13.
10) Tateno F, Sakakibara R, Aiba Y, et al. Stercoral ulcer and colonic perforation in an individual with Parkinson's disease with constipation. J Am Geriatr Soc. 2016; 64: 118-20.

〈榊原隆次　舘野冬樹〉

2. 特徴的な消化器症状群

10 ▶ 便失禁と神経疾患

便失禁の定義

　便失禁は「無意識または自分の意思に反して肛門から便がもれる症状」と定義される排便障害の症状である[1]．便失禁の症状によって漏出性便失禁と切迫性便失禁にわけられる．便失禁の患者の診断評価は詳細な問診と肛門内圧検査および肛門管超音波検査によって行う．

(1) 漏出性便失禁

　便意を感じないままに自然に便がもれてしまう便失禁症状を漏出性便失禁とよぶ．加齢による内肛門括約筋機能の低下や直腸肛門感覚の低下が関与していると考えられる．そのため漏出性便失禁は高齢者や直腸脱の患者にみられる場合が多い．便の性状も大きく関係しており，漏出性便失禁のほとんどは日頃から軟便である人に多いが，小さなコロコロとした兎糞様の便も漏出性便失禁になりやすい．

(2) 切迫性便失禁

　便意をがまんしきれずにもらしてしまう便失禁症状を切迫性便失禁とよぶ．出産や肛門手術により外肛門括約筋に損傷をうけた人，外肛門括約筋の支配神経である陰部神経やその上位の脊髄障害のある人にみられ，外肛門括約筋機能の低下が関与している．また直腸切除や直腸の炎症性変化による直腸の貯留能や伸展性の低下も切迫性便失禁の原因になる．便性状も大きく関与しており，過敏性腸症候群や炎症性腸疾患，生活習慣による慢性下痢症の人は切迫性便失禁の症状が出現しやすい．

便失禁の疫学

　本邦における便失禁の疫学的調査の報告は少ないが，65歳以上の男女1,405名を対象にした訪問面接調査によると月1回未満の発症まで含めた便失禁の有

症率は男性8.7％，女性6.6％であった[2]．海外の疫学的調査の報告では，米国ウィスコンシン州の地域在住の成人約7,000人を対象にした電話調査におけるガス失禁を含む便失禁の有症率は2.2％であり，女性，身体抑制，全身状態不良の人に多かった[3]．また米国の1万人以上を対象とした大規模郵送アンケート調査では，40歳以上の「1カ月に数回発生する便失禁」の有症率は3.0％であった[4]．神経疾患における便失禁の有症率については脊髄損傷，多発性硬化症で70％以上[5,6]，二分脊椎で34％以上[7]，パーキンソン病で24％[8]と報告されている．

神経疾患による便失禁の特徴

脊髄損傷では損傷部位によって特徴的な排便障害をきたす．脊髄円錐（通常第一腰椎の高さにある）より上位の損傷では結腸壁および外肛門括約筋は緊張したままになり，便秘や糞便塞栓をきたし溢流性の漏出性失禁の原因となるが，脊髄円錐および馬尾の損傷では大腸運動は低下し，外肛門括約筋および肛門挙筋が弛緩したままとなり漏出性便失禁をきたす[9]．

パーキンソン病，多発性硬化症，側索硬化症，強皮症などの神経・筋疾患では，全身的な自律神経や筋肉の収縮弛緩の障害とともに直腸および肛門括約筋や骨盤底筋におよぶ末梢神経障害も生じる[10]．そのため直腸の容量・伸展性および直腸感覚が減少するとともに，肛門括約筋の収縮が障害されるため便失禁が発症する[11,12]．神経・筋疾患では漏出性便失禁および切迫性便失禁のいずれのタイプの便失禁も起こりうる．

【文献】
1) 日本大腸肛門病学会，編．便失禁診療ガイドライン2017年版．東京：南江堂；2017．p.1-3.
2) Nakanishi N, Tatara K, Naramura H, et al. Urinary and fecal incontinence in a community-residing older population in Japan. J Am Geriatr Soc. 1997; 45: 215-9.
3) Nelson R, Norton N, Cautley E, et al. Community-based prevalence of anal incontinence. JAMA. 1995; 274: 559-61.
4) Perry S, Shaw C, McGrother C, et al. Prevalence of faecal incontinence in adults aged 40 years or more living in the community. Gut. 2002；50: 480-4.
5) Glickman S, Kamm MA. Bowel dysfunction in spinal-cord-injury patients. Lancet. 1996; 347: 1651-3.
6) Krogh K, Nielsen J, Djurhuus JC, et al. Colorectal function in patients

with spinal cord lesions. Dis Colon Rectum. 1997; 40: 1233-9.
7) Verhoef M, Lurvink M, Barf HA, et al. High prevalence of incontinence among young adults with spina bifida: description, prediction and problem perception. Spinal Cord. 2005; 43: 331-40.
8) Sakakibara R, Fowler C, Takamichi H. Parkinson's disease. Chapter 12. In: Fowler C, Panicker J, Emmanuel A, editors. Pelvic Organ Dysfunction in Neurological Disease: Clinical Management and Rehabilitaion. Cambridge, UK: Cambridge University Press; 2010. p.187-205.
9) Stiens SA, Bergman SB, Goetz LL. Neurogenic bowel dysfunction after spinal cord injury: clinical evaluation and rehabilitative management. Arch Phys Med Rehabil. 1997; 78: S86-102.
10) Nelson RL. Epidemiology of fecal incontinence. Gastroenterology. 2004; 126: S3-7.
11) Wald A, Bharucha AE, Cosman BC, et al. ACG clinical guideline: management of benign anorectal disorders. Am J Gastroenterol. 2014; 109: 1141-57.
12) Townsend MK, Matthews CA, Whitehead WE, et al. Risk factors for fecal incontinence in older women. Am J Gastroenterol. 2013; 108: 113-9.

〈山名哲郎〉

3. 症状をとらえるための機能検査　A. 上部消化管機能検査

1 ▶ 咽頭・食道内圧測定のとり方と読み方

　問診，診察，嚥下スクリーニング検査で摂食嚥下障害が疑われれば，通常，嚥下内視鏡検査，嚥下造影検査を行う．しかし，これらの検査で嚥下障害の原因・病態が特定できない場合がある．例えば，梨状窩残留が咽頭収縮不全によるものなのか，嚥下関与筋の協調運動不全によるものなのか，上部食道括約筋（upper esophageal sphincter：UES）の弛緩障害のためなのかを断定することが，嚥下内視鏡検査，嚥下造影検査のみからは困難なケースがある．そのような場合，神経生理学的情報が得られる嚥下マノメトリー検査や筋電図検査を行う．高解像度マノメトリー（high-resolution manometry：HRM）の需要は世界的に増しており，嚥下機能評価法の一つとして確立されつつある．

嚥下マノメトリー検査とは

　嚥下運動は，舌骨挙上にはじまり，喉頭挙上，咽頭筋収縮，上部食道括約筋部（UES）弛緩と続く．嚥下マノメトリーを用いると，上咽頭から舌根部，下咽頭，UESへと協調的かつ連続的に嚥下関与筋が活動する際に発生する内圧の時間・空間的変化を評価することができる．

嚥下マノメトリー検査の方法

　圧トランスデューサーを備えたマノメトリーカテーテルを経鼻的に咽頭から食道に挿入し，嚥下時の咽頭内圧 図1，食道内圧 図2 を記録する．従来型の圧トランスデューサーは数個（3～4個程度）の圧センサーが数cm間隔に搭載されているが，最近は圧センサーが1cm間隔で搭載されている高解像度マノメトリー（HRM）が主流になりつつある．HRMカテーテルから測定される圧データは圧波形もしくはリアルタイムでモニター上に圧トポグラフィーとして表示される．保存されたデータは，専用の解析ソフトを用いて，圧，時間，距離などに関して詳細な計測が可能である[1-3]．よく用いられるパラメータは，最大上咽頭部収縮圧，最大舌根部圧，UES弛緩時間，UES Nadir圧（UES弛緩時の最低圧）である．

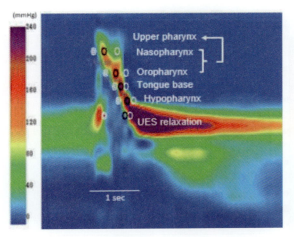

図1 正常嚥下時の高解像度マノメトリー（HRM）における圧トポグラフィー ▶

咽頭データの読み方

　食塊摂取に伴う嚥下反射が始まると，上咽頭部（upper pharynx）収縮とほぼ同時に UES が弛緩開始し，舌根部（tongue base）収縮と下咽頭部（hypopharynx）収縮へと続く 図1 ．咽頭期嚥下障害の主な所見に，食塊輸送時の咽頭内圧の低下，UES の弛緩障害や UES 弛緩のタイミングの異常がある．これらの異常はいずれも咽頭残留，食道入口部通過障害，ひいては誤嚥性肺炎の原因となる．

　食塊輸送時の咽頭内圧の低下は，しばしば神経筋の障害に関連しており，咽頭残留や誤嚥のリスクを見極めるのに重要な所見である．最も高い圧は食塊輸送終了直後に記録され，それはクリアランス能力を意味する．低圧のみでなく，異常に高い圧は臨床的に重要な場合がある．タイミングも重要であり，正常嚥下では咽頭内圧の上昇にほぼ同期して輪状咽頭筋が弛緩する．すなわち UES 圧が 0 mmHg 前後まで低下する．UES 障害（UES dysfunction）では，圧の低下が生じないもしくは不十分である，あるいは咽頭圧上昇と UES 圧低下が同期しないなどの所見がみられる．

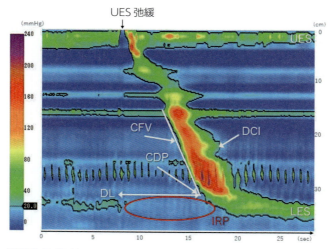

図2 健常者における5 mL水分嚥下時の上部食道括約筋（UES）弛緩とそれに続く食道一次蠕動波 ▶

参考までにシカゴ分類[4,5]のパラメータを表示している．
Integrated relaxation pressure（IRP）：LES弛緩時の最低胃食道接合部圧を示す4秒間の平均値．
Distal contractile integral（DCI）：一次蠕動波の内で20 mmHg以上の部分の長さ×高さ×長さ．
Contractile front velocity（CFV）：蠕動波の傾き．
Distal latency（DL）：UES弛緩から蠕動波の傾きが変化するポイント（contractile Deceleration point：CDP）に一次蠕動波が到達するまでの時間．

食道データの読み方

　UES弛緩に引き続き一次蠕動波が出現，また同時に下部食道括約筋（lower esophageal sphincter：LES）の弛緩が始まる 図2 ．蠕動波がLESに伝播しLESの弛緩が終了する．正常な食道蠕動波はおおよそ2 cm/sで伝播し，食塊は25 cmの食道を15秒以内で通過する．15秒以上の場合，ineffective esophageal motility（IEM）を疑う．通常嚥下後のLES弛緩時間は5～8秒である．食道蠕動波の診断は，HRMを用いたシカゴ分類が世界標準になりつつある．シカゴ分類は2012年にver2.0が発表され[4]，ver3.0にアップデートされた[5]．シカゴ分類では食道内圧トポグラフィーにおけるパラメータを定義し，その特性によりアカラシア，無蠕動，ジャックハンマー食道，遠位食道痙攣，IEMなどが診断される． 図3 は食道アカラシア患者の圧トポグラフィーを示す．LES

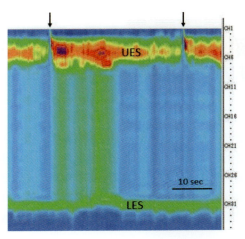

図3 食道アカラシア（TypeⅠ）患者の圧トポグラフィー▶
上部食道括約筋（UES）の弛緩（矢印）は正常にみられるが，食道蠕動波と下部食道括約筋（LES）の弛緩が全くみられない．

弛緩不全の有無を食道内圧検査で評価することによりアカラシアの診断ができる．

【文献】
1) 青柳陽一郎, 栗飯原けい子. 摂食嚥下障害リハビリテーション ABC 総論 検査 マノメトリーでわかること. Medical Rehabilitation. 2017: 107-12.
2) Hoffman MR, Mielens JD, Ciucci MR, et al. High-resolution manometry of pharyngeal swallow pressure events associated with effortful swallow and the Mendelsohn maneuver. Dysphagia. 2012; 27: 418-26.
3) Omari TI, Kritas S, Cock C, et al. Swallowing dysfunction in healthy older people using pharyngeal pressure-flow analysis. Neurogastroenterol Motil. 2014; 26: 59-68.
4) Bredenoord AJ, Fox M, Kahrilas PJ, et al. Chicago classification criteria of esophageal motility disorders defined in high resolution esophageal pressure topography1. Neurogastroenterol Motil. 2012; 24: 57-65.
5) Kahrilas PJ, Bredenoord AJ, Fox M, et al. The Chicago Classification of esophageal motility disorders, v3.0. Neurogastroenterol Motil. 2015; 27: 160-74.

〈青柳陽一郎〉

3. 症状をとらえるための機能検査　A. 上部消化管機能検査

2 ▶ 咽喉頭・上部食道括約筋筋電図のとり方と読み方

　咽喉頭・上部食道括約筋筋電図は，四肢の筋電図同様に末梢神経障害の電気診断を行う目的で針筋電図を行う場合と，嚥下障害患者の神経生理学的情報を得る目的で嚥下時の多チャンネル筋電図を行う場合に大別できる．筋電図検査は，球麻痺や多発性神経炎などの評価や予後判定，治療方針決定に役立つ．球麻痺の場合，針筋電図検査により下部脳神経核の障害の有無および程度を鑑別できる．

針筋電図

　下部脳神経核より遠位の損傷の有無を確認したいときには，針筋電図が有用である[1-3]．針筋電図は安静時，微小収縮時，強収縮時に分けて評価する．脳神経核以下に障害があると安静時の針筋電図で支配筋に不随意かつ自発的に出現する陽性鋭波（positive sharp wave）や線維自発電位（fibrillation potential）とよばれる脱神経電位がみられる 図1 ．

　微小収縮時には，個々の運動単位電位（motor unit potential：MUP）を評価する．下位ニューロンの障害では神経原性変化，筋障害では筋原性変化が得られる．神経原性変化では，MUP 波形が多相化し，持続時間が延長し，MUP が高振幅になる．筋原性変化では，一般的に MUP の振幅は低下し，持続時間は短縮する．仮性球麻痺では脱神経電位や神経原性変化はみられない．

　随意収縮を徐々に強めることによって，次々と新しい運動単位が動員される．強収縮時は複数の MUP が重なり合い，個々の MUP は区別できなくなる．この状態を干渉波とよび，正常では基線が確認できなくなる．神経原性変化では運動単位が脱落して数が減少するため，干渉波が減少する．

　針筋電図が施行可能な脳神経支配の筋としては，咬筋（第 5 脳神経），口輪筋・眼輪筋（第 7 脳神経），輪状甲状筋・輪状咽頭筋（第 10 脳神経），僧帽筋・胸鎖乳突筋（第 11 脳神経），舌筋（第 12 脳神経）などがある[4]．必要に応じて，超音波で針の刺入方向を確認しながら筋を同定する．輪状咽頭筋は上部食道括約筋（upper esophageal sphincter：UES）の主要な構成筋である．嚥下関

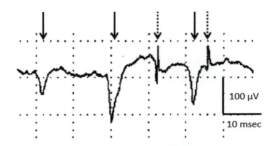

図1 陽性鋭波（矢印）と線維自発電位（破線矢印）▶
末梢神経障害や筋疾患において，安静時に観察される自発電位である．

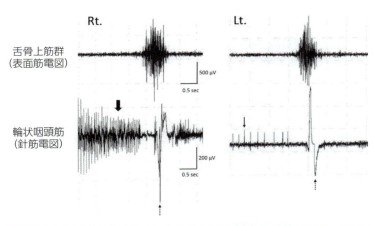

図2 水痘帯状疱疹ウイルスによる多発脳神経炎の1例における嚥下反射前後の多チャンネル筋電図 ▶
舌骨上筋群の収縮と同期して，右輪状咽頭筋が弛緩しており，これらの筋活動のタイミングとしては正常である．しかし，左輪状咽頭筋では安静時に筋収縮がみられず，線維自発電位を認める．太矢印はMUP電位，細矢印は線維自発電位，破線矢印は喉頭挙上に伴うアーチファクトである．

与筋のなかでも特殊な筋肉であり，括約筋としての役割をもっている．輪状咽頭筋も他の嚥下関与筋と同様に針電極で記録できる 図2 ．安静時は常時収縮し，嚥下時に弛緩する．輪状咽頭筋の針筋電図は，神経原性変化，筋原性変化以外に，UES弛緩の有無や長短を鑑別するのに役立つ．

多チャンネル筋電図

　嚥下反射は，舌骨挙上にはじまり，喉頭挙上，咽頭筋収縮，輪状咽頭筋弛緩と続く．多チャンネル筋電図測定を行うことで，個々の筋肉の筋電図のみでなく，嚥下関与筋の一連の協調運動を評価できる[1,5,6]．これら一連の動作は舌骨上筋群，咽頭収縮筋，輪状咽頭筋などの筋活動の結果生じる運動である．延髄背外側部の梗塞によって生じるWallenberg症候群では，しばしば嚥下関与筋の協調運動不全による通過障害が生じる．すなわち，舌骨上筋群の収縮から輪状咽頭筋の弛緩という一連の協調的かつ連続的な運動が妨げられる．

　嚥下障害患者で行う比較的簡便な多チャンネル筋電図としては，舌骨上筋群を表面筋電図，輪状咽頭筋を針筋電図により記録する．舌骨上筋群の収縮と輪状咽頭筋の弛緩は，正常ではほぼ同期して起こる．これらの筋活動のタイミングが障害されていれば，延髄のCPG（central pattern generator）もしくは弧束核の障害が示唆される．図2は，嚥下障害を認めた水痘帯状疱疹ウイルスによる多発脳神経炎の症例の多チャンネル筋電図を示す．右輪状咽頭筋は舌骨上筋群の収縮に同期して弛緩しており，これらの筋活動のタイミングとしては正常である．しかし，左輪状咽頭筋は収縮がみられず，重度の左迷走神経の軸索障害が示唆される．

【文献】
1) Palmer JB, Tanaka E, Siebens AA. Electromyography of the pharyngeal musculature: technical considerations. Archives Physical Med Rehabil. 1989; 70: 283-7.
2) Ertekin C, Aydogdu I. Electromyography of human cricopharyngeal muscle of the upper esophageal sphincter. Muscle Nerve. 2002; 26: 729-39.
3) Kimura J. Electrodiagnosis in diseases of nerve and muscle: principles and practice. Ed. 4 ed. New York: Oxford University Press; 2013.
4) Aldo O. Perotto（栢森良二 訳）. 筋電図のための解剖ガイド―四肢・体幹. 新潟: 西村書店; 1997.
5) Perlman AL, Palmer PM, McCulloch TM, et al. Electromyographic activity from human laryngeal, pharyngeal, and submental muscles during swallowing. J Appl Physiol. 1999; 86: 1663-9.
6) 青柳陽一郎，嘉村雄飛，佐藤新介，他．重度の嚥下障害を呈したWallenberg症候群患者の筋電図所見. 耳鼻と臨床. 2009; 55: S158-63.

〈青柳陽一郎〉

3 ▶ 胃排出能のとり方と読み方

胃排出能について

　口から摂取された食物は，食道を通過し，①胃内（胃底部）に貯留し，②胃酸と食物を攪拌，混和させ，③十二指腸へ排出される．この①貯留能，②攪拌・混和能，③排出能が，胃の基本的な運動能となる．

　胃排出能低下をきたす疾患として，病態の主体となっている機能性ディスペプシアや，2次的な変化として，逆流性食道炎，消化性潰瘍，萎縮性胃炎，糖尿病性胃麻痺，甲状腺機能低下症，強皮症，腫瘍随伴症候群，そして神経疾患に関連する病態として，アミロイドーシス，筋ジストロフィー，パーキンソン病などでも胃排出遅延が確認されている[1]．また，パーキンソン病などでは，治療薬の十二指腸への到達が遅れることで内服の効果発現が遅延するという2次的な影響も考えられている．胃排出能機能検査には，試験食が十二指腸に到達するのを直接見る直接法（アイソトープ法）と，十二指腸に試験食が到達した後の血液や呼気を採取して，試験食に含まれるマーカーの2次的な変化を指標にする間接法（アセトアミノフェン法，呼気試験法，超音波法など）がある．一方で，保険収載された標準検査はなく，いずれの検査も臨床研究での施行となり，各施設での倫理委員会での承認が必要である．アイソトープ法は胃排泄能検査として Gold Standard である．しかし，多くの施設では実施困難であり，国内では間接法である呼気試験法が広く用いられており，本稿でも主に呼気試験法を紹介する．

検査方法

(a) アイソトープ法（RI 法）

　1966 年に Griffith[2] らが報告し，標識各種の消化管内での移動を直接γカメラにて観察することで胃排出機能を定量的に測定する．方法は放射性同意元素（^{99m}Tc や ^{111}In）でラベリングした試験食を被験者に摂取させ，胃内に関心領域を設定したγカメラで 30 秒間γ線測定し，以後 10 分ごと 90 分後または 120

分後まで行い胃内残存曲線を作成する．被曝線量は単純 X 線より少なく，安全性は特に問題とはならない．

(b) ^{13}C 呼気試験法

1993 年の Ghoos ら[3]の報告により欧米を中心として広まり，わが国でも Nakata らが中心となり多くの研究報告を行った結果，広く普及するようになった．当院ではより簡便な 90 分間の測定で，Tmax 実測値を評価指標とする方法を採用している[4]．^{13}C 標識化合物は胃からは吸収されず，胃から排出され十二指腸以下の小腸粘膜から速やかに吸収され，呼気中に出現することが知られており，呼気中の$^{13}CO_2$存在比の経時的な変化を調べることで胃排出速

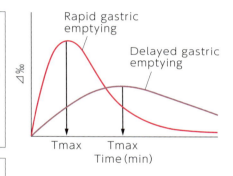

〈用意〉
・試薬(^{13}C-acetate, 100mg)
　(和光純薬工業)
・液体食ラコール®200kcal/200mL
　(大塚製薬)
・赤外分光分析装置用呼気採取バッグ
　(大 1 個, 小 10 個)
　(大塚製薬)
・炭酸ガス炭素同位体比分析装置
　赤外分光分析装置 POCone
　(大塚電子)

〈測定方法〉
1) 試験食と試薬を混ぜて準備する．
2) 呼気は, 安静座位にて 5 秒間程度呼吸を停止させ, その後に呼気採取バッグに呼出し, 常温保存とする．
3) 測定は試験液摂取前(呼気採取バッグ大), 摂取後 5 分, 10 分, 15 分, 20 分, 30 分, 40 分, 50 分, 60 分, 75 分, 90 分(呼気採取バッグ小)に行う．
4) 被験者呼気中の $^{13}CO_2/^{12}CO_2$ の測定は, 炭酸ガス炭素同位体比分析装置を用いて分析を行う. 計測は, 検査当日でなくてもよい．

〈評価指標〉
　呼気中 $^{13}CO_2/^{12}CO_2$ の基準値(投与前値)に対する変化量比 (Δ‰) がピークとなるまでの時間(Tmax)を計測し, 胃排出機能の評価項目とする．

図1 ^{13}C 呼気試験法胃排出機能検査 ▶

胃排出が亢進すると単位時間あたりに小腸から吸収される^{13}C 標識化合物の量も増加して，^{13}C 排出率を示す曲線の立ち上がりの勾配は急峻となりピーク値も高値となる．逆に胃排出が遅延すると単位時間あたりの^{13}C 標識化合物の吸収量も減少し，^{13}C 排出率を表す曲線の立ち上がりの勾配は緩徐となりピークも低値となる．このように^{13}C 排出率を表す曲線の形状は胃排出速度の影響を大きく受けることになる．Tmax の平均値は，43.9±10.3 分と報告されている．
(第 44 回日本平滑筋学会ワークショップ標準案，一部改変)

度を調べることが可能である 図1 .

　アメリカ食品医薬品局（FDA）にも承認されている Carin ^{13}C-Spirulina Gastric Emptying Breath Test（GEBT）が，アメリカでは販売されている．この製品が優れている点は，先述したアイソトープ法と比較検討でその信頼性が確認されていること，また，検査食や呼気採取の容器などがキット化されており，特別な機器が不要となっていることである．

【参考文献】
1) Camilleri M, Parkman HP, Shafi MA, et al. Clinical guideline: management of gastroparesis. Am J Gastroenterol. 2013: 108: 18-37.
2) Griffith GH, Owen GM, Kirkman S, et al. Meaurement of rate of gastric emptying using ehromium-51. Lancet. 1966; 1: 1244-5.
3) Ghoos YF, Maes BD, Geypens BJ, et al. Measurement of gastric emptying rate of solids by means of a carbon-labeled octanic acid breath test. Gastroenterology. 1993: 104: 1640-7.
4) Arai E, Arai M, Uchiyama T, et al. Subthalamic deep brain stimulation can improve gastric emptying in Parkinson's disease. Brain. 2012: 135: 1478-85.

〈新井誠人　新井英二　加藤直也〉

3. 症状をとらえるための機能検査　A. 上部消化管機能検査

4 ▶ 胃電図のとり方と読み方

　胃蠕動運動は，胃大弯側上部1/3に存在する胃ペースメーカー細胞が発生する電気活動により調律される．この電気活動の発生・伝播に関しては，カハール間質細胞や胃壁在神経叢の関与が大きいとされる[1]．また，胃ペースメーカー細胞は迷走神経背側核の支配を受ける．胃電気活動を非侵襲的に評価する方法に経皮的胃電図がある．

胃電図のとり方

　一般の脳波計でも記録できるが，市販の胃電計を用いると簡便である．我々の施設では，現在は販売終了となった胃電図EG（ニプロ社）を用いている．電極は心電図用の皿電極を利用することができる．体動や発声でアーチファクトが混入するため，安静臥位とし，しゃべらないように指示する．電極位置は左季肋部に設定するが，個人差や食事負荷による胃の移動などを考え，複数電極で測定するのがよい 図1A ．小腸などの電気活動の混入を防ぐためにフィルタを設定する．成人ではローパスフィルタ0.5～1.8 cpm，ハイパスフィルタ11.5～18 cpmの間で設定する[2]．記録時間は20分以上あれば解析可能である．食事負荷による変化を確認する方法は成書を参考にされたい[2]．

胃電図の読み方

　健常者では，1分間に約3回（3 cpm）の波形（slow wave）がみられる．最初に原波形を肉眼で評価し，slow waveの整・不整を判定する．次に原波形のスペクトル解析を行い，slow waveの周波数を反映する主要周波数（DF）を算出する．DFは心電図における脈拍数に相当すると考えるとわかりやすい．さらにスペクトル解析を少しずつずらして行うランニングスペクトル解析によりDF変動係数（ICDF）を求める．ICDFはDFの平均値に対する標準偏差を%比で表したものであり，心拍変動におけるCV_{R-R}に相当すると考えると理解しやすい．

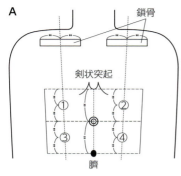

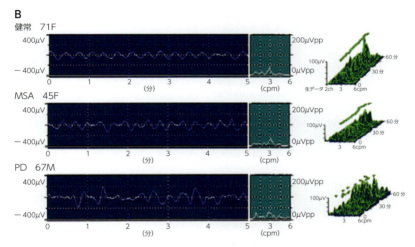

A：我々の施設では基準電極を胸骨剣状突起と臍の中間点としている．右・左の鎖骨中線と胸骨剣状突起と基準電極の中間が交わる点を電極 1，2 とし右・左の鎖骨中線と基準電極と臍の中間が交わる点を電極 3，4 として測定している．

B：健常，多系統萎縮症（MSA），パーキンソン病（PD）における胃電図所見
健常では 1 分間に約 3 回の slow wave を認め，ランニングスペクトル解析による DF の変動も目立たない．MSA では slow wave は保たれ，DF 変動も小さい一方で，PD では slow wave は障害され，ランニングスペクトル解析による DF 変動も大きくなる．

図1 胃電図電極位置と胃電図波形 ▶

臨床応用

　健常者におけるDFはおよそ2～4cpmの範囲で，これより低値をbradygastria，高値をtachygastria[1]，一定の周期を認めないものをarrythmiaとする[3]．乗り物酔いや小児周期性嘔吐症候群などの機能性疾患においてDF周期の異常を認める[1]．消化管自律神経の障害部位推定にICDFは役立つ可能性がある．健常者における空腹時ICDFの平均値は当施設では5%前後である[4]．副交感神経節後神経が障害される糖尿病[5]やパーキンソン病[4]ではslow waveは不整となり，それを反映してICDFは高値となる 図1 ．一方，中枢・節前に障害がある多系統萎縮症ではDFの変動が減り，ICDFは低値となる[4] 図1B ．また，機能性疾患でも胃電図異常がみられ，起立時頻脈症候群ではICDFが高値となり，特に消化器症状を有する患者で顕著である[6]．

【文献】
1) Chang FY. Electrogastrography: basic knowledge, recording, processing and its clinical applications. J Gastroenterol Hepatol. 2005; 20: 502-16.
2) 山中義崇, 朝比奈正人. 胃電図検査. 自律神経機能検査. 第5版. 東京: 文光堂; 2015. p.361-4.
3) 金桶吉起. 胃電図検査. 自律神経機能検査. 第4版. 東京: 文光堂; 2007. p.313-5.
4) Sakakibara Y, Asahina M, Suzuki A, et al. Gastric myoelectrical differences between Parkinson's disease and multiple system atrophy. Mov Disord. 2009; 24: 1579-86.
5) Koch KL. Diabetic gastropathy: gastric neuromuscular dysfunction in diabetes mellitus: a review of symptoms, pathophysiology, and treatment. Dig Dis Sci. 1999; 44: 1061-75.
6) Seligman WH, Low DA, Asahina M, et al. Abnormal gastric myoelectrical activity in postural tachycardia syndrome. Clin Auton Res. 2013; 23: 73-80.

〈山中義崇　朝比奈正人　荒木信之〉

3. 症状をとらえるための機能検査　A. 上部消化管機能検査

5 ▶ 胃バロスタットのとり方と読み方

胃バロスタット法とは

　胃バロスタットは，消化管内圧法では測定困難な胃容量・弛緩量および胃内臓知覚を計測する消化管機能検査法である．

胃バロスタットのとり方

　ポリエチレン製胃バロスタットバッグ（直径 12 cm，容量 1,000 mL，球形）は送吸気と圧センサーのダブルルーメンカテーテルを介してバロスタット装置に接続する 図1 ．被験者は絶食空腹で，放射線透視下でバロスタットバッグを経口挿入・近側胃内に留置し，120度のリクライニングポジションをとる[1]．

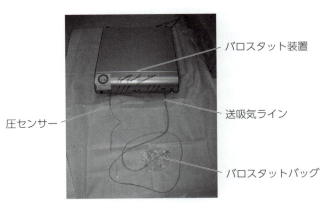

図1 バロスタット装置 ▶
胃バロスタットバッグ（直径 12 cm，容量 1,000 mL，球形）は送吸気と圧センサーのダブルルーメンカテーテルを介してバロスタット装置に接続する．

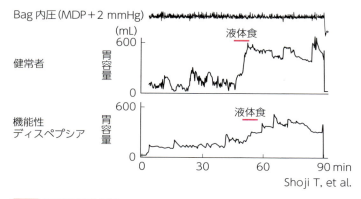

図2 胃受容性弛緩 ▶

液体食摂取で胃体部の受容性弛緩反応が誘発される（上段）が，機能性ディスペプシア（FD）患者では弛緩量が低下している（下段）．

胃バロスタットの設定と読み方

● 胃容量・弛緩量の測定

バロスタット装置でバッグ内圧を1 mmHg/分ずつ増加させ，バッグ内容量が30 mLを超えた時点のバッグ内圧（Minimal Distending Pressure：MDP）を測定する．MDP＋2 mmHgの一定圧に設定し，バッグ内容量変化（mL）を測定する．さらに，バッグ容量（mL）を圧（mmHg）で除したコンプライアンス値（mL/mmHg）は胃壁の伸展（緊張）状態を表す．

液体食摂取で胃体部の受容性弛緩反応が誘発される（上段）が，機能性ディスペプシア（FD）患者では弛緩反応が障害されている（下段）図2．

● 胃内臓知覚の測定

バッグ内圧を1 mmHg/分ずつ徐々に増加させて胃伸展刺激を行い，出現した上腹部の感覚強度に応じて『感覚』，『不快』および『最大耐性』閾値と定義し，それぞれの時点のバッグ内圧（mmHg）を閾値圧とする．

代替法

バッグの挿入は被験者にとって侵襲的であり，また専用機器とテクニックを要するため検査施行に困難な面がある．胃受容性弛緩および内臓知覚測定においては代替法（下記）がいくつか考案されている．

- Drink Test〔飲水（液体栄養栄養）試験〕[2]

- 超音波法[3]
- ^{13}C-aceate Breath Test（^{13}C 炭素呼気試験）[3]
- Magnetic Resonance Imaging（MRI）法[4]
- Single Photon Emission Computed Tomography（SPECT）法[5]

まとめ

　バロスタット法は胃受容性弛緩および胃内臓知覚測定の Gold standard であり，特に機能性消化管障害の病態解明に大きな役割を果たしている．研究面では今後も新たな知見を生み出す重要なツールである．専門的操作性および侵襲面から，臨床利用においては代替法が推奨される．

【文献】
1) Whitehead WE, Delvaux M. Standardization of barostat procedures for testing smooth muscle tone and sensory thresholds in the gastrointestinal tract. The Working Team of Glaxo-Wellcome Research, UK. Dig Dis Sci. 1997; 42: 223-41.
2) Chial HJ, Camilleri C, Delgado-Aros S, et al. A nutrient drink test to assess maximum tolerated volume and postprandial symptoms: effects of gender, body mass index and age in health. Neurogastroenterol Motil. 2002; 14: 249-53.
3) Fruehauf H, Steingoetter A, Fox MR, et al. Characterization of gastric volume responses and liquid emptying in functional dyspepsia and health by MRI or barostat and simultaneous C-acetate breath test. Neurogastroenterol Motil. 2009; 21: 697-e37.
4) Fidler J, Bharucha AE, Camilleri M, et al. Application of magnetic resonance imaging to measure fasting and postprandial volumes in humans. Neurogastroenterol Motil. 2009; 21: 42-51.
5) Bouras EP, Delgado-Aros S, Camilleri M, et al. SPECT imaging of the stomach: comparison with barostat, and effects of sex, age, body mass index, and fundoplication. Single photon emission computed tomography. Gut. 2002; 51: 781-6.

〈庄司知隆〉

3. 症状をとらえるための機能検査　A. 上部消化管機能検査

6 ▶ 消化管ホルモン検査のとり方と読み方

神経疾患における消化管ホルモン検査の意義

　消化管ホルモンは，粘膜組織から放出され，血流を介して標的に到達し，主に消化吸収に関する機能を果たす．消化管ホルモンは中枢神経系でも発現し，神経伝達物質としての役割を果たす．近年，消化管と中枢神経系は，消化管ホルモンと自律神経の両方が関与した経路によって結ばれ，情報伝達を行っていることが徐々に明らかとなった．いくつかの消化管ホルモンは，迷走神経求心路を介して中枢神経系にシグナルを送り，消化管を起点とした情報伝達に寄与する因子（腸-脳ペプチド）として再認識されている．このような消化管と中枢神経系との情報伝達は，臨床的に重要な食欲調節，さらに消化管運動に多大な影響を与える．ここでは，代表的な腸-脳ペプチドの機能を提示しながら，自律神経研究の新たな切り口として，消化管ホルモンを検討する意義について述べる．

腸-脳ペプチドとしての消化管ホルモン

　最近，自律神経を介した消化管ホルモンの新しい作用機序が明らかにされている．消化管内分泌細胞は，刺激の受容，ペプチド産生ならびに放出といった一連の機能から，神経細胞と機能的に類似性がある[1]．コレシストキニン，グルカゴン様ペプチド-1，ペプチドYY，そして活性型グレリンなどの消化管ホルモンは，消化管内分泌細胞から放出され，近傍の迷走神経求心路に存在するレセプターに作用し，消化管を起点とした情報を中枢神経系へ伝達し，摂食行動を調節していることが明らかにされている[2]．これらの消化管ホルモンは「腸-脳ペプチド」と称される　表1　．これら腸-脳ペプチドは，摂食行動の調節のみならず，視床下部を介したエネルギー代謝の調節，さらには消化管蠕動機能の調節にも寄与している．なお，グルカゴン様ペプチド-1は，グルコース依存性のインスリン分泌促進作用とグルカゴン分泌抑制作用を有することから，糖尿病治療に応用されている．

表1 消化管における主な腸-脳ペプチドのまとめ

	内分泌細胞	主な局在	主な分泌刺激	迷走神経求心路の受容体	迷走神経求心路を介した主な生理作用
コレシストキニン	I細胞	十二指腸，空腸	食事	CCK-1受容体	摂食行動の抑制
グルカゴン様ペプチド-1	L細胞	回腸，大腸	食事	GLP-1受容体	摂食行動の抑制
ペプチドYY	L細胞	回腸，大腸	食事	Y-2受容体	摂食行動の抑制
活性型グレリン	X/A様細胞	胃，小腸	空腹	成長ホルモン分泌放出促進因子受容体	摂食行動と消化管蠕動の促進

自律神経障害と腸-脳ペプチド

　これまで述べたとおり，腸-脳ペプチドは，消化管が司令塔となった恒常性維持の担い手であり，消化管の機能低下をきたす自律神経障害では，その分泌動態の変化に興味がもたれる．特に活性型グレリンは，成長ホルモン分泌放出促進因子受容体の内因性リガンドとして胃組織抽出物より発見された消化管ホルモンであり[3]，空腹時に主に上部消化管より分泌され，摂食行動の促進と消化管蠕動の亢進をもたらす[4]．最近筆者らは，早朝空腹時における血漿の活性型グレリンと非活性型グレリンを30例の多系統萎縮症患者と24例の他疾患患者ならびに24例の健康人で比較検討したところ，多系統萎縮症では活性型グレリン/総グレリン比が明らかに低下しており，これが患者の早期飽満感や排便困難感などの消化器症状の増悪に関与していることをみいだした[5]．今後は，多系統萎縮症において活性型グレリン分泌が相対的に低下するグレリン分泌異常の機序に，自律神経や消化管神経叢，さらには腸内細菌叢がどのように関与するかを明らかにする必要がある．

検査のしかた

　消化管ホルモンを検査するにあたっては，患者のどのような症候・症状との関連を検査するのかによって，採血の時間帯と回数，分泌負荷の有無，さらに食事や睡眠など分泌に影響を与える条件をそろえる必要がある．また，検査の測定系によって，血液検体の分離法（血清あるいは血漿）が決められており，活性が失われやすいホルモンについては検体分離から凍結までの処理に特定の配慮が必要となる．とくに，活性型グレリンについては，オクタノイル基の離

脱を防ぐために，分離した血漿に適量の 1N 塩酸を添加する必要がある．グルカゴン様ペプチド-1 については，採血後直ちにジペプチジルペプチダーゼ-4 阻害薬を添加し，その後に血漿分離が必要である．

【文献】
1) Fujita T, Kanno T, Kobayashi S. Gastroenteropancreatic endocrine system. In: Fujita T, Kanno T, Kobayashi S, editors. The Paraneuron. Tokyo: Springer-Verlag; 1988. p.165-84.
2) Dockray GJ. Gastrointestinal hormones and the dialogue between gut and brain. J Physiol. 2014; 592: 2927-41.
3) Kojima M, Hosoda H, Date Y, et al. Ghrelin is a growth-hormone-releasing acylated peptide from stomach. Nature. 1999; 402: 656-60.
4) Levin F, Edholm T, Schmidt PT, et al. Ghrelin stimulates gastric emptying and hunger in normal-weight humans. J Clin Endocrinol Metab. 2006; 91: 3296-302.
5) Ozawa T, Tokunaga J, Arakawa M, et al. Abnormal ghrelin secretion contributes to gastrointestinal symptoms in multiple system atrophy patients. J Neurol. 2013; 260: 2073-7.

〈小澤鉄太郎〉

7 ▶ 小腸内圧検査のとり方と読み方

　上部消化管から下部消化管にかけての機能を評価するには複数の方法がある．消化管運動の評価にはバロスタットや内圧測定法[1-3]，消化管通過の評価にはラジオアイソトープ法[4]，X線不透過マーカー法[5]，水素呼気試験[6]が用いられる．本稿では上部消化管から下部消化管のうち，小腸運動の評価に用いられる内圧測定法について述べる．

小腸運動の生理

　正常の小腸運動[1,4]は空腹期と食後期で異なるパターンを示す．空腹期は静止期の phaseⅠ，不規則な収縮運動が散発する phaseⅡ，3 cpm の頻度で規則的な強収縮が生じて小腸内容物を肛門側に送り出す phaseⅢからなり，これら一連の運動パターンを migrating motor complex（MMC）とよんでいる．MMCは空腹状態を続けると90〜160分おきに繰り返される．摂食により空腹期小腸運動は食後期小腸運動に速やかに移行し，phaseⅡに類似した不規則な収縮運動が数時間持続する．この食後期運動は，phaseⅢ様収縮によって胃内容物の排出が完了すると再び空腹期運動に移行する 図1 ．

小腸内圧測定

　小腸内圧測定法は，小腸平滑筋の運動によって閉鎖腔に近い状態にある消化管内腔の圧力を圧トランスデューサーを用いて一定時間連続測定することで，小腸運動を定量的に分析する検査法である．

　小腸内圧測定[1,7]ではX線透視下で経鼻的に内圧カテーテルを十二指腸・空腸に挿入し，ポリグラフ上に圧波形を導出する．携帯型の測定器を用いることにより，被検者の日常生活下での長時間記録が可能である．最近では食道内圧測定と同様に high resolution manometry（HRM）が行われつつあり，従来の少数の圧トランスデューサーによる測定と比べてより詳細なデータが得られる．ただし，HRMの波形パターンにより正常と異常を鑑別し得る水準に至るまでには今後の十分な症例集積が必要である．

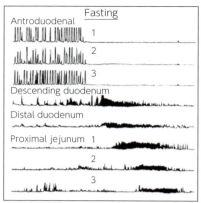 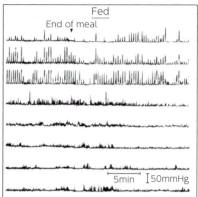

図1 健常人の空腹期および食後期の小腸内圧 ▶
左：胃から生じた強収縮（phase Ⅲ）が十二指腸〜空腸へ伝播する．前半の不規則な収縮は phase Ⅱ，強収縮後の静止期が phase Ⅰ である．
右：食事負荷による不規則な食後期運動がみられる．
(Stanghellini V, et al. Gut. 1987；28：5-12[8])

　小腸運動を障害する疾患では MMC に異常をきたすが，運動異常の評価においては特に phase Ⅲ が重要であり，発生頻度，振幅，収縮持続時間，および伝播速度が臨床的な評価項目となる．

小腸運動異常をきたす主な疾患

1．慢性偽性腸閉塞

　慢性偽性腸閉塞（chronic intestinal pseudo-obstruction：CIPO）は小腸運動障害の中でも最重症の病態である[8,9]．神経と筋のどちらが主に障害されるかによって visceral neuropathy と visceral myopathy に分類される．一般に全身性硬化症，アミロイドーシス，神経変性疾患など基礎疾患に由来するものを CIPO，原因疾患を特定できないものを慢性特発性偽性腸閉塞（chronic idiopathic intestinal pseudo-obstruction：CIIP）と定義する．

　小腸内圧測定では phase Ⅱ における収縮運動の減弱や振幅 20 mmHg 以上の 2 分以上持続する 10〜12 cpm の非伝播性 burst 波，phase Ⅲ の変形，発生頻度の減少，振幅の低下，収縮持続時間の延長，および伝播速度の低下といった異常所見を認める 図2 ．病勢が進行すると小腸の拡張が顕著となり，小腸内圧で検出できる収縮運動はほとんど消失する．

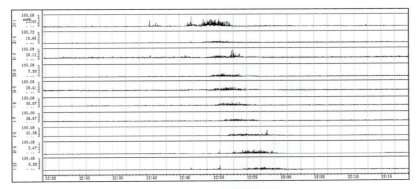

図2 慢性偽性腸閉塞における小腸内圧の異常波形 ▶
phase Ⅲ の著明な低振幅，伝播速度の低下（約 36 mm/min，正常は 60〜100 mm/min）を認める（自験例，47 歳男性）．

2. 過敏性腸症候群

過敏性腸症候群（irritable bowel syndrome：IBS）は脳腸相関を呈する代表的な疾患であり，心理的ストレス[2,7]や食事刺激に対する小腸・大腸運動の反応性が亢進している．小腸内圧測定では phase Ⅱ における収縮運動の増加や群発収縮（clustered contractions）の出現[1]，遷延伝播収縮（prolonged propagated contractions）の増加，ストレス下での MMC（phase Ⅲ）の消失などの異常所見を認める．

結語

小腸運動の評価に用いられる内圧測定法について述べた．内圧測定は胃内においても可能であり，特に前庭部・幽門から十二指腸にかけての内圧測定は胃・十二指腸協調運動の有無，前庭部収縮の低下や逆蠕動を含む異常運動の検出に有益である．現時点では，小腸内圧測定が上部消化管から下部消化管にかけての運動パターンを正確に評価するのに最も優れた方法である．消化管内腔における複数の化学的信号の検出と内圧の同時計測が可能になればより正確で定量的な内圧検査も確立でき，今後の検査法発達が望まれる．

【文献】
1) Kellow JE, Gill RC, Wingate DL. Prolonged ambulant recordings of small bowel motility demonstrate abnormalities in the irritable bowel syndrome. Gastroenterology. 1990; 98: 1208-18.
2) Fukudo S, Suzuki J. Colonic motility, autonomic function, and gastrointestinal hormones under psychological stress on irritable bowel syndrome. Tohoku J Exp Med. 1987; 151: 373-85.
3) Rogers J, Henry MM, Misiewicz JJ. Increased segmental activity and intraluminal pressures in the sigmoid colon of patients with the irritable bowel syndrome. Gut. 1989; 30: 634-41.
4) Kumar D, Wingate D. An illustrated guide to gastrointestinal motility, 2nd ed. London: Churchil Livingstone; 1993.
5) Hinton JM, Lennard-Jones JE, Young AC. A new method for studying gut transit times using radiopaque markers. Gut. 1969; 10: 842-7.
6) Read NW, et al. Measurement of small bowel transit in humans. In: Kamm M, Lennard-Johne J, editors. Gastrointestinal Transit. Pathophysiology and Pharmacology. Petersfield, UK: Wrightson Biomedical Publishing; 1991. p.97-108.
7) Fukudo S, Nomura T, Muranaka M, et al. Brain-gut response to stress and cholinergic stimulation in irritable bowel syndrome. J Clin Gastroenterol. 1993; 17: 133-41.
8) Stanghellini V, Camilleri M, Malagelada JR. Chronic idiopathic intestinal pseudo-obstruction: clinical and intestinal manometric findings. Gut. 1987; 28: 5-12.
9) Schuffler MD. Chronic intestinal pseudo-obstruction. Medicine. 1981; 60: 173-96.

〈町田貴胤　福土　審〉

1 ▶ 大腸通過時間のとり方と読み方

　便秘は多くの人が経験する非常にありふれた問題である．性別，加齢，食生活や運動習慣，投薬など，機能性便秘の危険因子となるものは数多く知られ，神経疾患を背景に有することも誘因の一つである．排便は①大腸内容物の輸送，②直腸・肛門での一時的な蓄便，③直腸・肛門からの排便の3つのフェーズからなるが，本稿で述べる大腸通過時間（colonic transit time：CTT）は，①の大腸内容物の輸送を反映する客観的な指標である．

放射線不透過マーカー法

　大腸通過時間検査は大腸吻側部から直腸への輸送機能を評価する検査である．中でも放射線不透過マーカーを用いた方法は，簡便なうえに，放射性同位元素による直接的評価とよく相関する優れた方法であるとされている．

　具体的には，1カプセルあたり20個のX線不透過・非吸収性のリング状マーカーを封入した検査用カプセル（Sitzmarks；Konsyl Pharmaceuticals Inc, Edison, NJ, USA）を，6日間毎朝内服し，7日目に腹部単純X線を撮影して，腸管に沿って残存してみえる放射線不透過マーカーの個数を調べる．検査期間中は，食事・飲水・運動は普段どおりとするが，下剤や浣腸は原則として使用しない．特に禁忌となる対象はない．

　マーカーの個数に1.2を掛けた数値をCTTとみなす．健常者では全大腸CTTは39時間である．また，腹部単純X線画像上で第5頸椎椎体，骨盤出口部右側内縁，左腸骨稜に解剖学的目印として線を引き，右側結腸，左側結腸，S字結腸・直腸の3領域に分割し，各領域のマーカーの個数を数える 図1 ．これもそれぞれに1.2を掛けた数値を，それぞれの領域ごとのCTTとみなす．健常人では，右側結腸6.9時間，左側結腸14.1時間，S字結腸・直腸18.0時間であったというデータが報告されている[1,2]．

　放射線不透過マーカー法はいくつか変法があり，マーカーを1回だけ内服し，複数回の撮影を行う方法なども知られている．

　なお本法は保険未収載である．使用にあたっては，各施設において倫理委員

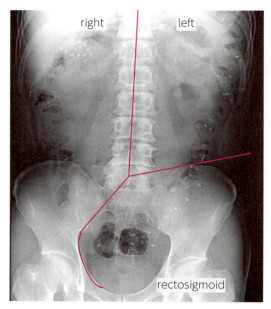

図1 放射線不透過マーカー法による大腸通過時間検査 ▶

会の承認と Sitzmarks の個人輸入が必要であることに注意されたい．

【文献】
1) 榊原隆次, 岸 雅彦, 舘野冬樹, 他. 排便機能検査. In: 自律神経学会, 編. 自律神経機能検査 第5版. 東京: 文光堂; 2015, p.368-70.
2) Sakakibara R, Okada T, Uchiyama T, et al. Colonic transit time, sphincter EMG, and rectoanal videomanometry in multiple system atrophy. Mov Disord. 2004; 19: 924-9.

〈土井啓員　榊原隆次〉

3. 症状をとらえるための機能検査　B. 下部消化管機能検査

2 ▶ ビデオマノメトリーのとり方と読み方

原理・目的

　神経疾患の下部消化管障害である排便障害は，症状として便秘やイレウスなどをきたすことが多い．機序としては，下部消化管通過時間の延長によるものや直腸肛門機能障害があり，その両者が同時にみられることも少なくない[1,2]．消化管運動障害を評価するために筆者らは米国消化器病学会の指針に沿って，大腸通過時間検査と直腸肛門ビデオ内圧検査の2つを組み合わせて評価を行っている[3,4]．この項では直腸肛門ビデオ内圧検査であるビデオマノメトリーについて述べる．

方法

　装置はビデオウロダイナミクス装置（Janus, Lifetec Inc, USA）を用いる．検査は男女とも基本的には座位にて行う．まず，X線透視台上で直腸・肛門内圧測定用3wayカテーテルを挿入する．次に腹圧（膀胱圧）測定のために，尿道口から8Fカテーテルを挿入する．そして，外肛門括約筋の筋電図の測定のために肛門脇に筋電図針を刺入し単針同心円型電極（筋電計としてNeuropack Sigma，日本光電，東京，など）を装着する．

　直腸内圧から腹圧（膀胱圧）を差し引いたものを排便筋圧とする．直腸容量がない状況を安静時とする．その後，直腸肛門機能測定のため希釈オムニパークを直腸内に注入しながら直腸内圧測定を開始する．注入速度としては50 mL/minにて施行し蓄便期を再現している．注入速度により直腸内圧が異なることがあるので常に一定の速度にする必要がある．流動態検査用コンピュータには，便流，直腸内圧，腹圧（膀胱圧），排便筋圧，肛門内圧，外括約筋筋電図が同時に表示され記録される．排便知覚の評価として初期便意ならびに最大便意を用いている．本人の限界に至るすなわち直腸最大容量まで，便流，直腸内圧，腹圧（膀胱圧），排便筋圧，肛門内圧，外括約筋筋電図測定を行う．その後，排便指示後，随意的に排出を行ってもらい，排便時の変化する便流，

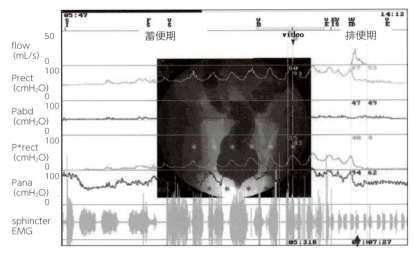

図1 健常人の直腸肛門ビデオマノメトリー rectoanal videomanometry ▶
Prect: 直腸内圧, Pabd: 腹圧, P*rect: 直腸筋圧, Pana: 肛門括約筋部圧, sphincter EMG: 括約筋筋電図, 説明本文参照.

直腸内圧, 腹圧（膀胱圧）, 排便筋圧, 肛門内圧, 外括約筋筋電図, 透視画像を同時に連続測定し, その後排便量と残尿量を測定する 図1 .

基準値・判定

　正常の括約筋静止圧は＞40 cmH₂O（交感神経支配）, 括約筋絞扼圧は＞50 cmH₂O（体性神経）支配である. 咳, Valsalva 手技（いきみ）時の腹圧上昇は 60〜80 cmH₂O が正常である. 蓄便期において直腸のコンプライアンスは 65 mL/cmH₂O と膀胱とほぼ同様に高く, 直腸内圧はわずかに上昇するのみである. 排尿機能検査における蓄尿時と異なり, 直腸内圧は周期的に上昇する（固有収縮）. この際に便意を感じるが, 固有収縮の消失とともに便意も軽快することを繰り返す. 初発便意後, 3〜8回の固有収縮がみられ最大便意に至る. 初発便意量, 最大便意量はそれぞれ平均 129 mL, 302 mL と膀胱より小さい. 正常でも 2 種類の排便パターンが認められる. 一つは, 腹圧上昇があまりみられず, 直腸収縮とともに排便がみられるもの（直腸収縮型）, もう一つは, 排便時に直腸収縮があまりみられず腹圧上昇とともに排便がみられるもの（腹圧型）である. どちらも直腸内残便はほとんどみられない.

　外肛門括約筋に挿入された単針同心円型電極の導出半径は 0.5 mm 程度であ

り，20個程度の筋線維活動を反映するとされる．正常では蓄便期には外肛門括約筋は常時収縮しているため外肛門括約筋筋電図を測定すると常時発火が認められ，複数の運動単位電位が同時に認められることが多い．直腸内への注入量増量とともに発火頻度も増大する．発火頻度の増大は筋電図計のモニター上でも確認できるが，スピーカーを通じて筋電図音も増大する．排便期には，正常では外肛門括約筋が弛緩するため外肛門括約筋筋電図では筋活動は著明に減少し，音も著明に減少する．したがって，排出期に発火が持続している場合は異常である．排便期の肛門括約筋異常収縮を，奇異性括約筋収縮という．

適応と禁忌

　パーキンソン病では，直腸固有収縮が低下もしくは消失しており，排便時の奇異性括約筋収縮，腹圧低下が認められる．奇異性括約筋収縮，腹圧低下は中枢由来と考えられるがその責任病巣は明らかでない．多系統萎縮症では外肛門括約筋筋電図波形分析で高頻度異常が認められ，肛門括約筋弛緩，便失禁が時にみられる[1,2]．検査においては感染症や炎症性疾患がある場合は禁忌となる．

【文献】
1) Quigley EMM, Pfeiffer RF. Neurogastroenterology. Philadelphia: Butterworth-Heinemann; 2004.
2) Wyndaele JJ, Kovindha A, Igawa Y, et al. Neurogic fecal incontinence. Neurourol Urodyn. 2010; 29: 207-12.
3) 榊原隆次，岸　雅彦，内山智之，他．定量的排便機能検査．自律神経．2009; 46: 466-9.
4) Sakakibara R, Kishi M, Ogawa E, et al. Bladder, bowel, andsexual dysfunction in Parkinson's disease. Parkinson's Dis. 2011. Review Article.
5) 日本自律神経学会，編．自律神経機能検査　第5版．2015; 368-70.

〈舘野冬樹　榊原隆次〉

3. 症状をとらえるための機能検査　B. 下部消化管機能検査

3 ▶ 腸音図のとり方と読み方

　神経疾患や神経疾患などの治療薬による腸管運動の障害によって便秘が引き起こされる．一般に，腸管の運動性を評価するためには，MRIやX線検査が行われる．これらの検査の画像データから，腸管を観察することができるが，検査装置が高価である上に，長時間・長期間観察には適していないことから，検査を行える施設は限定的である．これらの問題を解決すべく，本稿で述べる腸音図は，手軽に安価に，腸管の運動性を非侵襲的に評価することに役立つと考えられる．

腸音解析システム

　腸音は，聴診器，マイクロフォン，聴診器と小型マイクロフォンを組み合わせたデバイス，電子聴診器などを使用して，録音することができる．最近では，腸の運動機能や腸疾患の評価を目指して，電子聴診器で獲得した腸音の解析が行われている（例えば，文献1-9）．電子聴診器を使用する際，腸音の主要周波数成分が1000 Hzまでに存在すると報告されているため[1,10-12]，腸音の情報を劣化させないよう，周波数モードを注意深く，選択する必要がある．被験者の腹部へのチェストピースの配置法については，腹部の広範囲から発生する腸音を収集するため，主に3つのパターン：(1) 3つの聴診器配置[13]，(2) 4つの聴診器配置[14]，(3) 6つの聴診器配置[15]が過去に報告されている．それぞれの電子聴診器で獲得した腸音は，マルチトラック・レコーダなどを用いることにより，SDカードに記録することができる．SDカードに記録された音声ファイルはコンピュータにインストールされた，フリーのオーディオエディタ・レコーダソフトウエアなどを用いて，録音状態や音響波形の形状などを確認することができる．

　これまでに，3つ以上の聴診器を用いた腸音の音源推定法が開発されており，シミュレーションにより，その有効性が確認されている[13-15]．このような複数の聴診器を用いた研究があるが，筆者らは，臍から右側9 cmの箇所のみに固定された聴診器を用いることにより，腸の運動性が評価できることを示してい

る[16]．右下腹部の録音データには，心音などの影響が少なく，腸管内で発生した多くの腸音が含まれていると考えられている．

　一般に，静音下でさえ，録音データには，腸音以外の音である心音や呼吸音などが含まれてしまう．そのため，録音データから腸音だけを抽出して解析する技術が必要とされており，これまでに，いくつかの方法が報告されている（例えば，文献7, 8, 11, 14, 17, 18）．腸音は特徴的な周期性信号であるため，心音や呼吸音との違いがスペクトルの形状に反映される．筆者らは，この違いを捉えるため，スペクトルのピーク幅に基づく腸音の自動抽出法を開発している[16]．筆者らの最新の研究では，炭酸水負荷試験において，電子聴診器を用いて自動抽出された腸音の時間領域の音響特徴量：腸音発生間隔，1分間あたりの腸音の発生数，腸音の信号対雑音比，腸音の長さは，炭酸水摂取前後において，有意な差が認められた．さらに，炭酸水負荷試験において，非接触マイクロフォンを用いて抽出された腸音の時間領域の音響特徴量においても，同様の傾向を得ている[19]．このことから，これらの音響特徴量が，腸の運動性の評価に役立つことが示唆されている．

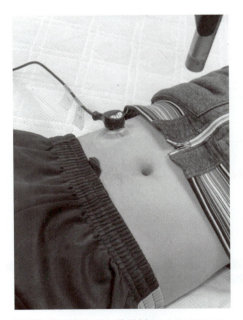

図1　電子聴診器と非接触マイクロフォンを用いて同時に録音を行っている様子▶

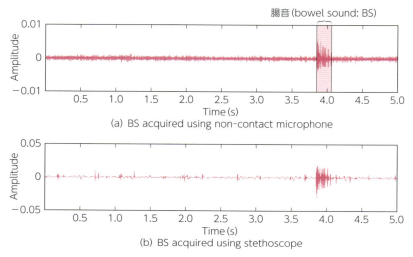

図2 炭酸水摂取前の（a）非接触マイクロフォンを用いて獲得された腸音，(b）電子聴診器を用いて獲得された腸音の例 ▶

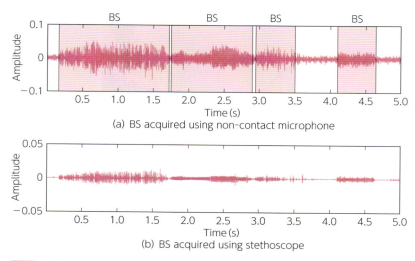

図3 炭酸水摂取後の（a）非接触マイクロフォンを用いて獲得された腸音，(b）聴診器を用いて獲得された腸音の例 ▶

図1 は，例として，電子聴診器と非接触マイクロフォンを用いて同時に録音を行っている様子を示したものである．図2 は，炭酸水摂取前の（a）非接触マイクロフォンにより獲得された腸音，（b）電子聴診器により獲得された腸音の例を示す．図3 は，炭酸水摂取後の（a）非接触マイクロフォンにより獲得された腸音，（b）電子聴診器により獲得された腸音の例を示す．

　環境雑音の影響を極力除外するために，腸音の録音は静環境において行われることが望ましい．静環境で実験が行われた時でさえ，録音データには心音，呼吸音などが含まれることに注意されたい．録音中，被験者は安静状態が望ましいが，体動による雑音などが含まれるかもしれない．この影響を極力避けるため，サージカルテープなどを用いて，聴診器のチェストピースをしっかりと固定する必要がある．被験者の Body-mass-index（BMI）が極端に高い場合，腸管とチェストピース間の距離が大きくなるため，音の減衰が予想される．以上のように，録音の際，雑音，音圧の小さい腸音などを考慮する必要があるが，録音データから目的の生体音響信号だけを抽出するためには，筆者らが開発した技術を参照されたい[20,21]．

【文献】
1) Ching SS, Tan YK. Spectral analysis of bowel sounds in intestinal obstruction using an electronic stethoscope. World J Gastroenterol. 2012; 18: 4585.
2) Radnitz CL, Blanchard EB. Bowel sound biofeedback as a treatment for irritable bowel syndrome. Applied Psychophysiology and Biofeedback. 1988; 13: 169-79.
3) Felder S, Margel D, Murrell Z, et al. Usefulness of bowel sound auscultation: a prospective evaluation. J Surg Educ. 2014; 71: 768-73.
4) Ulusar UD. Recovery of gastrointestinal tract motility detection using Naive Bayesian and minimum statistics. Comput Biol Med. 2014; 51: 223-8.
5) Yamaguchi K, Yamaguchi T, Odaka T, et al. Evaluation of gastrointestinal motility by computerized analysis of abdominal auscultation findings. J Gastroenterol Hepatol. 2006; 21: 510-4.
6) Liatsos C, Hadjileontiadis LJ, Mavrogiannis C, et al. Bowel sounds analysis: a novel noninvasive method for diagnosis of small-volume ascites. Dig Dis Sci. 2003; 48: 1630-6.
7) Ranta R, Louis-Dorr V, Heinrich C, et al. Digestive activity evaluation by multichannel abdominal sounds analysis, IEEE Transactions on Biomedical Engineering. 2010; 57: 1507-19.
8) Dimoulas C, Kalliris G, Papanikolaou G, et al. Long term signal detection, segmentation and summarization using wavelets and fractal

dimension: a bioacoustics application in gastrointestinal motility monitoring. Comput Biol Med. 2007; 37: 438-62.
9) Yin Y, Yang W, Jiang H, et al. Bowel sound based digestion state recognition using artificial neural network. Biomedical Circuits and Systems Conference (BioCAS), 2015 IEEE. 2015; 1-4.
10) Yoshino H, Abe Y, Yoshino T, et al. Clinical application of spectral analysis of bowel sounds in intestinal obstruction Dis. Colon Rectum. 1990; 33: 753-7.
11) Kim KS, Seo JH, Ryu SH, et al. Estimation algorithm of the bowel motility based on regression analysis of the jitter and shimmer of bowel sounds Comput Methods Programs Biomed. 2011; 104: 426-34.
12) Kim KS, Seo JH, Song CG. Non-invasive algorithm for bowel motility estimation using a back-propagation neural network model of bowel sounds. Biomed Eng. 2011; 10: 1-10.
13) Craine BL, Silpa ML, O'Toole CJ. Two-dimensional positional mapping of gastrointestinal sounds in control and functional bowel syndrome patients. Digestive Diseases and Sciences. 2002; 47: 1290-6.
14) Dimoulas CA. Audiovisual spatial-audio analysis by means of sound localization and imaging: amultimedia healthcare framework in abdominal sound mapping, IEEE Transaction on Multimedia. 2016; 8: 1969-76.
15) Ranta R, Louis-Dorr V, Heinrich C, et al. Towards an acoustic map of abdominal activity. Engineering in Medicine and Biology Society, 2003. Proceedings of the 25th Annual International Conference of the IEEE. 2003; 3; 2769-72.
16) Emoto T, Shono K, Abeyratne UR, et al. ARMA-based spectral bandwidth for evaluation of bowel motility by the analysis of bowel sounds. Physiological Measurement. 2013; 34: 925.
17) Hadjileontiadis LJ, Liatsos CN, Mavrogiannis CC, et al. Enhancement of bowel sounds by wavelet-based filtering, IEEE Transactions on Biomedical Engineering. 2000; 47: 876-86.
18) Dimoulas C, Kalliris G, Papanikolaou G, et al. Bowel-sound pattern analysis using wavelets and neural networks with application to long-term, unsupervised, gastrointestinal motility monitoring, Expert Systems with Applications. 2008; 34: 26-41.
19) Emoto T, Abeyratne UR, Gojima Y, et al. Evaluation of human bowel motility using non-contact microphones. Biomedical Physics & Engineering Express. 2016; 2: 045012.
20) Nonaka R, Emoto T, Abeyratne UR, et al. Automatic snore sound extraction from sleep sound recordings via auditory image modeling. Biomed Signal Process Control. 2016; 27: 7-14.
21) Sato R, Emoto T, Gojima Y, et al. Automatic bowel motility evaluation technique for noncontact sound recordings. Applied Sciences. 2018; 8: 999.

〈榎本崇宏〉

4 ▶ 排便MRIのとり方と読み方

概要

　骨盤底筋群の問題により便失禁や排便困難などの排便機能障害をきたす[1]．これらは骨盤底機能不全：Pelvic floor dysfunction（PFD）とよばれ[2]，骨盤底筋協調障害や過度な骨盤底下降による排便困難を始め，直腸脱や直腸瘤，子宮脱といった骨盤臓器脱などが含まれる．排便MRIはdynamic MRIの手法を用いたPFDに対する画像診断の方法である．従来法としてバリウムを用いた

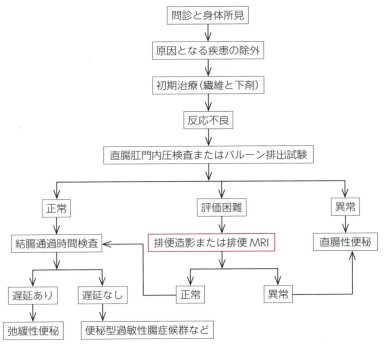

図1 **便秘診療アルゴリズム** ▶
(Bharucha AE, et al. Gastroenterology. 2013：144；211-7[8]より改変)

表1 排便造影 VS 排便MRI

	排便造影	排便MRI
放射線被曝	有	無
体位	座位	仰臥位※
コスト	低	高
造影剤	バリウム	ゼリー
制限患者	座位が可能なADL	体内金属不可
多臓器の観察	個別の造影処置が必要	不要

※ダブルドーナツタイプのMRIの場合，座位による検査が可能

表2 撮像方法

SIEMENS Magnetom-AVANTO-1.5T	GE Signa Lightning 1.5T system
• TR/TE: 534.44/1.73 ms • Matrix-size: 224×320 • thickness: 5 mm • FOV: 280 mm • Flip angle: 80° • Bandwidth: 504 Hz/Px • 80 phases/0 min 43 sec • True-FISPを用いた動画構築として再生	• Image parameters 　−Sagital plane 　−2D mode • Additional parameters 　−Scan position Pelvice 　−40 planes/42 seconds • Fast recovery single shot fast spin echo (FRSSFSE) にて再生

　排便造影（Defecography）が1960年代から行われていた[3]が，1990年頃より本法の導入が進み[4-6]，被曝がないことや，骨盤内の多臓器病変の描出にも優れているといった利点から[7]，今日ではPFDの診断において排便造影と同等の位置づけの評価法として推奨されている（図1 または文献8）．本邦では1990年代後半より施行されている[9]．表1 に排便造影と排便MRIの主な相違を示す．

排便MRIの方法

　本法はMR-Angiographyの手法を応用したもので，一般的には1.5TのMRIで行われることが多いものの，3Tでも可能である．代表的な撮像方法を 表2 に示す．

　腸管運動によるアーチファクトを避けるため，浣腸による前処置は通常使用せず，検査台で医療用ゼリーを直腸内に注入した上で，検査は仰臥位で施行する．撮影が開始されると同時に，被験者にゼリーの排出を促し，得られたスラ

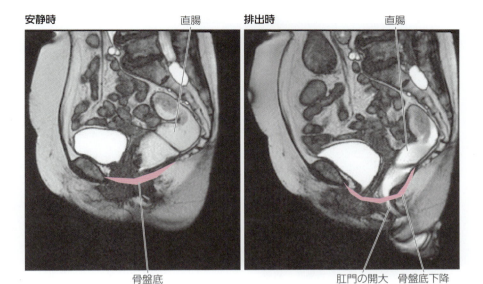

図2 健常な排便 MRI 例 ▶
安静時から排出時にかけて怒責による腹圧の上昇と共に骨盤底が下降し，肛門の開大を伴いながら直腸内容が排出される．

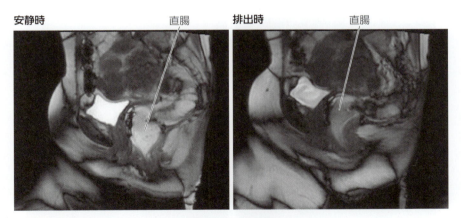

図3 骨盤底協調障害による排便困難患者の排便 MRI ▶
安静時から排出時にかけて，本来弛緩すべき骨盤底が上昇してしまう奇異収縮が認められる．直腸内容の排出が非常に困難になっている．

排出困難

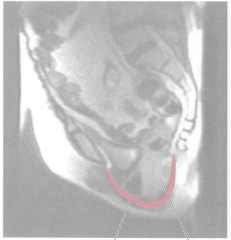

過度に下降した骨盤底　直腸

図 4a 過度な骨盤底下降を伴った排出困難例 ▶

排出時に骨盤底が著明に下降し，十分な腹圧が直腸に加わらず，排出困難となっている．

直腸脱

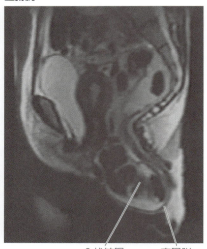

S状結腸　直腸脱

図 4b 直腸脱患者 ▶

肛門外に直腸が脱出し，さらに脱出した直腸内にS状結腸が入り込んでいる．

直腸瘤

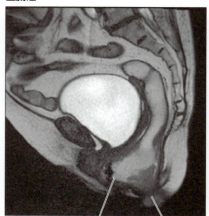

直腸前壁の膨隆　肛門

図 5a 直腸瘤 ▶

排出時に直腸の前壁が膣方向へ膨隆するため，肛門から排出されるべき直腸内容が停滞している．

骨盤臓器脱

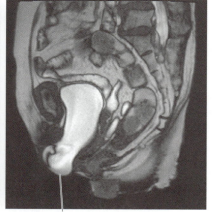

膣外に脱出した膀胱

図 5b 骨盤臓器脱患者 ▶

いきみと共に膀胱が膣外に脱出している．造影剤を注入しなくても脱出を観察できる．

イスを動画として再生しながら観察を行う．

排便MRIの所見

　正常例では 図2 に示すように，安静時から排出時に骨盤底が下降すると共に，直腸内のゼリーが排出される．これに対し骨盤底筋協調障害では，排出時に骨盤底が下降せず（弛緩不全），これが顕著となると骨盤底が上昇してしまう奇異収縮がみられる 図3 ．また怒責時の過度な骨盤底下降によって排便困難となっているPFDや直腸が肛門から突出した直腸脱も本法によって観察できる 図4 ．さらに直腸瘤や膀胱瘤 図5 といった骨盤臓器脱の客観的な評価も可能である．

【文献】
1) Dickinson VA. Maintenance of anal continence: a review of pelvic floor physiology. Gut. 1978; 19: 1163-74.
2) Kuijpers HC, Bleijenberg G, de Morree H. The spastic pelvic floor syndrome. Large bowel outlet obstruction caused by pelvic floor dysfunction: a radiological study. Int J Colorectal Dis. 1986; 1: 44-8.
3) Burhenne HJ. Intestinal evacuation study: a new roentgenologic technique. Radiol Clin. 1964; 33: 79-84.
4) Kruyt RH, Delemarre JB, Doornbos J, et al. Normal anorectum: dynamic MR imaging anatomy. Radiology. 1991; 179: 159-63.
5) Schoenenberger AW, Debatin JF, Guldenschuh I, et al. Dynamic MR defecography with a superconducting, open-configuration MR system. Radiology. 1998; 206: 641-6.
6) Vanbeckevoort D, Van Hoe L, Oyen R, et al. Pelvic floor descent in females: comparative study of colpocystodefecography and dynamic fast MR imaging. J Magn Reson Imaging. 1999 9: 373-7.
7) Rania S, Celine A, Francesca M, et al. On behalf of the ESUR and ESGAR Pelvic Floor Working Group, Magnetic resonance imaging of pelvic floor dysfunction-joint recommendations of the ESUR and ESGAR Pelvic Floor Working Group. Eur Radiol. 2017; 27: 2067-85.
8) Bharucha AE, Dorn SD, Lembo A, et al. American Gastroenterological Association medical position statement on constipation. Gastroenterology. 2013; 144: 211-7.
9) 神山剛一, 澁澤三喜, 角田明良, 他. motion MRIを用いた骨盤内臓器及び骨盤底筋群の排便に及ぼす動的影響の観察. 日本大腸検査学会雑誌. 2002; 19: 100-4.

〈神山剛一〉

3. 症状をとらえるための機能検査　B. 下部消化管機能検査

5 ▶ 外肛門括約筋筋電図のとり方と評価

外肛門括約筋と外肛門括約筋筋電図

　外肛門括約筋は，仙髄 S2-3 髄節の前角細胞〔オヌフ（onuf）核〕に由来する，陰部神経（体性神経，ニコチン受容体）の支配を受ける 図1 ．外肛門括約筋は，蓄便の維持と，排便時の弛緩を行うことにより，正常な蓄便排便機能に大きく関わっている．一般に，脳・脊髄・末梢神経のいずれの部位での神経障害も，主に消化管運動の低下による便秘に傾くことが多く，高度の便秘は，2次的に溢流性便失禁の誘因となりうる．脳幹病変・脊髄病変では，外肛門括約筋の排便時の奇異性収縮（anismus）を伴う場合もある．また，外肛門括約筋を支配する仙髄・末梢神経の病変，外肛門括約筋そのものの障害では，外肛門

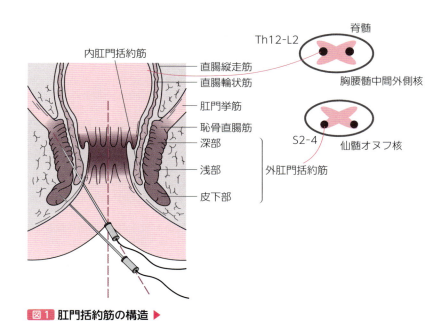

図1 肛門括約筋の構造 ▶

括約筋の弛緩機能不全をきたし，括約筋性便失禁をきたすと考えられる．一方，肛門括約筋には内肛門括約筋成分〔橋腰髄 T12-L2 髄節の中間外側核に由来，下腹神経（交感神経，アドレナリン α1 A/D 受容体）〕があるが，筋電図で調べることは通常困難で，肛門内圧検査と薬物負荷を組み合わせて調べる場合もある．

　肛門括約筋機能不全の原因は外傷性と神経性に分けられる．外傷性の原因としては分娩時会陰裂傷や直腸肛門手術が多く，神経性には二分脊椎，仙骨形成不全などの先天性脊髄疾患，脊髄損傷，多発性硬化症，糖尿病による末梢自律神経障害などがある[1]．

　外肛門括約筋筋電図を評価することにより，主に蓄排便時の発火パターンや神経原性および筋原性変化の有無を知ることができる．多系統萎縮症では，外肛門括約筋筋電図で高度に異常がみられるが，症状が似ているパーキンソン病ではほとんど異常がみられないため，両疾患の鑑別に用いられている[2]．また，筋萎縮性側索硬化症では，陰部神経の神経核であるオヌフ核が保たれるため，明らかな神経原性変化は見られない．腰椎症や糖尿病，骨盤内手術歴がある患者でも神経原性変化をきたす場合があり，問診が重要である．

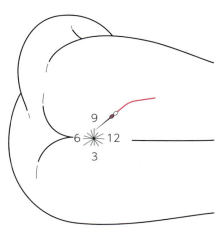

図2 針電極刺入部位 ▶
(Zhao L, et al. J Neurol Neurophysiol. 2014; 5: 227-33[3])

外肛門括約筋筋電図のとり方と評価

　我々の施設では，砕石位でカテーテル操作を行うのと並行して，外肛門括約筋への針電極刺入と運動単位電位の解析を行っている．続けて，座位での安静時・蓄便時・排便時ビデオマノメトリー筋電図同時記録を行う．一般的に排便機能を評価する際には左側臥位で行われることが多い[3]．図2．

　外肛門括約筋筋電図検査の導出方法には表面電極と針電極の2種類あり，両者共に安静時・随意収縮時の発火マッピングおよび外肛門括約筋障害の有無と程度の評価，蓄便排便時の発火パターン分析，バイオフィードバックなどに用いられる[4]．しかし，表面筋電図は針電図と比べ，非侵襲的で簡便に行えるという利点はあるものの，目的とする肛門括約筋の筋活動のみならずアーチファクトが混入しやすいという欠点がある．そのため，括約筋の筋力低下の原因を検出することはできない[5]．脊髄前角・末梢神経障害に伴う神経原性変化もしくは筋原性変化の有無などを知るためには針筋電図による外肛門括約筋の運動単位電位の解析を行う必要がある．

　表面電極にはプラグ電極，スポンジ電極，シール電極などがあり，プラグ電極やスポンジ電極は肛門内へ電極を挿入して括約筋筋群の筋電図を記録する．シール電極は肛門口の左右に電極を貼り付けて記録する．近年，表面筋電図は便失禁においてバイオフィードバックとして利用されている[6]．

　針筋電図を記録する際には同芯型針電極を用いて括約筋に刺入する．外肛門括約筋は組織学的に異なる比較的浅い皮下部位（subcutanous part）と，深い部位（superficial deep part）の2カ所に存在しており 図1 ，括約筋の機能を担っているのは主に深い部位であるため，深い部分を対象とすることが多い．一方で筋肉の発火はこれらの筋に同時にみられるため，深い部位がうまく導出できない場合には固定に留意しながら浅い部位で代用する場合もある．我々の施設では，肛門から約1 cm離れた部位の正中会陰部を0時とした時の3時方向および9時方向に針電極を刺入し，筋収縮の発火音を確認して検査を実施している．

　外肛門括約筋の運動単位電位（motor unit potential：MUP）は，陰部神経下位ニューロン障害で神経原性をきたす．MUP解析を行う場合は外肛門括約筋内の数カ所で針の先端を少しずつ移動させ，反復するMUPを検出および同定してそれらの持続時間（msec）と振幅（μV）および位相数を計測して行う．正常の外括約筋MUPは四肢と比べ，平均持続時間は短く（3〜8 msec），振幅

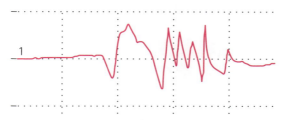

図3 神経原性変化の見られる MUP（外肛門括約筋筋電図）▶

は低く（50〜500 μV），位相は2〜3相とされている．陰部神経の神経原性変化がみられる場合には MUP の波形や放電パターンが変化し，持続時間が延長して高振幅・多相性の MUP がみられるが，なかでも持続時間の延長が最も鑑別性が高い．定量評価の際は MUP を10個サンプリングし，平均持続時間が10 msec 以上，もしくは10 msec 以上の持続時間の延長が20％以上で認められた場合には神経原性変化が陽性であると判定する[7]．図3．

蓄便排便時の発火パターン分析の際には排便時の anismus の有無を含めた詳細な分析を行う．

【文献】

1) 肛門筋電図検査．In：日本大腸肛門病学会．便失禁診療ガイドライン2017年度版1版．東京：南江堂；2017．p.43．
2) 榊原隆次．排尿・排便検査の実際とその異常—Test for gastrointestinal tract and bladder autonomic function. Clin NeuroSci. 2017; 35: 487-9.
3) Zhao L, Du H, Li B, et al. The Impact of Physiological Features on External Anal Sphincter Electromyography. J Neurol Neurophysiol. 2014; 5: 227-33.
4) 中島久幸，小杉光世，坂下泰雄．筋電図検査．臨看．1999；25：2191-4．
5) 高橋知子，角田明良．国際標準に準拠した便失禁の診断と治療．III．便失禁診断における各検査の役割と実際．日本大腸肛門病会誌．2015；68：940-5．
6) Heymen S, Jones KR, Ringel Y, et al. Biofeedback treatment of fecal incontinence: a critical review. Dis Colon Rectum. 2001; 44: 728-36.
7) 柴田千晴，高橋　修，榊原隆次，他．括約筋筋電図のとり方と読み方．In：榊原隆次，編．神経因性膀胱ベッドサイドマニュアル1版．東京：中外医学社；2014．p.45-9．

〈柴田千晴　高橋　修　山西友典　榊原隆次〉

3. 症状をとらえるための機能検査　B. 下部消化管機能検査

6 ▶ 陰部神経伝導時間検査（PNTML）の測定方法とその臨床的意義

　陰部神経は，S2～4の仙骨神経に由来する末梢運動・感覚神経で，運動神経としては骨盤底筋，外肛門括約筋，外尿道括約筋を支配している．したがって，S2～4の仙髄自体や仙骨神経，陰部神経が障害されると，これらの筋肉の収縮力低下や弛緩麻痺が生じて便失禁の原因となり，仙髄より上位の脊髄が障害されると痙性麻痺が生じて便失禁のみならず排便困難の原因にもなる．その陰部神経自体の障害である陰部神経障害（pudendal neuropathy）の有無や程度を評価する方法として，直腸肛門内圧検査における直腸肛門興奮反射や不随意収縮圧といった仙骨反射の有無の評価と陰部神経伝導時間検査がある．
　陰部神経伝導時間検査は，pudendal nerve terminal motor latency（以下，PNTML）の英語が原語で，直訳して「陰部神経終末運動潜時」とよばれる場合もある．この用語における latency（潜時）とは，PNTML の測定において，陰部神経が電気刺激されてから外肛門括約筋が収縮するまで電気刺激が潜伏していた時間との意味であるが，「陰部神経終末運動潜時」とだけ聞いても何を意味しているか理解しがたい．そこで，実質的には陰部神経が電気刺激されてから外肛門括約筋が収縮するまで，その電気刺激が陰部神経を伝導する時間を測定しているので，PNTML を「陰部伝導時間検査」と意訳し，この用語は 2017年3月に発行された便失禁診療ガイドライン 2017 でも採用されている[1]．

測定方法

　PNTML の測定には，St Mark's 電極とよばれる専用の刺激電極を使用するのが一般的である 図1A [2]．ディスポーザブル手袋の示指に St Mark's 電極を貼付して直腸内に挿入し，示指の基部の受信電極 図1A-① が肛門管内に存在する状態で，示指の先端の刺激電極 図1A-② を直腸内で直腸壁に密着させて，0.1 mA，1 Hz の条件で電気刺激する．直腸壁外の左右で坐骨棘付近を陰部神経が外肛門括約筋に向かって走行しているので，直腸内の3時と9時方向で各々刺激部位を探ると，外肛門括約筋が収縮する部位がみつかる．外肛門括約筋の収縮が得られた部位での筋電図波形 図1B, C から，PNTML を測定する．

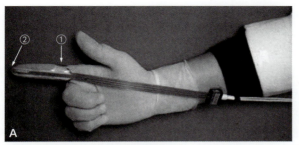
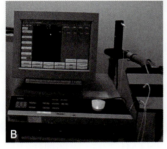
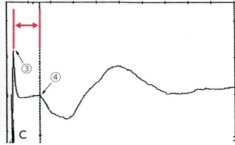

図1 陰部神経伝導時間検査（pudendal nerve terminal motor latency: PNTML）▶

A：St Mark's 電極（ダンテック社製）．①：受信電極，②：刺激電極
B：筋電図モニター
C：筋電図波形．③：刺激開始時点，④：外肛門括約筋の収縮開始時点.
③と④の間の時間（両端矢印）が，陰部神経が刺激されてから外肛門括約筋が収縮開始するまでの時間，すなわち陰部神経伝導時間である．

外肛門括約筋の筋電図 図1C において，③が電気刺激開始時点，④が外肛門括約筋の収縮開始時点なので，その間の時間が，陰部神経が刺激されてから外肛門括約筋が収縮開始するまでの時間，すなわち陰部神経伝導時間であり，複数の波形から得られた結果のうちで最も短い時間を最終結果とする．

基準値は，一般的には 2.2 ms（ミリ秒）未満が正常とされ，それ以上の場合に PNTML の延長，すなわち陰部神経障害があると診断される[1]．しかし松岡らは，排便障害症状のない健常者 66 例を対象に測定した結果，PNTML は右側で 2.2〜2.6 ms（平均：2.4 ms），左側で 2.2〜2.5 ms（平均 2.3 ms）と報告しており[3]，一般的な基準値を使用すると健常者全員が陰部神経障害を有することになる．このように PNTML の基準値は，報告や施設によって大きく異なるため，健常者を対象に各施設で設定するのが望ましい．また検査の再現性は，inter-observer, intra-observer ともに良好との報告がある一方で[4]，松岡らは，

健常者において11%でPNTMLを測定できなかったと報告している[3].

臨床的意義

陰部神経障害は，加齢，経腟分娩，神経変性疾患などによって生じて便失禁の原因となるので，その有無や程度を正確に評価・診断できれば，便失禁の診断と治療に有用と考えられる．PNTMLが1984年に開発された当初は，特発性便失禁で有意に延長しており，便失禁の診断法として期待されたが[2]，その後の検討で，便失禁患者を診断する感度も特異度も低く[5,6]，外肛門括約筋機能との相関も低いことが明らかとなった[7]．また，経腟分娩などによる肛門括約筋断裂が原因の便失禁に対する肛門括約筋形成術において，術前のPNTMLが延長していると手術成功率が低いとの報告があり[8]，肛門括約筋形成術の予後予測因子として期待されたが，その有用性を否定する報告も複数ある[9].

PNTMLが陰部神経障害を正確に診断できない原因として，（ⅰ）陰部神経を的確な部位で刺激する検査者の技量の良否，（ⅱ）PNTMLが，便失禁の有無とは無関係に加齢に伴って延長すること，（ⅲ）PNTMLでは，陰部神経の中の最も伝導速度が速い神経の伝導時間のみを測定しているので，その神経さえ保たれていれば，たとえ陰部神経が障害されていてもPNTMLでは正常と診断されることがあること，などがあげられる[6].

したがって現在では，PNTMLは，依然として研究目的で測定している施設はあるものの，便失禁の原因を診断したり，治療法を選択する上での臨床的意義は低く，米国消化器病学会[6]，国際失禁会議[10]，米国結腸直腸外科学会[11]のガイドラインは全て，便失禁診療におけるPNTMLの施行を推奨しておらず，日本大腸肛門病学会による便失禁診療ガイドラインも，「検査の信頼性の低さなどから臨床的な意義は低い」としている[1].

おわりに

陰部神経障害は便失禁の原因として重要ではあるが，その障害を正確に診断できる検査は現時点では存在せず，今後の開発が期待される．

【文献】
1) Ⅶ. 便失禁の検査法　A. 生理学的検査　3. 陰部神経伝導時間検査（PNTML）. In: 日本大腸肛門病学会, 編. 便失禁診療ガイドライン　2017年版. 東京: 南江堂; 2017. P.42.
2) Kiff ES, Swash M. Slowed conduction in the pudendal nerves in idio-

pathic (neurogenic) faecal incontinence. Br J Surg. 1984; 71: 614-6.
3) 松岡弘芳, 正木忠彦, 吉敷智和, 他. 肛門内圧測定と陰部神経伝導速度の有用性と問題点. 日本大腸肛門病会誌. 2017; 70: A62.
4) Tetzschner T, Sorensen M, Rasmussen OO, et al. Reliability of pudendal nerve terminal motor latency. Int J Colorectal Dis. 1997; 12: 280-4.
5) Wexner SD, Marchetti F, Salanga VD, et al. Neurophysiologic assessment of the anal sphincters. Dis Colon Rectum. 1991; 34: 606-12.
6) Diamant NE, Kamm MA, Wald A, et al. American gastroenterological association medical position statement on anorectal testing techniques. Gastroenterology. 1999; 116: 732-60.
7) Suilleabhain CB, Horgan AF, McEnroe L, et al. The relationship of pudendal nerve terminal motor latency to squeeze pressure in patients with idiopathic fecal incontinence. Dis Colon Rectum. 2001; 44: 666-71.
8) Gilliland R, Altomare DF, Moreira H, et al. Pudendal neuropathy is predictive of failure following anterior overlapping sphincteroplasty. Dis Colon Rectum. 1998; 41: 1516-22.
9) Chen AS, Luchtefeld MA, Senagore AJ, et al. Pudendal nerve latency. Does it predict outcome of anal sphincter repair? Dis Colon Rectum. 1998; 41: 1005-9.
10) Bliss DZ, Mimura T, Bharucha A, et al. Assessment and conservative management of faecal incontinence and quality of life in adults. In: Abrams P, et al, Editors. Incontinence. 6th ed. International Consultation on Urological Diseases- International Continence Society; 2017. p.1993-2085.
11) Paquette IM, Varma MG, Kaiser AM, et al. The American Society of Colon and Rectal Surgeons' clinical practice guideline for the treatment of fecal incontinence. Dis Colon Rectum. 2015; 58: 623-36.

〈味村俊樹〉

7 ▶ 消化管生検の行い方と読み方

　精神・神経疾患における消化管生検は，病態の解析と診断の両方の要素をもつ．手術材料と異なり全層の評価は難しい．粘膜生検で診断できる項目は少なく，多くは筋間神経叢の採取が必要であるが，技術的問題が存在する．
　既往外科材料の評価は，レヴィー（Lewy）小体病の場合は有用であり，この点について特に強調したい．

粘膜生検

　粘膜生検は，胃，十二指腸を対象に内視鏡的に行われる．アミロイドーシスが標的となる．ただ，高齢者になると疾患と関係なく沈着が認められる可能性には注意が必要である．アミロイドの存在はコンゴー赤染色での複屈折性を基本とする．蓄積アミロイドの原因物質の同定には免疫染色が必要である．
　レヴィー小体病の診断に粘膜生検が有用であるとの報告が一時期あいついだが，米国神経病理学会でのコンソーシアムによる検討で，有用性は否定された．ゴブレット細胞は paraneuron であり，レヴィー小体病理が出現するとの仮説にたっているのだが，報告されてきたものは抗体の種類の問題，非特異反応の拡大解釈，消化管病理医が参加せず神経内科医主導研究であったなどの問題点があげられる．

筋層までの生検

　直腸で行われ，穿孔を防ぐためである．Auerbach 神経節細胞への蓄積をみることが目的であり，ceroid-lipofuscinosis など，遺伝子・酵素診断ができない疾患に行われてきた．通常染色に，電子顕微鏡的検索を加えるのが原則である．分子病理上の新知見の続出により，適用症例は激減している．

既往手術材料の利用

　高齢になればなるほど，既往に消化管手術を受けている症例の数が増える．レヴィー小体病の場合，発症前に消化管手術を受けている症例が一定数存在

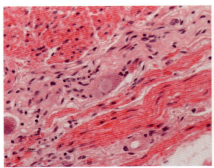 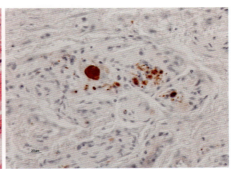

a：Auerbach神経叢内のレヴィー小体　　b：リン酸化α-synucleinを用いた免疫染色

図1 消化管レヴィー小体病理 ▶

し，既往ブロックが手に入る場合はそのチェックによりレヴィー小体病理の存在の有無の確認が可能である．東京都健康長寿医療センターは在宅支援総合救急病院の性格から，認知症，神経難病，血管障害などの最初から最後までを患者に寄り添い，患者・介護者の生活の質の向上に貢献し，亡くなられたとき剖検により最後の貢献をし，剖検時得られた脳を含むリソースを，包括研究同意の下，疾患の根治療法開発を目指すことを理念としている[1]．当センターで手術を受け，レヴィー小体病を発症した症例の消化管病理を検討し，6例全例でレヴィー小体病理を確認した 図1a, b [2]．レヴィー小体病理は Auerbach 神経節以外に Meissner 神経節に加え，漿膜下神経叢にも認められた．

　レヴィー小体病に関しては，手術切除腸管を開いて伸展しガラスに貼り付け，カテコールアミンの自家蛍光をみる手法で低下が報告されており，交感神経節後線維の病変の存在は以前より指摘されていた．Auerbach 神経叢の病変は弘前大学若林博士により詳細に記載されており，腸管神経叢も障害される．漿膜下神経叢は迷走神経枝が主体と考えられている．レヴィー小体病においては，腸管の自律神経系すべてが障害を受けることに留意が必要である．

　レヴィー小体病において，原因蛋白であるαシヌクレインがプリオン様伝播を示すことが最近研究の中心となっている．Braak は消化管から迷走神経を逆行し，迷走神経背側核に到達し，脳幹を上行してパーキンソン病を発症する有名な脳幹上行説を唱えた．実際ヒト脳ホモジェネートをマウスに植えると，神経回路網に沿ってレヴィー小体病が伝播する．かつて消化性潰瘍に対し迷走神経を切断した症例で，完全切断ではパーキンソン病の発症頻度が減り，部分切

断では変わらないという疫学研究成果も報告されている.

　今のところ,消化管生検でレヴィー小体病の診断は難しく,我々は皮膚生検[3]で,米国では顎下腺生検での診断が試みられている.嗅覚のエントリーである嗅上皮は goblet cell 同様 paraneuron であり,そこにレヴィー小体病理を認めることは,皮膚と同様我々が初めて記載した.処理法と抗体を工夫すれば,胃粘膜生検でレヴィー小体病診断が可能となる時代が来るかも知れない.

おわりに

　消化管は系統発生上最古の神経系といわれており,精神・神経疾患の糸口が潜んでいる可能性は,レヴィー小体病を含め常に存在する点に,今後も注目していく必要がある.

【文献】
1) 村山繁雄. 高齢者ブレインバンクホームページ. www.mci.gr.jp/BrainBank/（2018年12月12日校閲）
2) Ito S, Takao M, Hatsuta H, et al. Alpha-synuclein immunohistochemistry of gastrointestinal and biliary surgical specimens for diagnosis of Lewy body disease. Int J Clin Exp Pathol. 2014; 7: 1714-23.
3) Ikemura M, Saito Y, Sengoku R, et al. Lewy body pathology involves cutaneous nerves. J Neuropath Exp Neurol. 2008; 67: 945-53.

〈村山繁雄　山寺みさき〉

8 ▶ 腸内細菌検査の行い方と読み方

　腸内細菌に免疫や代謝などの重要な役割が存在することが明らかになった[1,2]．また，腸内細菌の代謝産物が脳機能に影響をあたえることも知られるようになった（腸内細菌-腸脳相関）[3]．大腸内は嫌気状態であることから，培養を行う際にも嫌気状態で行う必要があり培養できない菌が多くあることから，その全体像をつかむことは困難であった．しかし，1990年代からDNAベースで腸内細菌の解析が進み，T-RFLP法やq-PCR法が開発された．解析量の問題が存在したが，2005年に次世代シークエンサー（NGS）が登場して以降大量のデータを収集できるようになり，飛躍的にDNAベースでの解析法が進歩した．

糞便の採取

　排便回数は個人差があり，入院患者であれば排便後すぐに嫌気パックに詰めて−80度のディープフリーザに保存することが可能であるが，採血採尿などと違い病院での採取は難しいことから，保存液内に保存して配送してもらう方法を取ることが多い．保存液としてRNAlater（ThermoFisher社）やグアニジンチオシアネートなどを用いて保存液入り採便管を作る方法[4]や，キット化された保存容器（DNA Genotek社，OMNIgeneGUT）を利用する方法がある．糞便をこれらに懸濁すれば一定期間常温下でも問題ない．しかし，生菌の解析や代謝産物を解析することができないため，冷温下での糞便の移送が必要である．我々は細菌叢の解析に加え短鎖脂肪酸などの細菌代謝産物を測定するため，採取チューブ（SARSTEDT）を用いている．宅配業者を用いた冷凍での移送は行えないため，採取後市販の保冷ポットに保冷剤を隙間なく入れ，冷蔵のチルド便で（1日程度であればポット内は0度を維持できる）郵送で収集している．我々は，短鎖脂肪酸や腸内細菌の組成に関して，採取直後，採取後常温下1日後，0度下保存1日後での違いを検討し，常温下では腸内細菌組成や短鎖脂肪酸，特に短鎖脂肪酸が変化するが，0度下保存ではほぼ変化がみられないことを確かめたため，現在行っているパーキンソン病の腸内細菌プロジェク

トには，郵送法を用いている．この方法は便秘が高度な疾患には必須な方法と考えている．

糞便検体からの菌叢 DNA の抽出

腸内細菌には，原理の異なる複数の手法や市販の DNA 抽出キットが開発されている．大きく分けると酵素を用いた溶菌による方法とビーズを用いた物理的な菌の破砕による方法がある（プロトコールは成書参照[5]）．

解析

現在用いられている糞便の解析法は，メタ 16S 解析およびショットガンメタゲノム解析が主体である．メタ 16S 解析が一般的に使用されるため，書面の都合上 16S 解析について記載する．メタ 16S 解析は細菌の系統分類指標として汎用される 16S rRNA 遺伝子（16SrDNA）を NGS 解析して，その配列データから菌叢の組成を明らかにする．16SrDNA は菌種間での配列が高度に保存されている定常領域と菌種ごとに配列の特異性が高い可変領域が交互に並んだ構造を持っている 図1 ．

この定常領域に設計した共通プライマーを用いることで可変領域を含んだ DNA を増幅し，それをシークエンスすることで可変領域の配列をもとにした菌叢解析が可能である 図2 ．16SrDNA 配列はおよそ 1500 bp であるが，イルミナ社の NGS では，200 bp 以上で解析精度が低下するため，V1-2，V3-4，V4 領域など 300〜400 bp 程度の領域をターゲットとすることが多い．一

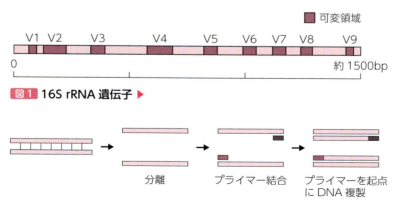

図1 16S rRNA 遺伝子 ▶

図2 ターゲットとする領域を含む部分の DNA の増幅 ▶

般にNGSを用いた解析では，1回の稼動で多量のリードを収集できるため，多検体を混合して同時にシークエンスを行う．したがって，各サンプルには検体特有のバーコード配列も付加したのちにシークエンスを行う．その後，得られたリードのクオリティーチェックを行い，さらにキメラおよび真核生物のリードを除去する．OTU（operational taxonomic unit）解析やデータベースに照合して菌種を特定して構成菌解析を行う．菌種のデータベースにはRDP（Ribosomal Database Project）[6]，Greengenes[7]，SILVA[8]などがあり，web上に公開されている．問題点として，菌株の表記法が異なっていることや更新があまり行われないデータベースが存在するため，referenceの違いで菌種属性が異なることがある．RDPではweb上にデータを登録し解析を行うRDP classifierがあるが，自作のアノテーションソフトやQiime（現在では2.0）やmuthurなどの解析ソフトが存在する．その後は，必要に応じてUniFrac解析など行う．これらの解析は，Qiimeのホームページなどに記載されており，PCA解析などはRでも行うことができる．これらの使用法は成書を参照されたい．

【文献】

1) Claesson MJ, Jeffery IB, Conde S, et al. Gut microbiota composition correlates with diet and health in the elderly. Nature. 2012; 488: 178-84.
2) Wu H, Tremaroli V, Backhed F. Linking microbiota to human diseases: a systems biology perspective. Trends Endocrinol Metab. 2015; 26: 758-70.
3) Cryan JF, Dinan TG. Mind-altering microorganisms: the impact of the gut microbiota on brain and behaviour. Nat Rev Neurosci. 2012; 13: 701-12.
4) Nishimoto Y, Mizutani S, Nakajima T, et al. High stability of faecal microbiome composition in guanidine thiocyanate solution at room temperature and robustness during colonoscopy. Gut. 2016; 65: 1574-5.
5) 須田 瓦，西嶋 傑，高安伶奈，他．腸内細菌のメタゲノム解析・メタ16s解析．東京：羊土社；2016：28-38.
6) Cole JR, Wang Q, Fish JA, et al. Ribosomal Database Project: data and tools for high throughput rRNA analysis. Nucleic Acids Res. 2014; 42: D633-42.
7) DeSantis TZ, Hugenholtz P, Larsen N, et al. Greengenes, a chimera-checked 16S rRNA gene database and workbench compatible with ARB. Appl Environ Microbiol. 2006; 72: 5069-72.
8) Pruesse E, Quast C, Knittel K, et al. SILVA: a comprehensive online resource for quality checked and aligned ribosomal RNA sequence data compatible with ARB. Nucleic Acids Res. 2007; 35: 7188-96.

〈平山正昭　伊藤美佳子〉

3. 症状をとらえるための機能検査　B. 下部消化管機能検査

9 ▶ 直腸肛門内圧検査の検査方法とその臨床的意義

　直腸肛門内圧検査（anorectal manometry）は，便失禁における肛門括約筋機能の評価と便秘の一因である機能性便排出障害における怒責力の評価に使用される．その基準値は，年齢・性別のみならず使用機器や施設によって異なるため，得られた数値の解釈には知識と経験を要するが，その限界を理解していれば排便障害診療にきわめて有用である．

　本稿では，当院で使用している Starlet ano® とよばれる High Resolution Manometry（HRM）直腸肛門内圧測定システム（スターメディカル，東京）図1 による直腸肛門内圧の測定方法とその臨床的意義に関して概説するが，より詳しい測定方法に関しては拙書[1]を参考にされたい．

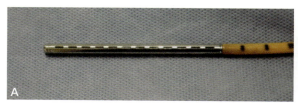
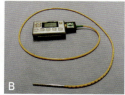
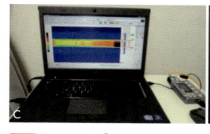
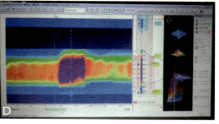

図1 Starlet ano® High Resolution Manometry（HRM）直腸肛門内圧測定システム ▶

縦軸 12 チャンネルの圧力トランスデューサーを用いた HRM 直腸肛門内圧測定システム（ST4000/12P14-6，スターメディカル，東京）で，内圧測定プローブ（A）は，直径 5 mm，長さ 80 mm の硬性部に，長軸にそって 1 方向にのみ 6 mm 間隔で 12 個の圧力センサーを装備しており，ポケットモニター（B）によってパーソナルコンピューターに接続され（C），専用ソフトウエアを用いて解析する（D）．

検査方法と臨床的意義

主な測定・評価項目は，機能的肛門管長，最大静止圧，最大随意収縮圧，最大不随意収縮圧，怒責時直腸内圧，直腸肛門興奮反射，直腸肛門抑制反射の7項目である．

1. 前処置

検査前に浣腸を行う施設もあるが，検査直前の浣腸や排便による肛門内圧への影響を考慮して，当院では浣腸や下剤などの腸管前処置は施行していない．そのためには初診時に直腸診を行って，直腸や肛門の狭窄や腫瘍の有無を確認しておく必要がある．また多くの患者さんでは，便意のない時には直腸に糞便は存在せず空虚で，前処置なしで検査可能である．初診時の診察で，便意がないにもかかわらず直腸に有意な便が存在する患者さんでも，排便習慣指導と必要に応じた坐薬による直腸の定期的空虚化を指導するため，検査時には直腸が空虚になっていることが多い．

しかし，直腸に糞便があっても便意を感じない脊髄障害の患者さんでは，検査時に直腸糞便塞栓の状態である可能性もあるので，検査前に浣腸などの前処置を施行する場合は，前処置や排便による肛門機能への影響を考慮して，前処置による排便から検査までに30分以上の間隔を空ける必要がある[2]．

2. 機能的肛門管長と最大静止圧

大気圧でゼロ校正を施行した後，左側臥位でプローブを肛門内に挿入し，肛門管静止圧による高圧帯が画面の中央に位置する深さでプローブを保持し，プローブが体温と同程度に温まるまで約2分待った後に，温度補正を施行する．患者さんに，なるべくリラックスして体の力を抜くように依頼し，安静時の肛門内圧の高圧帯が安定したところで機能的肛門管長と最大静止圧を測定する．

最大静止圧は，一般的に内肛門括約筋の機能を反映するとされ，静止圧における内肛門括約筋と外肛門括約筋の関与に関しては，外肛門括約筋が15％寄与するとする報告があるが[3]，残りの85％が全て内肛門括約筋に由来するわけではない．外肛門括約筋以外の成分として内肛門括約筋のみならず肛門クッションも存在し，それを考慮して，内肛門括約筋55％，肛門クッション15％，外肛門括約筋30％とする報告もある[4]．

3. 最大随意収縮圧

「便意を我慢する時のように，思いっきり肛門を締めて下さい」と指示して，最大随意収縮圧を測定する．この際，肛門が挙上され，肛門自体が頭側に移動することが多いので，肛門とプローブの位置関係が変わらないように，肛門の動きに合わせてプローブを頭側に移動させる必要がある．

随意収縮圧は，大気圧からの値（随意収縮圧大気圧値）と静止圧からの増加分（随意収縮圧増加分）の2種類があり，外肛門括約筋の機能を反映するのは，随意収縮圧増加分である．随意収縮圧大気圧値は，外肛門括約筋収縮時の肛門内圧であるが，その圧力値には静止圧成分（内肛門括約筋機能）も含まれているため，外肛門括約筋機能だけを反映しているわけではない．

4. 最大不随意収縮圧（咳反射圧）

静止圧が安定してから，「できるだけ大きな咳払いをして下さい」と指示して，咳に対する反射による外肛門括約筋の収縮によって生じる不随意収縮圧を測定する．咳によって生じる圧なので，咳反射圧（cough pressure）ともよばれる．随意収縮圧は被験者の随意的な努力に左右されるが，不随意収縮圧は被験者の努力とは無関係な外肛門括約筋の収縮力を反映する．

5. 怒責時直腸内圧

静止圧が安定してから，「排便する時のように思いっきり強く怒責して下さい」と指示して，怒責時の直腸内圧を測定する．この際，怒責動作によって肛門自体が外側に移動することが多いので，肛門とプローブの位置関係が変わらないように，肛門の動きに合わせてプローブを外側に移動させる必要がある．

Rome IV基準によれば45 mmHg以上が正常とされているので，機能性便排出障害の原因の一つとしての怒責力低下が疑われる場合には，最大怒責時の直腸内圧はある程度参考になる[5]．またRome IV基準では，怒責時に肛門内圧が低下しない場合には骨盤底筋協調運動障害と診断する，ともされているが[5]，排便障害症状を有しない健常者の多くで怒責時には肛門内圧が上昇することが明らかとなっているので，肛門内圧検査では骨盤底筋協調運動障害を正確には診断できない[6]．

6. 直腸肛門興奮反射

　直腸バルーンを直腸内に留置した状態でプローブを肛門内に挿入し，肛門管静止圧による高圧帯が画面の中央に位置する深さでプローブを保持する．静止圧が安定するのを待った後，50 mL の空気でバルーンを一気に膨らませた後に三方活栓を用いてすぐに脱気する．その際に，肛門内圧が一過性に上昇する現象を認めれば，直腸肛門興奮反射陽性と判定する．

　これは，直腸壁の伸展に伴って外肛門括約筋が反射的に収縮する現象で，直腸壁から仙骨神経および陰部神経を介する反射である．仙骨神経や陰部神経が障害されると，この反射が消失するため，直腸肛門興奮反射は陰部神経障害の診断に有用である[7]．

7. 直腸肛門抑制反射

　直腸肛門興奮反射の直後に，肛門内圧が約 10 秒間低下した後，徐々に回復してくる現象がみられるが，これが直腸肛門抑制反射である．直腸容量が大きかったり直腸感覚が低下していたりすると，50 mL の空気によるバルーン拡張では明瞭な直腸肛門抑制反射が得られない場合がある．そのような場合は，50 mL の空気でバルーンをゆっくり膨らませてから，さらに 50 mL の空気でバルーンを一気に膨らませた後に三方活栓を用いてすぐに脱気すると，合計 100 mL の空気で拡張することによって明瞭な直腸肛門抑制反射が得られる場合がある．

　これは，直腸壁の伸展に伴って，その肛門側の直腸筋層の延長である内肛門括約筋が反射的に弛緩する現象で，直腸・肛門で生じる壁内反射であり，陰部神経などの外来性神経は無関係である．この反射が存在すればヒルシュスプルング病を否定できるが，反射を認めない場合でも偽陰性の可能性があるため，ヒルシュスプルング病の可能性を示唆するものの確定診断にはならない．

おわりに

　肛門内圧検査は，慣れれば比較的簡単な検査であり，特に HRM はプローブの引き抜きが不要なためきわめて容易である．得られた検査結果の解釈も慣れれば容易であるが，便失禁診療の参考にはするが完全には信頼しないという姿勢が肝要である[1]．便失禁の原因診断や治療方針決定には，症状・併存疾患・既往歴の詳細な聴取，直腸肛門機能検査による機能評価，肛門管超音波検査に

よる構造評価の三位一体で総合的に判断する必要があり[8,9]，直腸肛門内圧検査は，その一要素としてきわめて重要である．さらに大切なのは，得られた検査結果とその臨床的意義を患者さんに丁寧に説明し，情報を共有することによって，排便障害の病態や治療法の意義に関する患者さんの理解を深めることである．

【文献】
1) 味村俊樹, 高津公子, 福島陽子, 他. 肛門機能検査 Starlet ano®. 臨床消化器内科. 2016; 31: 1761-6.
2) Rao SS, Azpiroz F, Diamant N, et al. Minimum standards of anorectal manometry. Neurogastroenterol Motil. 2002; 14: 553-9.
3) Frenckner B, Euler CV, Frenckner B, et al. Influence of pudendal block on the function of the anal sphincters. Gut. 1975; 16: 482-9.
4) Penninckx F, Lestar B, Kerremans R. The internal anal sphincter: mechanisms of control and its role in maintaining anal continence. Baillieres Clin Gastroenterol. 1992; 6: 193-214.
5) Rao SSC, Bharucha AE, Chiarioni G, et al. Anorectal disorders. Gastroenterology. 2016; 150: 1430-42.
6) Grossi U, Carrington EV, Bharucha AE, et al. Diagnostic accuracy study of anorectal manometry for diagnosis of dyssynergic defecation. Gut. 2016; 65: 447-55.
7) Sangwan YP, Coller JA, Barrett RC, et al. Prospective comparative study of abnormal distal rectoanal excitatory reflex, pudendal nerve terminal motor latency, and single fiber density as markers of pudendal neuropathy. Dis Colon Rectum. 1996; 39: 794-8.
8) 味村俊樹. 便失禁の病態と論理的治療. 消化器内科. 2011; 52: 275-84.
9) 味村俊樹. 便失禁の治療手順. Modern Physician. 2017; 37: 68-73.

〈味村俊樹〉

4. 鑑別疾患

1 ▶ 便秘・便失禁をきたす器質性消化器疾患（術後を除く）

便秘

　大腸の形態的変化を伴う器質性便秘には腫瘍性疾患（大腸癌 図1 ，腹腔内腫瘍による壁外性圧迫など）と非腫瘍性疾患（クローン病 図2 ，虚血性大腸炎など）がある．

　狭窄はなく，大腸が慢性的に著明な拡張を呈し，糞便の大腸通過が遅延して排便回数や排便量が減少する便秘である巨大結腸は機能性として扱われることが多い．

　直腸の形態的変化に伴って，直腸にある糞便を十分量かつ快適に排出できない便排出障害のために，排便困難や不完全排便による残便感を生じる便秘として巨大直腸症などが高齢者に見受けられる傾向にある．

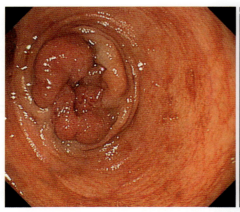 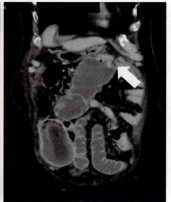

図1 大腸癌によるイレウス ▶

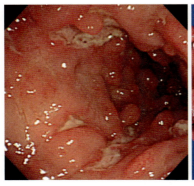
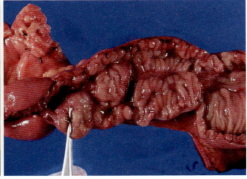

図2 クローン病 狭窄および手術所見 ▶

便失禁

　便失禁には，我慢しきれずに便が漏れてしまう切迫性便失禁，気づかないうちに便が漏れる漏出性便失禁，両方が混在する混合性便失禁に大きく分けられる．その中で最も多いのは，高齢者の漏出性便失禁で，加齢によって排便に関わる肛門括約筋の機能や直腸の感覚が低下し，便意を感じにくくなることが原因である．

　その原因には，出産後の後遺症，寝たきり，薬剤乱用，脳卒中や糖尿病による神経障害のような内容が考えられる．過敏性腸症候群や炎症性腸疾患など，慢性的に下痢を繰り返す腸の病気では，便失禁の症状が現れることがある．

便潜血などのスクリーニング検査，肛門狭窄なども含めたやっておくべき検査の流れ

　便秘・便失禁を診療するにあたり以下の診療アプローチを考慮する[1]．
- 詳細な問診および警告症状・徴候の有無の確認：発熱，関節痛，血便，6カ月以内の予期せぬ3kg以上の体重減少，異常な身体所見（腹部腫瘤の触知，腹部の波動，直腸指診による腫瘤の触知，血液の付着など）
- 危険因子の把握：50歳以上での症状出現　大腸器質疾患の既往または家族歴
- 身体診察：腹部診察，直腸指診
- 通常臨床検査：血液生化学検査，血算，炎症反応，TSH

- 腹部単X線
- 大腸検査：一般的には大腸内視鏡もしくは大腸X線検査　個々に応じて大腸粘膜生検，上部消化管検査，腹部超音波検査，便細菌検査，腹部CT，小腸検査などが必要になることがある．

【文献】
1) Fukudo S, Kaneko H, Akiho H, et al. Evidence-based clinical practice guidelines for irritable bowel syndrome. J Gastroenterol. 2015; 50: 11-30.

〈山田哲弘　鈴木康夫〉

4. 鑑別疾患

2 ▶ 便秘をきたす薬物
―精神科治療薬を含めて

　便秘とは，排便回数の減少，1回あたりの排便量の減少あるいは便の硬化に伴って排便困難，残便感，腹痛などの不快な症状が出現する状態を指す．便秘の原因はさまざまだが，下記の3つに大別される．1）何か病気があって，その症状として便秘が出現する場合，2）服用している薬の副作用として便秘が出現する場合，3）1, 2）のいずれでもない場合．1）の場合の代表的な病気は，大腸癌，甲状腺機能低下症，パーキンソン病，糖尿病，子宮や卵巣腫瘍などの婦人科疾患があげられる[1]．2）の場合，便秘を誘発する薬剤の可能性は多種類にわたってあるが，ここでは副作用としての便秘が高頻度であるものをあげる．

①抗コリン薬：ブチルスコポラミン臭化物やチメピジウム臭化物水和物に代表される抗コリン薬は，腹痛や下痢といった症状を和らげるために処方される．副交感神経のアセチルコリン受容体を競合的に遮断する作用があり，散瞳，眼内圧の上昇，心拍数の増加とともに消化管運動の緊張や蠕動運動，腸液分泌の抑制をきたす[2]．

②オピオイド：オピオイド受容体に作用する物質でいわゆる麻薬を指す．担がん患者にとって，疼痛緩和は原疾患の治療とともに重要な治療の柱とされている．モルヒネ塩酸塩やオキシコドン塩酸塩水和物をはじめとするオピオイドは，消化管からの消化酵素の分泌を抑制し，消化管の蠕動運動も抑制するために，内容物が腸管に遅滞して通過時間が延長する[2]．

③抗うつ薬：うつ病の治療で用いられる抗うつ薬のうち特に三環系抗うつ薬はモノアミン類の再取り込み阻害のほかに，アセチルコリン受容体遮断作用により，平滑筋の収縮を抑制して便秘をきたす．四環系抗うつ薬も三環系抗うつ薬に比べ効力は弱いが，同様に便秘を引き起こす[2]．

④抗精神病薬：多くの抗精神病薬は抗うつ薬と同様にアセチルコリン受容体を競合的に遮断する抗コリン作用をもつ[2]．

⑤パーキンソン病治療薬：パーキンソン病治療薬のブロモクリプチンメシル酸塩などのドパミン受容体作動薬，レボドパ，トリヘキシフェニジル塩酸塩などの副交感神経遮断薬のいずれもが便秘をきたす．その薬理作用は

中枢神経系におけるドパミン活性の増加やアセチルコリン活性の低下により便秘が誘発されると説明されている[2]。

⑥カルシウム拮抗薬：アムロジピンベシル酸塩やニフェジピンなどのカルシウム拮抗薬は，血管平滑筋の収縮に重要なCaの細胞への流入を抑制することで，血管平滑筋を弛緩させ，降圧作用を示す．これは他臓器の平滑筋にも同様に作用するために，腸管平滑筋が弛緩し，便秘が起こりうる[2]。

⑦鎮咳薬：オピオイドに属するコデインは，鎮痛作用だけでなく鎮咳作用も有することから鎮咳薬として使用される．

⑧抗ヒスタミン薬：抗コリン作用を有するものは，便秘を生じる[3]。

⑨抗腫瘍薬：抗腫瘍薬の中でタキソイド系薬剤（パクリタキセルなど）や植物アルカロイド（ビンクリスチンなど）は神経細胞の微小管の合成阻害や分解阻害により自律神経の機能異常を介して腸管運動を抑制する[2]。

⑩泌尿器科系薬剤：頻尿や尿失禁に対して用いるコハク酸ソリフェナシンやプロピベリン塩酸塩も抗コリン作用を有し，便秘を誘発することがある．

これら便秘を引き起こす薬剤のうち，精神科治療薬，パーキンソン病治療薬，泌尿器科系治療薬についてさらに詳しく説明を加える．

精神科治療薬と便秘

向精神薬とは脳の神経に作用する薬物の中で，感情や心の働きといった精神機能に影響を及ぼす薬剤の総称である．具体的な薬剤としては，抗精神病薬，抗うつ薬，気分安定薬，抗不安薬，睡眠導入剤・睡眠障害改善薬，注意欠如・多動性障害（ADHD）治療薬があげられる．中枢神経に作用する薬剤の多くは，ドーパミン，セロトニン，ノルアドレナリン，GABA（γアミノ酪酸）などの神経伝達物質の増減や，神経伝達物質の受容体への作用を通じて，精神機能や心に働きかける作用を有する[4]。

1）抗精神病薬

抗精神病薬の持つアセチルコリン受容体遮断によって，自律神経の副交感神経の機能が抑制されて起きる症状でさまざまな器官にその影響は及ぶ．消化管の運動を低下させるために，弛緩性便秘になりやすい[4]．統合失調症患者で抗精神病薬の使用者は未使用者と比べ便秘の出現に対して1.9倍のリスクがあると報告されている[5]．定型抗精神病薬は，ドーパミン2受容体（D_2），ムスカリン性アセチルコリン受容体（M_1），$α_1$アドレナリン受容体，ヒスタミン受容

体それぞれを遮断する作用を有しており，その副作用として，定型抗精神病薬のM₁（抗コリン/抗ムスカリン）部分がアセチルコリン受容体に挿入されて便秘，かすみ目，口渇，眠気を引き起こすと説明されている[6]．非定型抗精神病薬といわれる第二世代抗精神病薬と便秘についてのレビューでは，クロザピン，オランザピン，クエチアピン，ハロペリドール，ゾテピンが便秘との関連が高いと報告されており[7]，クロザピンは他の抗精神病薬より高率に便秘が生じるといったメタアナリシスもある[8]．

2）抗うつ薬

古典的な三環系抗うつ薬（TCA）はセロトニン（5-HT）とノルアドレナリン（NA）双方に影響を与える薬物であり，いずれも抗うつ作用は強いが副作用も強い．副作用として多いのは，眠気，全身倦怠感，めまいとともに，抗コリン作用による口渇，便秘，排尿困難，視調節機能障害，眼圧上昇，$α_1$アドレナリン受容体遮断作用による起立性低血圧である[4]．三環系抗うつ薬は，セロトニン再取り込み阻害作用(SRI)，ノルエピネフリン再取り込み阻害作用(NRI)，抗コリン作動性-抗ムスカリン作動性薬（M_1），$α_1$アドレナリン拮抗薬（$α_1$），抗ヒスタミン作用（H_1）の5つが含まれている．このうち抗コリン作動性-抗ムスカリン作動性薬（M_1）部分がアセチルコリン受容体に挿入されて便秘，かすみ目，口渇，眠気を引き起こすと説明されている[9]．

現在抗うつ薬の主流となっているのは，モノアミン再取り込み阻害作用以外の作用が少ない選択的セロトニン再取り込み阻害薬（SSRI）とセロトニン・ノルアドレナリン再取り込み阻害薬（SNRI）であり，新規抗うつ薬とよばれる．同様に新しい作用機序を有するノルアドレナリン作動性・特異的セロトニン作動性抗うつ薬（NaSSA）も発売されているが[4]，いずれも5～15％程度には副作用としての便秘が認められ，特にミルタザピン（NaSSA）は便秘をきたしやすいといわれている[10]．また本邦では上市されていないが，ノルエピネフリンとドーパミン再取り込み阻害作用を有するbupropionにより重度の便秘をきたした症例報告もある[11]．

3）その他の向精神薬

ADHD治療薬であるアトモキセチン酢酸塩は選択的ノルアドレナリン再取り込み阻害作用を有する非中枢神経刺激剤であり，依存性はなく比較的忍容性も高い．ノルアドレナリン再取り込み阻害薬であるため，ノルアドレナリン上

昇の副作用として，頻脈と拡張期血圧の上昇がみられることがあるが，臨床的に問題になることは少ない．その他の副作用として，頭痛，傾眠，早朝覚醒，消化器症状（腹痛，下痢，嘔吐，便秘），口渇・口内乾燥がある[4]．

パーキンソン病治療薬と便秘

　パーキンソン病ではドーパミン作動薬による治療が便秘を増やすといわれている[12]．一方で重度の便秘はパーキンソン病の7％にみられるが，レボドパの使用は排便の失敗を減らすという報告もある[13]．便秘が悪性症候群の引き金となった症例報告[14]もあるため，パーキンソン病治療薬の選択では便秘が生じていないか留意する必要がある．2013年に上市されたイストラデフィリンはアデノシンA_{2A}受容体拮抗薬で，ドパミン受容体やドパミン代謝酵素に作用しない特徴を有しており，国内臨床試験において便秘の副作用の発現が5.1％と報告されている[15]．

泌尿器科系薬剤と便秘

　過活動膀胱治療薬として抗コリン作用を有する薬剤が広く処方されている．これら薬剤と便秘についてのランダム化されたプラセボ対照試験のメタアナリシスの報告がある．デトルシトール，darifenacine，フェソテロジンフマル酸塩，オキシブチニン塩酸塩，trospinium，コハク酸ソリフェナシンについてプラセボと比較した際に，いずれもが有意に便秘が発現したと結論されている[16]．イミダフェナシンはムスカリン受容体サブタイプ選択性に特徴があるが，副作用として8.4％に便秘が出現したと報告されている[17]．ミラベグロンはわが国で開発された選択的β_3アドレナリン受容体作動性の過活動膀胱治療薬であり，抗コリン作用による口内乾燥，霧視，便秘などの副作用が起こりにくい特徴があり，副作用としての便秘の発現は3.4％だったと報告されている[18]．

まとめ

　便秘を生じる主な薬剤について概説した．精神科治療薬のうち，抗精神病薬と抗うつ薬はいずれも抗コリン作用を有することから便秘をきたしやすい．パーキンソン病では疾患そのものが便秘をきたし，その治療薬も便秘を引き起こすため使用にあたっては注意が必要である．過活動膀胱治療薬は抗コリン作用を有する薬剤が多いことから便秘になりやすい点に留意する必要がある．

【文献】
1) 矢島知治. 大腸の病気のすべて PART. 3 便秘. からだの科学. 2010; 267: 98-101.
2) 飯田 洋. 排便機能障害の治療戦略ガイド 薬剤に起因する便秘. Modern Physician. 2017; 37: 41-3.
3) 大石了三, 園田正信. 薬のはなし 高齢者に特に慎重な投与を要する医薬品. 臨牀と研究. 2016; 93: 1541-2.
4) 小川勝彦. 向精神薬の副作用. 重症心身障害の療育. 2016; 11: 179-93.
5) Hert MD, Dockx L, Bernage C, et al. Prevalence and severity of antipsychotic related constipation in patients with schizophrenia: a retrospective descriptive study. BMC Gastroenterology. 2011; 11: 17.
6) Stahl SM (田島 治, 林 健郎 訳). スタールのヴィジュアル薬理学 抗精神病薬の精神薬理. 東京: 星和書店; 2001.
7) Hert MD, Hudya H, Dockx L, et al. Second-generation antipsychotics and constipation: a review of the literature. Europian Psychiatry. 2011; 26: 34-44.
8) Shirazi A, Stubbs B, Gomez L, et al. Prevalence and predictors of clozapine-associated constipation: a systematic review and meta-analysis. Int J Mol Sci. 2016; 17: 863.
9) Stahl SM. Psychopharmacology of antidepressants. London: Martin Dunitz; 1998.
10) 藤原修一郎, 加納亜希子, 田中優子. 誰も教えてくれなかった—慢性便秘の診かた ケース別対応 精神疾患患者の便秘. Medicina. 2016; 1411-4.
11) Lounsbery Jl, Medow MA, Green CG. Severe constipation associated with extended-release bupropion therapy. Am J Health Syst Pharm. 2008; 65: 1530-2.
12) Pagano G, Tan E, Haider JM, et al. Constipation is reduced by beta-blockers and increased by dopaminergic medications in Parkinson's disease. Parkinsonism and related disporders. 2015; 21: 120-5.
13) Krogh K, Ostergaard K, Sabroe S, et al. Clinical aspects of bowel symptoms in Parkinson's disease. Acta neurol scand. 2008; 117: 60-4.
14) Ogawa E, Sakakibara R, Kishi M, et al. Constipation triggered the malignant syndrome in Parkinson's disease. Neurol sci. 2012; 33: 347-50.
15) 岡谷梨沙. 新薬レビュー イストラデフィン. Clinic Magazine. 2013; 534: 58-60.
16) Meek PD, Evang SD, Tadrous M, et al. Overactive bladder drugs and constipation: a meta-analysis of randomized, placebo-controlled trials. Dig dis sci. 2011; 56: 7-18.
17) 宇野隆司, 松本健一. 新薬の紹介 過活動膀胱治療剤 イミダフェナシン. 日病薬誌. 2007; 43: 1256-7.
18) 野澤優美子. 選択的β_3アドレナリン受容体作動性過活動膀胱治療剤 ミラベグロン. ちば県薬誌. 2012; 58: 369-73.

〈桂川修一〉

1 ▶ 神経因性消化管機能障害の食事療法

神経因性消化管機能障害

　自律神経障害による消化管機能障害では，さまざまな症状を認める．主に，上部消化管に起因する症状と下部消化管に起因する症状に分けられる．上部消化管に起因する症状としては，嚥下障害，胸やけ，嘔気，腹痛，胃石など，下部消化管に起因する症状としては，便秘，下痢，腹部膨満感，イレウスなど，多彩である．

　自律神経障害の原因となる疾患として，中枢性神経障害としてはパーキンソン病，末梢性神経障害としては糖尿病が有名である．また，うつ病や心気症では自律神経障害により，消化管障害を認めることが多々ある[1]．

　精神・神経疾患では，表1 に示すような疾患が原因となりうる．

　今回は精神・神経疾患で生じる，消化管機能不全の食事療法について解説する．

食物繊維

　食物繊維には水溶性と不溶性に分けられる．表2 にそれぞれの食品に含まれる食物繊維摂取量を示す．

表1 消化管機能障害の原因となりうる精神・神経疾患

精神疾患
　うつ病
神経疾患
　脊髄損傷
　筋萎縮性骨髄腫
　多発性硬化症
　糖尿病性神経障害
　脳血管疾患
　パーキンソン病

表2 食品に含まれる食物繊維量

食物繊維（100gあたり）

		水溶性	不溶性	総量			水溶性	不溶性	総量
穀類	こめ（うるち米）	微量	0.6	0.6	きのこ	きくらげ（乾）	0	57.4	57.4
	小麦粉（薄力粉）	1.2	1.3	2.5		干ししいたけ	3	38	41
	コーンフレーク	0.3	2.1	2.4		しいたけ	0.5	3	3.5
	ロールパン	1	1	2		なめこ	1	2.3	3.3
	フランスパン	1.2	1.5	2.7		本しめじ	0.7	2.6	3.3
	そば（干）	1.6	2.1	3.7	果実	アボガド	1.7	3.6	5.3
	中華めん（干）	1.6	1.3	2.9		バナナ	0.1	1	1.1
	うどん（干）	0.6	1.8	2.4		ぶどう	0.2	0.3	0.5
	じゃがいも	0.6	0.7	1.3		りんご	0.3	1.2	1.5
野菜	だいこん（葉）	0.8	3.2	4		なし	0.2	0.7	0.9
	だいこん（根）	0.5	0.9	1.4		すいか	0.1	0.2	0.3
	切り干し大根	3.6	17.1	20.7		いちご	0.5	0.9	1.4
	れんこん	0.2	1.8	2	豆類	いんげん豆（乾）	3.3	16	19.3
	ごぼう	2.3	3.4	5.7		ささげ（乾）	1.3	17.1	18.4
	かぼちゃ	0.7	2.1	2.8		あずき（乾）	1.2	16.2	17.8
	にんじん	0.7	2	2.7		えんどう（乾）	1.2	16.2	17.4
	えだまめ	0.4	4.6	5		大豆（国産，乾）	1.8	15.3	17.1
	トマト	0.3	0.7	1		挽きわり納豆	2	3.9	5.9
	キャベツ	0.4	1.4	1.8		絹ごし豆腐	0.1	0.2	0.3
	セロリー	0.3	1.2	1.5		木綿豆腐	0.1	0.3	0.4
	はくさい	0.3	1	1.3	種実類	くり（ゆで）	0.3	6.3	6.6
	ほうれんそう	0.7	2.1	2.8		ぎんなん（生）	0.3	1.5	1.8
	きゅうり	0.2	0.9	1.1		ごま（いり）	2.5	10.1	12.6
	グリーンピース	0.6	7.1	7.7					

日本食品標準成分表 2015（文部科学省科学技術・学術審議会資源調査分科会報告）[8] より抜粋

・**水溶性食物繊維**

1. 水に溶ける食物繊維で，水分保持能力が高く，ゲル状の柔らかい便を作り，有害物質を吸着して排出する働きがある．
2. 腸内の善玉菌を増やす効果があり，腸内環境を整える．

・**不溶性食物繊維**

1. ヒト加水分解酵素では分解されないため，保水力があり，便を適度な硬さに保ち，腸内通過時間を短くする．
2. 便を大きくし，蠕動機能に必要な腸管の刺激を行う．

また，食物繊維は腸内細菌により代謝され，短鎖脂肪酸や炭酸ガス，メタンガスを生じ，大腸粘膜を刺激する．

　一般的には，食物繊維を多く取ると，便秘に効果的とされている．厚生労働省の「日本人の食事摂取量基準（2015年版）」では1日当たりの理想的な食物繊維摂取量を成人男性では20g以上，成人女性では18g以上と設定している．神経因性消化管機能障害では腸管運動が低下することが多く，大腸通過遅延型の便秘と同様の病態となることがほとんどである 表3 ．そのため，食物繊維の摂取は重要であると考えられる．しかし，食物繊維の過剰摂取は効果がなく，質が重要との報告[2]や，水溶性食物繊維である，こんにゃく，昆布，わかめなどの前者を含む食事は，より便秘に効果があったとの報告もある[3]．また，日本人は小麦より米や豆類（おからを含む）の食物繊維が多く含まれる食事が便秘に効果的ともいわれている[4]．

　食物繊維といってもこのようにさまざまな食物から由来するため，摂取する種類やそのバランスにも気を付けなければならない．水溶性繊維と不溶性繊維の特徴を理解し，患者の便性状に合わせたバランスのよい摂取が重要である．

　上部消化管機能障害（特に胃不全麻痺）を主に認めている患者の場合には，胃石の形成を促してしまうため，食物繊維の過剰摂取は控えた方がよい．胃石形成予防のためにはセルロース分解酵素の内服や低残渣食，食事の頻回投与などが有効といわれている．

脂肪

　脂肪が腸管内で分解されて生じるのが脂肪酸である．脂肪酸は，腸管の蠕動運動亢進を促し，潤滑油としての作用もある．そのため，便秘では適量の摂取が必要である．脂肪酸のうち魚類に含まれるω-3（n-3）系脂肪酸は抗炎症作用がある．肉類に多く含まれるω-6（n-6）系脂肪酸の摂取を控え，ω-6/ω-3比の低い食品の組み合わせが推奨される．下痢を生じている病態では，摂取量をやや控え，特に肉類の脂肪を制限する必要がある．

ビタミン・ミネラル

　ビタミン・ミネラルの摂取不足は自律神経機能異常を悪化させるといわれている．そのため，適量の摂取が必要である．実際に，近年，インスタント食品や清涼飲料水の過剰摂取，魚や牛乳の摂取不足などによりこれらの欠乏症が問

表3 慢性便秘症の分類

原因分類		症状分類	分類・診断のための検査方法	専門的検査による病態分類	原因となる病態・疾患
器質性	狭窄性		大腸内視鏡検査,注腸X線検査など		大腸癌,クローン病,虚血性大腸炎など
	非狭窄性	排便回数減少型	腹部X線検査,注腸X線検査など		巨大結腸など
		排便困難型	排便造影検査など	器質性便排出障害	直腸瘤,直腸重積,巨大直腸,小腸瘤,S状結腸瘤など
機能性		排便回数減少型	大腸通過時間検査など	大腸通過遅延型	特発性 症候性:代謝・内分泌疾患,神経・筋疾患,膠原病,便秘型過敏性腸症候群など 薬剤性:向精神薬,抗コリン薬,オピオイド系薬など
				大腸通過正常型	経口摂取不足(食物繊維摂取不足を含む) 大腸通過時間検査での偽陰性など
		排便困難型	大腸通過時間検査,排便造影検査など		硬便による排便困難・残便感(便秘型過敏性腸症候群など)
			排便造影検査など	機能性便排出障害	骨盤底筋協調運動障害 腹圧(怒責力)低下 直腸感覚低下 直腸収縮力低下 など

- 慢性便秘症は,大腸癌などによる器質性狭窄性の原因を鑑別したあと,症状のみによって,排便回数減少型と排便困難型に分類する.
- 排便回数減少型において排便回数を厳密に定義する必要がある場合は,週に3回未満であるが,日常臨床では,その数値はあくまで目安であり,排便回数や排便量が少ないために結腸に便が過剰に貯留して腹部膨満感や腹痛などの便秘症状が生じていると思われる場合は,週に3回以上の排便回数でも排便回数減少型に分類してよい.
- 排便困難型は,排便回数や排便量が十分あるにもかかわらず,排便時に直腸内の糞便を十分量かつ快適に排出できず,排便困難や不完全排便による残便感を生じる便秘である.
- さらに必要に応じて,大腸通過時間検査や排便造影検査などの専門的検査によって,排便回数減少型は大腸通過遅延型と大腸通過正常型に,排便困難型は「硬便による排便困難」と便排出障害(軟便でも排便困難)に病態分類し,便排出障害はさらに器質性と機能性に分類する.
- 複数の病態を併せ持つ症例も存在することに留意する必要がある.

(日本消化器病学会関連研究会　慢性便秘の診断・治療研究会編:慢性便秘症診療ガイドライン2017,p.3,2017,南江堂より許諾を得て転載)

題となっている．

水分

　基本的には十分量の摂取が推奨される．脱水状態であると，便の水分が少なくなり，硬便となり，排出障害につながる．しかし，摂取量を増やしても大腸輸送機能に重要な影響はなく，脱水症状がなければ，多量の摂取は必要ないとの報告もある[5]．過度な水分摂取は心不全や呼吸状態悪化などにつながる可能性もあり，脱水状態とならないような適度な水分補給が望ましいと考えられる．

発酵食品

　ヨーグルトなどの乳酸菌食品が便秘に有用との報告はいくつかある．また，慢性便秘ガイドライン2017でも，排便回数の増加や腸管通過時間の短縮が得られたとの報告から，プロバイオティクスの摂取を提案している[6,7]．

食事摂取の方法

　規則正しい，バランスのとれた食事の摂取が重要である．特に朝食後は胃・結腸反射が強く生じ，腸管蠕動が活発となるため，朝食の摂取はきわめて重要である．

　神経因性消化管機能障害の食事療法については，エビデンスレベルの高い報告は少ない．しかし，慢性便秘症ガイドライン2017でも生活指導や食事指導は症状改善に有効であるので，「提案する」という形になっている．適切な生活指導や食事指導で症状改善が期待され，それによるコストもほとんどかからない．精神・神経疾患患者の状況に合わせて，生活，食事を考えていくことは重要と考えられる．

【文献】
1) Cheng C, Chan AO, Hui WM, et al. Coping strategies, illness perception, anxiety and depression of patients with idiopathic constipation: a population-based study. Aliment Pharmacol Ther. 2003; 18: 319-26.
2) Leung L, Riutta T, Kotecha J, et al. Chronic constipation: an evidence-based review. J Am Board Fam Med. 2011; 24: 436-51.
3) Suares NC, Ford AC. Systematic review: the effects of fibre in the management of chronic idiopathic constipation. Aliment Pharmacol Ther. 2011; 33: 895-901.
4) Murakami K, Sasaki S, Okubo H, et al. Food intake and functional

constipation: a cross-sectional study of 3,835 Japanese women aged 18-20 years. J Nutr Sci Vitaminol. 2007; 53: 30-6.
5) Muller-Lissner SA, Kamm MA, Scarpignato C, et al. Myths and misconceptions about chronic constipation. Am J Gastroenterol. 2005; 100: 232-42.
6) Chmielewska A, Szajewska H. Systematic review of randomized controlled trials: probiotics for functional constipation. World J Gastroenterol. 2010; 16: 69-75.
7) Miller LE, Ouwehand AC. Probiotic supplementation decreases intestinal transit time: meta-analysis of randomized controlled trials. World J Gastroenterol. 2013; 19: 4718-25.
8) 文部科学省. 日本食品標準成分表2015. 2015.
9) 日本消化器病学会関連研究会　慢性便秘の診断・治療研究会，編. 慢性便秘症診療ガイドライン2017. 東京: 南江堂; 2017.

〈明杖直樹　加藤直也〉

2 ▶ 神経因性消化管機能障害の運動療法

概念・病因

　パーキンソン病や脊髄損傷，認知症に代表される神経・精神疾患の一部ではさまざまな消化管機能障害を呈することは広く知られているが，その治療方法については統一的な見解は得られていない．これらの消化管機能障害の中で日常診療で最も遭遇することが多いのが慢性便秘症である．慢性便秘症の治療は生活指導から始まり薬物療法，食事療法，心理療法，摘便，運動療法，外科的治療まで幅広く施行されている[1-4]．本稿では，その中で骨盤底筋群運動やバイオフィードバック法に代表される運動・理学療法に焦点を当てて解説を行う．

症状

　パーキンソン病の消化管機能障害として胃もたれ・胃食道逆流などの上部消化管症状や便秘を主とする下部消化管症状が報告されており，特に後者は生活の質を大きく下げる要因となり[5]，過去の報告ではパーキンソン病患者の20～81％に排便回数の低下が認められたとされている[6]．これはパーキンソン病の病理変化が迷走神経背側運動核，腸管神経叢に起きることが原因とされ，その結果通過遅延型・直腸肛門型の便秘症状を呈するからである[7]．
　また，脊髄損傷においても便秘の合併は42～81％と高頻度である[8]．
　認知症の消化管機能障害として，レヴィー小体型認知症の排便障害があげられる．これは腸管壁内神経叢の変性やレヴィー小体出現により通過遅延型・直腸肛門型の便秘症状を呈するとされている[6]．血管性認知症でも便秘症状は26％と高頻度に認められたが，対照的にアルツハイマー病では便秘の頻度は3％とコントロール群と同程度であったという報告もある[9]．

生理

　運動療法が消化管機能障害を改善させる生理的機序として，自立神経の働きが示唆されている．Raoらは，運動時と運動後の休息時で腸管運動の比較をす

ると，運動時に比較して運動後の休息時では腸管運動が有意に亢進するとし，その原因として自律神経の働きにより運動時に低下した腸管の血流が休息時に回復することとしている[10]．これは運動による消化管機能の改善の可能性，すなわち便秘症の治療に運動療法が有効である可能性を示唆している．

排便障害には骨盤底筋群の影響も示唆されている．骨盤底筋群とは，骨盤底を構成する深会陰横筋，尿道括約筋，肛門挙筋，尾骨筋の4つの総称であり，直腸や膀胱を支え肛門や尿道を締める役割を果たしている．骨盤底筋群の弛緩は骨盤底の下垂による直腸肛門角度の減少を惹起し排便障害を起こすとされており[1]，骨盤底筋群および腹筋・背筋の筋力増強運動は直腸肛門角度の増加による排便の易化と糞便の容量の増加，排便時の腹圧上昇に有効とされている[11]．

治療

神経・精神疾患をベースとした消化管機能障害に対し特異的に有効な運動療法というのは報告は多くない．ここでは一般的な消化管機能障害に対する運動療法を交えて述べる．

Schryverらは，有酸素運動として少なくとも30分のウォーキングを週に2回，さらに毎日11分の筋肉トレーニング・柔軟運動を12週間続けた群とそうでない群を比較した場合，前者において便秘の患者が有意に減少したと報告している[12]．

次に骨盤底筋群の弛緩を是正するための運動の1例を 図1 に示す．5つの

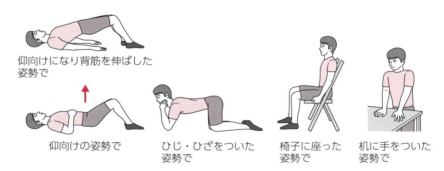

図1 骨盤底筋群体操 ▶

脚を肩幅程度に開いて，肛門の周りの筋肉を5秒間強く締め，次に緩める．この運動を五つの姿勢で，20回ずつ繰り返し，朝・昼・夕・就寝前の4回に分けて毎日行うのが理想的である．
（原　行弘．診断と治療．2010；98：1483-8[1]）

姿勢で肛門周辺の筋肉を締める運動を繰り返し行うもので，1日に複数回行い，毎日継続することが重要とされている．また，骨盤底筋群運動の一種としてバイオフィードバック法も有効性が示唆されている．バイオフィードバック法とは直腸バルーンを用いて患者自身に肛門の動きを意識させることで骨盤底筋群の筋力を改善させる治療法である[13]．直腸内に挿入したバルーンを，患者に肛門を締めるよう指示する．有効に肛門括約筋を収縮・弛緩を行えるとバルーンはそれぞれ頭側・尾側方向へ移動するため，肛門の上下の動きを患者に口頭で伝え続け，患者に自らの肛門の収縮・弛緩の動作を自覚させるのがバイオフィードバック法の基本的な考え方である．さらに訓練に慣れた患者には簡易便器に座らせた状態でバルーン排出訓練を繰り返すことで日常排便により近い意識をもたせることもできる．また，肛門筋電計や肛門内圧計を併用することで患者に他覚的に肛門の動きを意識させる方法も報告されている．

　運動療法はさまざまな方法が報告されているが，いずれもエビデンスレベルは高いとはいえず，また限界も指摘されている．まず認知症など疎通が困難な症例の場合は運動療法の実施は困難である．また，Schryverらの報告は排便障害に対する運動療法の1例に過ぎず，反対に運動療法を施行しても排便障害は改善しなかったとの報告も存在している[14]．

　本稿では前述のような運動療法を紹介したが，より高い効果と安全性を追求するために今後も議論を重ねる必要がある．

【文献】
1) 原　行弘. 在宅診療での消化管機能異常の対応のコツ. 診断と治療. 2010; 98: 1483-8.
2) 青柳邦彦. 慢性便秘症マネージメントの進歩. 臨床と研究. 2017; 94: 505-9.
3) 中島　淳. 慢性便秘. 診断と治療. 2014; 102: 1005-9.
4) 鳥居　明. 慢性便秘の治療法の基本(食事と薬物，その他). 診断と治療. 2013; 101: 273-7.
5) 榊原隆次. 多系統萎縮症vsパーキンソン病 自律神経症候から見た鑑別法 消化管障害(解説). 自律神経. 2016; 53: 218-21.
6) Sakakibara R, Kishi M, Ogawa E, et al. Bladder, bowel, and sexual dysfunction in Parkinson's disease. Parkinsons Dis. 2011; 2011: 924605.
7) 榊原隆次. 神経内科領域での便秘診療. Pharma Medica. 2017; 35.
8) Ebert E. Gastrointestinal involvement in spinal cord injury: A clinical perspective. J Gastrointestin Liver Dis. 2012; 21: 75-82.
9) Allan L, McKeith I, Ballard C, et al. The prevalence of autonomic symptoms in dementia and their association with physical activity, activities

of daily living and quality of life. Dement Geriatr Cogn Disord. 2006; 22: 230-7.
10) Rao SS, Beaty J, Chamberlain M, et al. Effects of acute graded exercise on human colonic motility. Am J Physiol. 1999; 276: G1221-6.
11) 原　行弘．排便障害とリハビリテーション．排尿障害プラクティス．2003; 11.
12) De Schryver AM, Keulemans YC, Peters HP, et al. Effects of regular physical activity on defecation pattern in middle-aged patients complaining of chronic constipation. Scand J Gastroenterol. 2005; 40: 422-9.
13) 味村俊樹．骨盤底筋協調運動障害を呈する便排出障害型便秘症に対する直腸バルーン排出訓練によるバイオフィードバック療法の効果に関する検討．バイオフィードバック研究．2011; 38.
14) Meshkinpour H, Selod S, Movahedi H, et al. Effects of regular exercise in management of chronic idiopathic constipation. Dig Dis Sci. 1998; 43: 2379-83.

〈石川賢太郎　加藤直也〉

3 ▶ 神経因性消化管機能障害の看護とケア・温罨法・マッサージ

疫学と症候

　Neurogenic bowel dysfunction（NBD）は，神経の損傷によって起こる排便障害で，神経疾患や神経外傷を慢性的に受けた患者には，便失禁と便秘は出現度の高い症状である[1]．神経系または脊髄が障害されると，直腸・骨盤底の感覚および運動神経の障害をきたすことが多く，排便調整が困難となる．便秘と便失禁は表裏一体の関係にあり，一方が改善すると他方が増悪する傾向にある[2]．

　脳梗塞では，入院患者の23～40％が肛門失禁しており[1,3,4]，発症6カ月後は7～9％となっている．75歳以上，重度の脳梗塞，筋力低下，糖尿病など他の疾患を併発している人はより起こりやすい[1,5]．

　多発性硬化症では，39～73％に便秘，もしくは便失禁があり，運動機能が低下した人はより問題を抱えやすい[1,6,7]．

　パーキンソン病の50％がスロートランジット，または排便困難を訴えており[11]便失禁は24％[2,8,9,12]と報告されている．

　脊髄損傷では，国内の1,331名の脊髄損傷患者を対象とした排便障害調査では，便意消失82％，肛門出血61％，便失禁56％，便秘54％，要摘便48％と報告されている[10]．193名の退院後の排便管理方法の実態調査では，退院時に問題を抱えていた人は63.7％，在宅では62.2％で，大きな変化はなかった[11]．201名を対象とした調査による排便方法は，生理的排便96.1％，ストーマ2.5％，順行性洗腸0.5％で，生理的排便に要する平均時間は50.3分，困っていることは，便秘55％，便失禁45.9％，残便感42.1％，排便後疲労感42.1％であった[12]．脊髄損傷の患者の70％以上が相談をしたいが，相談先がないと答えている[13]．

　海外の在宅脊髄損傷患者では95％の人が排便するのに少なくとも何か一つは治療的方法が必要で，50％は援助が必要[14]，失禁は15～25％と報告されている[15]．

いずれの神経疾患・障害であっても，排便障害は生活に深く影響し，多大な支障をきたし，ケアがうまくいかない場合，QOLは著しく低下すると報告されている[1]．

アセスメント

排便は 表1 に示すように便意を感じる，トイレが認識できる，移動できる，衣類の着脱，便器へのアプローチ，排便，後始末といった一連の動作ができなくては成り立たない．特に便意のある時に座位姿勢を保ち，適切にいきむことが不可欠である．また便は食物摂取の結果であり，食事と一対で考えることが不可欠で生活全般に関わる．

神経障害からくる排便障害は完治できないことが多い．ADL が低い場合，介護者の援助を受けなければ排便ができないこともある．したがって介護者にとっても大きな負担となるため，本人だけでなく，介護者も含めてケア対象と考える必要がある．そのため環境も重要となるため，多職種チームによる包括的なアセスメントが重要となる．

表1 の一連の動作を多職種によって丁寧に確認するが，具体的なアセスメントのポイントを 表2 にまとめた．具体的な症状のスコアとして neurogenic bowel dysfunction score（NBD Score）があるので 表3 に紹介する[16]．

表2 にあるように，多職種の情報共有が不可欠なため，チームコーディネーターおよび情報共有のための方法が必要になる．情報共有は記録のみでなく，必要に応じてカンファレンスを持つことが必要である．排便は生活に深くかかわるため，カンファレンスには，できれば本人，あるいは介護者が参加できることが望まれる．

ケア方法

North West Regional spinal Injuries Center では，neurogenic bowel のケア目標を 表4 のように設定し，マネジメント方法を 図1 のように階段状に示している[17]．

我が国の便失禁ガイドライン，神経・脊髄疾患（損傷）に対してあげられた療法を 図2 にまとめた[2]．いずれも生活習慣の見直し，確立を基本とし，最終的に人工肛門の設立となっている．

国内外の療法の基本に食事があげられているが，食事に関しては総論 5-1，運動に関しては総論 5-2 を参照いただきたい．

表1 正常な排便動作と条件

	正常な状態	条件
便意を感じる	便意を感じ始めてから15分程度は感覚がある．それ以上は鈍麻する．便塊とガスの違いを感ずることができる．	直腸，肛門に便が溜まる．ガスか便か，サンプリングできる．サンプリングの結果を直腸から脊髄神経を経て大脳に伝わる．大脳でガス・便意を判断することができる．
トイレ・便器を認識する	トイレがどこにあるかわかる．便器の使い方がわかる	トイレ，便器がわかる場所にある．見える．あるいは視力に代わる知覚で確認できる．トイレ，便器と判断できる知力がある．
起居移乗移動	移動の目的がわかる．寝返りが打てる．起きあがれる．座位保持ができる．横移乗ができる．立位がとれる．歩行ができる．あるいはリフター，車椅子など移動の用具を使うことができる．	移動するという意志，あるいは理解ができる．筋力がある．関節の拘縮がない．バランスが保てる．移動動作ができる心肺機能をもっている．起立性低血圧を起こさない．移動用具を理解し，適合している．
衣類の着脱	ズボン，スカートなどおろしたり，まくったりする．排泄物がかからないように下着をおろす．元にもどす．	衣類の着脱の方法を認識できる．手先が動き，ボタンをはずしたりおろしたりできる．下着がおろせるよう腰あげ，あるいはずらすことができる．
便器の準備	便器の位置を確認できる．蓋をあけるなど必要な動作がわかり，できる．肛門口にあてることができる．	見える．あるいは視力にかわる知覚で確認できる．判断力がある．手先の巧緻性，あるいは腰あげなど必要な動作ができる．
排便	1〜3回，1〜3日程度に出る．ブリストルスケールタイプ3〜5の便をある程度のいきみでスムーズにまとめて出せる．痛みはない．	いきみによって肛門が開き，腸の蠕動運動も活発になり，いきみによって残便なく排出できる動き，形である．
後始末	紙を切る．肛門，尿道口を拭く．水洗の場合，排泄物を流す．排泄物を捨てる．便器を洗う．手を洗う．	後始末の必要性，方法が理解できる．手先が動く．見える．あるいは視力に代わる知覚で確認できる．

表2 Neurogenic bowel のアセスメントポイント

項目	具体的内容	アセスメント方法	関係する主職種
自立度	ADL と IADL	観察 FIMバーサルインデックスなど	リハビリ医師 作業療法士　理学療法士 看護師　介護士
排便状態	以前/現在の排便状態	問診・排便日誌 便秘・便失禁スコア	看護師　介護士
	排便動作　腹筋　体幹バランス　いきみ	観察	作業療法士　理学療法士 看護師
	骨盤底筋の状態	内診　排便造影	看護師　消化器科医師
	肛門括約筋の状態	直腸診　肛門圧測定　超音波	看護師　消化器科医師
	便意の有無	直腸診　バルーンテスト	看護師 消化器科医師
	排便通過時間	トランジットスタディ 腹部単純撮影　腹部触診 直腸診 排便日誌	消化器科医師 担当医師 看護師　介護士
	その他　痛み，出血，直腸脱，痔　スキントラブルなど	観察　直腸内診	同上
食事	摂取内容と摂取量	食事日誌	栄養士　看護師 介護士
精神状態	希望，問題と感じていること	傾聴	看護師　心理療法士
	理解力	観察　長谷川式　ミニメンタルステート検査など	看護師　作業療法士 言語聴覚療法士 理学療法士　心理療法士
	障害受容の段階	傾聴　観察	同上
	ストレスコーピングスタイル	同上	同上
環境	生活する住環境	ホームエバリエーション	作業療法士　理学療法士 ケアマネジャー
	活用する福祉用具	試用	作業療法士　理学療法士 看護師 ケアマネジャー
	介護者　関係　人数　健康状態　希望　理解力など	面接　介護方法指導	医療ソーシャルワーカー ケアマネジャー　看護師
	地域のケアサービス	地域包括支援センターへの確認など	医療ソーシャルワーカー ケアマネジャー
	経済状態	問診など	医療ソーシャルワーカー ケアマネジャー

(Wiesel P, et al. Bowel dysfunction. In: Norton C, et al, editors. Bowel continence nursing. Bucks: Beaconsfield Publishers; 2004[1])を参考に作成)

表3 NBD score（神経因性消化管症状スコア）

		Score
1	どのくらいの頻度で排便しますか？ ○ 毎日（0点） ○ 1週間に2〜6回（1点） ○ 1週間に1回以下（6点）	
2	排便にどのくらいの時間使いますか？ ○ 30分以下（0点） ○ 31〜60分（3点） ○ 1時間以上（7点）	
3	排便中あるいは後に嘔気，発汗，または頭痛がありますか？ ○ はい（2点） ○ いいえ（0点）	
4	便秘治療のために薬（錠剤）を服用しますか？ ○ はい（2点） ○ いいえ（0点）	
5	便秘治療のために薬（点滴薬または液体）を服用しますか？ ○ はい（2点） ○ いいえ（0点）	
6	どのくらいの頻度で摘便しますか？ ○ 週に1回以下（0点） ○ 週に1回以上（6点）	
7	どのくらいの頻度で不随意に排便することがありますか？ ○ 毎日（13点） ○ 週に1〜6回（7点） ○ 週に3〜4回（6点） ○ 年に数回もしくはそれ以下（0点）	
8	便失禁治療のために薬を服用しますか？ ○ はい（4点） ○ いいえ（0点）	
9	ガスがコントロールできないことがありますか？ ○ はい（2点） ○ いいえ（0点）	
10	肛門周囲に皮膚の問題がありますか？ ○ はい（3点） ○ いいえ（0点）	
合計点（0点から47点）		

NBD score Bowel dysfunction
0-6 Very minor   7-9 Minor   10-13 Moderate   14 or more Severe
(Krogh K, et al. Spinal cord. 2006；22：625-31[16])

表4 Neurogenic bowel　目標

目標1	個人にあわせた現実的な排便コントロールができるように援助する
	・傷をつくらない.
	・排便に1時間以上かけない.
	・便失禁を最少とする.
	・便秘を予防する.
	・予測可能な排便習慣を作る.
目標2	個人にあわせた排便ケアのゴールを明らかにする
	・可能な限りの自立
	・個人の生活, 仕事または社会的な計画
	・活用可能な資源

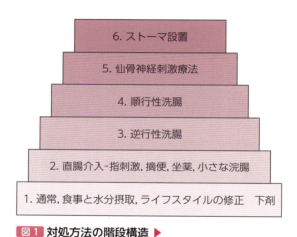

図1 対処方法の階段構造 ▶

　本稿では，1) 温罨法, 2) 腹部マッサージ, 3) 排便用具, 4) 逆行性洗腸, 5) 順行性洗腸，について述べる．

1. 温罨法

　温罨法は日本の臨床では古くから実践されてきたが，NBDに対する温罨法の効果は確認できなかった．しかし便秘を対象とした複数の研究で，効果があったことが示唆されている[18,21]．便秘に適応する温罨法の部位は，腰背部で，湿熱でも乾熱でも温度は40℃から60℃の範囲で，熱布などによる一回でも蒸気温熱シートや電気毛布などによる連続適応でも効果が出ている．蠕動運動は温罨法によって，皮膚温が最低2℃上昇すると活発になる[22]．

段階	保存的療法
	内容
初期治療	①食物繊維の豊富な食材および適切な水分の摂取 ②直腸肛門の刺激，坐薬 ③時宜を得た排便の支援・誘発 ④経口薬 ⑤腹部マッサージ ⑥摘便
専門的治療	①逆行性洗腸法 ②バイオフィードバック ③アナルプラグ ④腓骨神経刺激療法

無効 →

外科的療法
①仙骨神経刺激療法
②順行性洗腸法
③人工肛門増設

図2 神経・脊髄疾患（損傷）の治療 ▶

蒸気温熱シートを7時間，7日間使用した結果は排便回数（1.46±0.07から1.24±0.97）と便の量（1.50±0.084から1.28±0.94）が改善した．便形状スケールでは，非罨法期5.88±1.51から，罨法期5.51±1.59と有意な低下となった[19]．

たとえ排便に対するエビデンスが低いとしても，いずれの報告も有害事象はなく，被験者は気持ちが良いと感じている．

2. 腹部マッサージ

腹部マッサージについてもエビデンスは低いが，脊髄損傷者に腹部マッサージを実施したところ，排便の頻度が増加し腸の動きが改善，摘便の回数が減少したという報告がある[23]．症例報告ではあるが，2名の脊髄損傷患者に20日間マッサージを実施したところ2名とも，便性，排便回数が改善されたと報告されている[24]．

3. 排便用具

便失禁予防のためにアナルプラグ（ペリスティーンアナルプラグ）**図3** がある．スポンジのような柔らかい素材で直接直腸に挿入する．12時間連続使用が可能で，軽度の便失禁に効果がある．重度の下痢には向かない．

ごく軽度の便失禁用のパッドとして臀部ではさむパッドなどもある．

重度の便失禁の場合は，皮膚保護剤を使用すると同時に軟便専用のパッドを

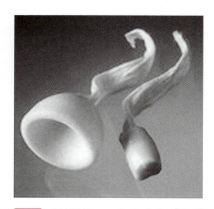

図3 ペリスティーンアナルプラグ
コロプラスト社 ▶

使うことでスキントラブルを予防することが望ましい.

4. 逆行性洗腸

　逆行性洗腸（retrograde colonic irrigation）は，肛門から微温湯を注入して腸内にある便を排出することで，経肛門的洗腸法（transanal irrigation：TAI）ともよばれ，難治性便秘および便失禁を改善する方法である．我が国では1990年代より，脊髄損傷の人たちを対象として逆行性洗腸が実施されていた．日本の逆行性洗腸は，洗腸というよりも直腸内に200 mL 程度の微温湯を複数回注入して排便を促進することが目的であり，それなりの効果を得ていたが[25]，保険に収載されず，広く普及しなかった．

　海外では，脊髄損傷患者の排便管理の選択肢の一つとして普及している．海外の逆行性洗腸は1回500〜1500 mLを注入し，直腸と左側結腸の便を可及的に除去することで便秘症状を改善したり便失禁を防ぐ方法である[26].

　海外の逆行性洗腸の効果として，87人の脊髄損傷患者を無作為に保存的治療と逆行性洗腸を実施する2群に分け，10週間の比較検討をした結果，逆行性洗腸は，保存的療法と比較して，便秘，便失禁，排便に関するQOLで効果と報告されている[26].

　長期成績については348例の患者に郵送によるアンケート調査を行った結果，平均観察期間21カ月で，42％が継続，治療成功率はNBDは63％と高かった[27].

　日本でも認可され，2018年から保険収載が決まった下記の逆行性洗腸セット（Peristeen anal irrigation system）図4 は，これまでの日本の製品と異なり，カテーテルバルーンを使用して直腸内に固定できるため，両手フリーとなれるなど，利点が高い．また時間もほぼ1時間以内に終了できることから難治性の便秘，便失禁に利点がある．

　我が国での本製品の有効性として，難治性排便障害32例に対して10週間使用したところ，72％は有効だったが，9％で大腸穿孔が発生したと報告されている[27].腸内穿孔を起こした事例はいずれも直腸内の手術既往歴がある者だった．

5. 順行性洗腸

順行性洗腸はAntegrade continence enema（ACE）とよばれ，英国の小児科医師Maloneによって開発された[28]．

盲腸に瘻孔を設置し，グリセリン浣腸や水を注入する方法で盲腸ポートともよばれる．逆行性洗腸と比較して，患者の腹壁に注入口があるため見ることができ，処置がしやすい．盲腸ポート手術を受けた40名に排便の状況と満足度のアンケート調査を行った結果，術後3カ月後の排便時間は半減で排泄は楽になっていた．食事制限と行動制限はなくなり，精神的にも前向きとなっていた．手術を受けての満足度は8.3点（10点中）であった．合併症としてポートの肉芽形成，痛みがあがったと報告されている[29]．損傷患者の退院後の実態調査でも順行性洗腸を実施している患者はいずれも満足しているという結果が出ている[12,30]．

以上NBDのケアについて述べたが，生活の変化や加齢によっても状況は刻々と変化していくため，一つの方法ではなく，その時々に応じて臨機応変に対処できることが必要である．そのためにいつでも相談できる場が求められている．

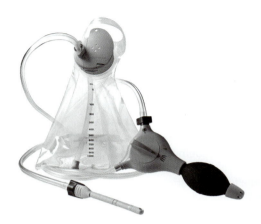

図4 ペリスティーン洗腸セット
コロプラスト社 ▶

【文献】

1) Wiesel P, Sally B. Chapter 12 Bowel dysfunction: assessment and management in the neurological patient. In: Norton C, Chelvanayagam S, editors. Bowel continence nursing. Bucks: Beaconsfield Publishers; 2004. p.181-203.
2) 日本大腸肛門学会, 編. 失禁ガイドライン2007年度版. 東京：南江堂；2007. p.92.
3) Mariji Van K, Inge G. Chapter 12 Evidence for pelvic floor physical therapy for neurological diseases. In: Kari B, Barry B, Siv M, et al editors. Evidence-based Physical Therapy for the Pelvic Floor. London: Churchill Livingstone Elsever；2015. p.387-96.
4) Brocklehurst JC, Andrews K, Richards B, et al. Incidence and correlates

of incontinence in stroke patients. J Am Geriatr Soc. 1985; 33: 540-2.
5) Nakayama H, Jorgensen HS, Pedersen PM, et al. Prevalence and risk factors of incontinence after stroke. The Copenhagen stroke study. Stroke. 1997; 28: 58-62.
6) Chia Y, Fowler CJ, Kamm MA, et al. Prevzlence of bowel dysfunction in patients with multiple sclerosis and bladder dysfunction. Journal of Neurology. 1995; 242: 105-8.
7) Bauer HJ, Firnhaber W, Winkler W. Prognostic criteria in multiple sclerosis. Annals of the new York Academy of Sciens. 1965; 122: 542-51.
8) Edwards LL, Quigly EM, Pfeiffer RF. Gastrointestinal dysfunction in Parkinson's disease: frequency and pathophysiology. Neurology. 1992; 42: 726-32.
9) Sakakibara R, Foweler C, Takamachi H. Parkinson's disease. Chapter 12. In: Fowler C, Panicker J, Emmanuel A, editors. Pelvic Organ Dysfunction in Neurological Disease. Cambridge: Cambridge University Press; 2010.
10) 高坂 哲，石堂哲郎，宮崎一興．第5章 脊髄損傷患者の排便管理．In: 岩倉博光，岩谷 力，土居信之，編．臨床リハビリテーション．排尿排便障害 性機能障害．東京: 医歯薬出版; 1992. p.85-100.
11) 山中京子，田村玉美，佐久間 肇．脊髄損傷者の排便に関する調査 退院時の排便問題は在宅生活でどう変化したか．リハビリテーション連携学会．2012; 13: 61.
12) 高橋真紀，徳永恵子，佐々木 巌，他．脊髄損傷者における排便症状の現状—質問紙調査から—．日本ストーマ・排泄リハビリテーション学会誌．2011; 27: 101.
13) 室岡陽子．日本創傷・オストミー・失禁管理学会誌．2011; 15: 191.
14) Glickman S, Kamm MM, Bowel dysfunction in spinal-cord-injury patients. Lancet. 1996; 347: 1651-3.
15) Krogh K, Nielsen L, Djurhuus JC, et al. Colorectal function in patients with spinal cord lesions. Diseases of the Colon and Rectum. 1997; 40: 1233-9.
16) Krogh K, Chistensen P, Sabroe S, et al. Neurogenic bowel dysfunction Score. Spinal cord. 2006; 22: 625-31.
17) Lee Fancis. Neurogenic Bladder and bowel Management 2017. www.southportandormskirk.nhs.uk/
18) 川島みどり．排便，排ガスの技術 腰背部の温罨法 経験的知識．ナーシングトゥデイ．1994; 9: 8-12.
19) 細野恵子，堀岡恒子，久光雅美，他．高齢者における蒸気温熱シートによる下腹部湿熱加温の便秘改善効果．臨床体温．2010; 2: 8-12.
20) 菱沼典子，山崎好美，井垣通人，他．40℃と60℃の蒸気温熱シートによる腰部温罨法．日本看護技術学会第5回学術集会講演集．2006.
21) 藤野智子，71. 腰部温罨法は排便促進に効果があるのか？ In: 道又元裕，監修．ケアの根拠 第2版．東京: 日本看護協会出版会; 2012. p.83.

22) 牛山杏子, 菱沼典子. 便秘ケアとしての温罨法の知識と技術. EB Nursing. 2009; 9: 34-9.
23) Krasssioukov A, Eng JJ, Vennables B. Neurogenic bowel following spinal cord injury. In: Eng JJ, Teasell RW, Miller WC, et al, editors. Spinal cord injury rehabilitation evidence version 4. Canada. 2012. p.1-39.
24) 田中ゆうこ, 福田ゆかり. 脊髄損傷患者の便秘に対する指圧・マッサージの効果. リハビリナース. 2016; 9: 92-9.
25) 菅野佳子, 玉垣 努, 吉本美紀子, 他. 軽髄損傷者の排便障害における洗腸法の検討. 作業療法. 1993; 12: 218-22.
26) Peter C, Gabriele B, Maureen C, et al. A Randomized, controlled trial of transanal irrigation versus conservative bowel management in spinal cord-injured patients. Gastroenterology. 2006; 131: 738-47.
27) 味村俊樹, 角田明良, 千石 淳, 他. 難治性排便障害に対する経肛門的洗腸療法 前向き多施設共同研究. 日本大腸肛門学会誌. 2018; 71: 70-85.
28) 宇野良治. 神経因性大腸と盲腸瘻による順行性浣腸. 東京; 杏林書店: 2006; 50.
29) Christensen P, Krogh K, Buntzen S, et al. Long-term outcome and safety of transanal irrigation for constipation and fecal incontinence. Dos. 2013; 15: 67-78.
30) 高柳和江, 正木幸善. 脊髄損傷患者の排便障害者の盲腸ポート手術による QOL 向上. 日本整形外科看護研究誌. 2008; 3: 48-55.

〈西村かおる〉

4 ▶ 神経因性消化管機能障害の内科的治療

　慢性便秘症は，有病率が高く，ありふれた症状の一つであり，さまざまな治療が行われている一方で，明解な診断法もなく，治療に対する患者満足度は決して高いとはいえない．脳血管障害患者の約50%でみられ[1]，パーキンソン病患者においては，50~80%の患者にみられる高頻度の自律神経症状である[2,3]．2017年に日本消化器病学会関連研究会「慢性便秘の診断・治療研究会」編集によるガイドラインが発行された．本稿では，神経疾患に関連した便秘症の治療法について，このガイドラインに基づいて解説する．

慢性便秘症の治療方針

　神経因性消化管機能障害による便秘症に対する独自の治療はなく，他の慢性便秘症と同様である．器質的疾患の検索は最も重要であり，腹部X線，便潜血，CT，下部消化管内視鏡などによる検査は必須である．年齢や神経疾患の重症度によって，これらの検査の施行がためらわれる場合は，検査によって得られる情報（メリット）と患者負担や原疾患の増悪（デメリット）を消化器専門医と相談した上で，方針決定することが勧められる．神経疾患の病状や生命予後，貧血の有無などの情報共有が重要である．また，下部消化管内視検査は，身体的に負担の大きい検査であるため，その施行には，検査時の腸管洗浄剤の内服，もしくは経管投与が可能か，指示動作ができるか，家族の協力が得られるか，外来での検査が可能か，などの情報を基に，神経疾患の主治医と消化器専門医との協議が重要である．

　薬物療法は症状と病態分類にしたがって診断，治療することが望ましいが，病態による分類を行うためには大腸通過時間検査などの専門的検査が必要である．しかし，施行できる施設が多くはないため症状のみで判断することがほとんどである．水分摂取の増加や食物繊維摂取量の増加など食生活の改善や排便姿勢などの生活習慣の改善，下剤や消化管運動促進薬などの薬物療法，運動療法やマッサージ，摘便などの理学的治療が用いられる．

慢性便秘症の薬物治療

　器質的疾患が否定され，機能性便秘と診断された際の，千葉大学医学部附属病院消化器内科における慢性便秘症の治療アルゴリズムを示す 図1 ．便秘症の病態や症状は個人差が大きく，症状も異なるため，正確な病態把握のために初診時に問診票を用いて詳細に病状聴取を行っている．問診票には発症時期，ブリストル便性状スケール 図2 ，症状の頻度，内服薬，生活習慣，QOL，気分の変調なども含まれる．

　まずは，浸透圧性下剤，プロバイオティクス製剤を使用し，改善がみられない場合に近年開発された上皮機能変容薬を使用する．十分な効果が得られない

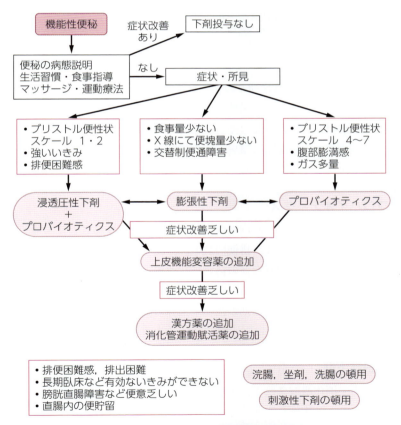

図1　千葉大学医学部附属病院における慢性便秘症の内服治療アルゴリズム ▶

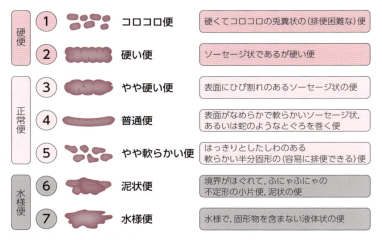

図2 ブリストル便性状スケール ▶

(O'Donnell LJD, et al. Br Med J. 1990; 300: 439-40. Longstreth GF, et al. Gastroenterology. 2006; 130: 1480-91)

場合は，図1 に示すように種々の薬剤を使用し，患者の満足度が最も高くなる薬剤を選択する．一方で，刺激性下剤は屯用にとどめるようにして，長期の高用量での投与はできるだけ避けるようにしている．各薬剤については，作用機序ごとに解説する（各薬剤の禁忌，慎重投与，併用注意などの項目は，最新の添付文書を確認してください）．

1）プロバイオティクス

慢性便秘患者に対して，腸内細菌のバランスを改善することにより，腹部症状を悪化させることはなく，排便回数増加，便の形状の改善や便の排出しやすさ，残便感や肛門部不快感などの自覚症状改善効果，腸管通過時間の短縮が得られることなどが示されている．国内において複数の異なる菌種，菌株の製剤がある．効果が乏しい場合は他の菌種・菌株の製剤に切り替えることも考慮する．

2）膨張性下剤

消化管内で消化吸収されず，水によって容積を増大させ便性状を適正化し便量を増やすことで排便しやすくする薬剤である．そのため，便量が多い症例に対しては逆効果になることがあるが，便秘型や混合型過敏性腸症候群や便量が

多くない慢性便秘症に使用されると有用な可能性がある．

- ポリカルボフィルカルシウム（polycarbophil calcium）
  コロネル®錠　1.5〜3.0 g（3〜6錠）/日，分3
  ポリフル®錠　1.5〜3.0 g（3〜6錠）/日，分3
  禁忌：急性腹部疾患，術後イレウスなど胃腸閉塞を引き起こすおそれのある患者，高カルシウム血症，腎結石，腎不全
  慎重投与：活性型ビタミンD製剤服用中，強心配糖体服用中，無酸症・低酸症が推定される患者，胃全摘後，透析中，腎不全
  併用注意：活性型ビタミンD製剤・カルシウム剤，制酸薬・テトラサイクリン系抗生物質・ニューキノロン系抗菌剤

3) 浸透圧下剤

　酸化マグネシウムなどの塩類下剤，ラクツロースなどの糖類下剤，ポリエチレングリコール（PEG）製剤がある．糖類下剤は日本において慢性便秘症での保険適応がなかったが，2018年9月に糖類下剤（ラグノス®NF経口ゼリー），2018年11月にPEG製剤（モビコール®配合内用剤）がいずれも慢性便秘に対して適応拡大となった．塩類下剤は腸内で水分泌を引き起こすことで便を膨張，軟化させて腸内の通過を改善させ，大腸の自然収縮を促すことで排便回数を増加させる．長期投与の報告もあり，有害事象も少なく，広く日本で使用されている薬剤である．投与後効果が出るまで数日かかり，投与量は少量から開始して便が柔らかくなるように調整する．ただし，腎不全患者や高齢者では高マグネシウム血症を引き起こすことがあるため，定期的に血清マグネシウム濃度を測定するなど注意が必要である．また，高マグネシウム血症の初期症状（嘔吐，徐脈，筋力低下，傾眠など）が現れた場合には，服用を中止して直ちに受診するように指導が必要である．

- 酸化マグネシウム（として）1日最大2 g　食前または食後分3，または，就寝前分1
  慎重投与：腎不全，高齢者，心機能障害，下痢，高マグネシウム血症
  併用注意：ガバペンチン，テトラサイクリン系抗生物質，ニューキノロン系抗菌剤，ビスホスホン酸塩系骨代謝改善剤，ラベプラゾール，ジギタリス製剤，鉄剤，フェキソフェナジン，ポリカルボフィルカルシウム，高カリウム血症改善イオン交換樹脂製剤，活性型ビタミンD製剤，大量の牛乳，カルシウム製剤

4) 刺激性下剤

　腸内細菌や消化管内の酵素により活性体となり，大腸の筋層間神経叢に作用して高振幅大腸収縮波を促進し，腸管からの水分の吸収を抑制して瀉下作用を起こす．アントラキノン系（センノシドやアロエなど）とジフェニール系（ビサコジル，ピコスルファートナトリウムなど）がある．

　日本で多用されているが，刺激性下剤は長期連用により耐性が出現し，大腸メラノーシスや壁内神経叢の障害と大腸運動異常を起こして難治性便秘を誘発する可能性があるため注意が必要である．また，服用後は大腸内の便が正常の排便時より多量に排泄され，腸が再び便で満たされるまでに時間を要し，排便間隔を延長させることで刺激性下剤の連用につながり，薬剤への精神的依存性・耐性の一因となる．長期間の連用は避けて，週2回程度の頓用にとどめるのが望ましい．

- アントラキノン系
  アローゼン®顆粒　1回0.5〜1.0 g を1日1〜2回
  プルゼニド®錠　1日1回12〜24 mg を就寝前
  　　　　　　　　高度の便秘には，1回48 mg まで増量
  禁忌：急性腹症，痙攣性便秘，重症の硬結便，電解質失調（特に低カリウム血症）
  慎重投与：腹部手術後の患者，妊婦または妊娠している可能性のある婦人，授乳中の婦人
- ジフェニール系
  ラキソベロン®錠2.5 mg　1日1回2〜3錠を経口投与
  ラキソベロン®内用液0.75%　1日1回10〜15滴（0.67〜1.0 mL）
  禁忌：急性腹症，腸管に閉塞のある患者またはその疑いのある患者
  慎重投与：腸管狭窄および重度な便秘，腸管憩室，高齢者

5) 上皮機能変容薬

　慢性便秘症に対する新規治療薬であり，国内ではルビプロストン（アミティーザ®カプセル）とリナクロチド（リンゼス®錠）の2種類が承認されている．

　ルビプロストンは機能性脂肪酸化物であり，小腸の腸管内腔側に存在するClC-2クロライドチャネルを活性化し，腸管内に浸透圧性の水分分泌を促進す

ることにより，便を柔らかくして腸管内の便輸送を高めて排便を促進する．自発的排便の増加，硬便，便秘の重症度，排便時のいきみといった臨床症状も改善するとされている．主な副作用は悪心，下痢であり，悪心は若い女性に多い．

　リナクロチドは腸粘膜上皮細胞上に存在している，グアニル酸シクラーゼC受容体アゴニストであり，14種類のアミノ酸からなる合成ペプチドである．グアニル酸シクラーゼC受容体の刺激を介して，腸管上皮細胞内のcGMP量を増加させる．それによりcystic fibrosis transmembrane conductance regulator（CFTR）の活性化を介して腸液の分泌を促進するとされている．また，増加したcGMPにより腸管粘膜化の知覚神経刺激が抑制されるため，消化管知覚過敏症を改善させる効果があるとされている．自発便の増加，腹痛の有意な改善が報告されている．便秘型過敏性腸症候群のみが保険適用となっていたが，2018年8月より慢性便秘症に対しても効能追加承認された．副作用は下痢が最も多く，腹痛や鼓腸などがある．

・アミティーザ® カプセル24 μg　1回24 μgを1日2回，
朝食後および夕食後
　禁忌：腫瘍，ヘルニアなどによる腸閉塞が確認されているまたは疑われる患者，妊婦または妊娠している可能性のある婦人，授乳中の婦人
　慎重投与：高齢者，中等度または重度の肝機能障害，重度の腎機能障害
・リンゼス® 錠0.25 mg　0.5 mgを1日1回，食前．
症状により0.25 mgに減量
　禁忌：機械的消化管閉塞またはその疑いがある患者
　慎重投与：妊婦または妊娠している可能性のある婦人，授乳中の婦人

6）胆汁酸トランスポーター阻害剤

　エロビキシバット（グーフィス®）は，慢性便秘症に対する新規治療薬である．回腸末端の胆汁酸トランスポーターの胆汁酸の再吸収を阻害することで，大腸に流入する胆汁酸量を増加させる．大腸に流入した胆汁酸により，水分分泌と大腸運動促進の2つの作用（dual action）で排便効果を促す．回腸末端の胆汁酸トランスポーターへ直接作用することから，体内への吸収はわずかであり，重篤な副作用は目立たない．国内の臨床試験での主な副作用は腹痛120例（19.0％），下痢99例（15.7％）であり，出現した場合は休薬や減量を行う．食後内服，胆囊摘出術後や閉塞性黄疸などでは効果が不十分となると予想されるため，患者への内服指導・病歴確認が必要である．

・グーフィス®錠 5 mg　1回2錠（最高用量3錠）を1日1回食前
　禁忌：機械的消化管閉塞またはその疑いがある患者
　慎重投与：重篤な肝障害（胆道閉鎖や胆汁酸分泌低下）のある患者
　併用注意：ジゴキシン，ダビガトラン，胆汁酸製剤，アルミニウム含有
　　　　　　制酸剤，コレスチラミン，ミダゾラム

7）消化管運動賦活薬

　消化管運動促進剤であるモサプリドクエン酸塩水和物は，消化管平滑筋に存在する5-HT$_4$受容体を刺激することによりアセチルコリンの遊離を促進させ，消化管蠕動運動を亢進させる．保険適応は"慢性胃炎に伴う胸やけ，吐き気・嘔吐"となっているが，便秘型過敏性腸症候群において排便回数の増加や便性状の軟化，大腸通過時間の短縮を認め，腹痛や腹部膨満感の改善が報告されている．パーキンソン病治療薬の副作用の軽減や，L-dopa製剤の吸収率を改善することを目的としても使用されている[3]．重篤な副作用として，劇症肝炎，重篤な肝機能障害（いずれも0.1%未満）があらわれることがあり，死亡に至った例もあるので注意が必要である．

・ガスモチン®錠 5 mg　1回1錠を1日3回，食前または食後
　併用注意：抗コリン作用を有する薬剤

8）漢方薬

　漢方製剤は患者の体力に応じて使い分ける必要があるが，日常診療で慢性便秘症に対して頻用されているエキス剤には，大黄甘草湯，麻子仁丸，大建中湯，潤腸湯，乙字湯，防風通聖散，桃核承気湯，大柴胡湯などがある．

　これらの多くに含まれる成分の一つに大黄があげられる．子宮収縮作用および骨盤内臓器の充血により早流産の危険性があるとされるため，妊婦または妊娠している可能性のある女性には投与しないことが望ましい．また，センナなどと同様にアントラキノン誘導体を含むため，連用すると大腸メラノーシス，大腸腸管壁の神経叢障害をきたすことが知られており，長期間の連用は避けるべきとされている．

9）浣腸，坐剤

　炭酸水素ナトリウム・リン酸二水素ナトリウム配合の製剤であるレシカルボン®坐剤は，直腸挿入後速やかに溶解すると炭酸ガスを発生し直腸壁を直接刺

激することにより直腸内に貯留している便の排出を誘発する．刺激性下剤のビサコジル®坐剤は結腸・直腸粘膜の副交感神経末端に作用して蠕動を高めたり，腸粘膜への直接作用により排便反射を刺激する．直腸挿入後15〜60分以内に作用発現する．

　浣腸は直腸に物理的な刺激を与え，蠕動を高めることにより排便を促す．即効性があり，便排出障害や糞便塞栓の予防や治療などに適宜使用する．定期的な使用はすべきではない．グリセリンは浸透圧により直腸内での水分吸収に伴い腸壁を刺激する催下浣腸である．浸透圧効果により糞便の軟化・潤滑化が生じ便を排泄させやすくする．

　坐剤，浣腸などの長期にわたる使用は副作用の出現や習慣性，依存性を招くため注意が必要である．排便リズムの回復を認めたら，薬剤は適宜増減や中止すべきである．

　逆行性洗腸法は経肛門的に微温湯を500〜1,000 mL潅流することにより結腸の蠕動運動を促進して，排便を促す．脊髄損傷などの神経障害による便秘症患者の多くに改善効果があり，QOLの改善に有効であり，安全かつ安価で長期施行することができる．

- 新レシカルボン®坐剤　1回1〜2個を肛門内に挿入
  禁忌：本剤に過敏症のある患者
  挿入後の注意：挿入後，排便作用があるまで激しい運動を避ける．
- ビサコジル®坐剤　通常1回10 mgを，1日1〜2回肛門内に挿入
  禁忌：急性腹症，痙攣性便秘，重症の硬結便，肛門裂創，潰瘍性痔核
  慎重投与：妊婦または妊娠している可能性のある婦人
- グリセリン浣腸　50％液として10〜150 mL　肛門内に注入
  禁忌：腸管内出血・腹腔内炎症・腸管に穿孔またはそのおそれのある患者，全身衰弱，下部消化管術直後の患者，急性腹症が疑われる患者
  慎重投与：腸管，肛門に炎症・創傷のある患者，腸管麻痺，重症の硬結便，重篤な心疾患，妊婦または妊娠している可能性のある婦人

おわりに

　慢性便秘症は高齢者に多く，生活習慣や全身性疾患や薬物などが関連している．原因となる疾患は多岐にわたっており，特に，パーキンソン病や脳血管障害などの神経疾患患者に高率に合併する．治療前に器質的疾患を否定することが重要であり，薬物療法を行う際も漫然と便秘薬を処方するのではなく，それ

ぞれの症例において治療に対する反応性を確認しながら薬剤調整を行う必要がある．

【文献】
1) Li J, Yuan M, Liu Y, et al. Incidence of constipation in stroke patients: A systematic review and meta-analysis. Medicine(Baltimore). 2017; 96: e7225.
2) 野崎園子. 長期経過におけるパーキンソン病の困難症状への対応 2) 栄養障害・消化器症状. J Clini Rehabil. 2013; 22: 361-6.
3) 館野冬樹, 榊原隆次. パーキンソン病の排便障害 (1) パーキンソン病のイレウスと便秘. 排尿障害プラクティス. 2013; 21: 47-51.

〈齊藤景子　新井誠人　加藤直也〉

5 ▶ 神経因性消化管機能障害の鍼灸治療

　腹痛や消化機能の不調の際には，腹部に手を当てたり，温めたりすることが習慣的に行われる．東洋医学の鍼灸治療は，身体の表面から機械的刺激あるいは温熱刺激を加える療法であり，日本では例えば足三里にお灸をすえて養生することが伝統的に行われてきた．消化器疾患に対する鍼灸治療は，特に機能障害や心因性障害に効果があるとされている[1,2]．鍼灸治療の作用機序には，皮膚や筋の体性感覚刺激により自律神経遠心路に誘発される反射性反応が関与すると考えられる．本稿では，消化管機能障害に対する鍼灸治療について，まず動物実験による体性−消化管反射の神経経路研究に基づいた鍼灸の作用機序を考察した上で，鍼灸治療の臨床研究を紹介する．

体性−消化管反射の神経経路研究

　消化管運動に対する体性感覚刺激の影響を調べた最初の報告はLehmann (1913)による[3]．麻酔をして情動の影響を取り除いた動物において，小腸運動は坐骨神経の求心性電気刺激により主に抑制されること，この反応は迷走神経切断の影響を受けないことから交感神経の関与が示唆された．その後，胃運動を観察した研究において，四肢の求心性電気刺激で誘発される亢進あるいは抑制反応に迷走神経の関与が示された（Babkin & Kite 1950, Jansson 1969）．Kuntzら（1940；1946）は，腹部皮膚の温冷刺激によって，刺激した皮膚分節に相当する胃腸管に血管拡張あるいは収縮反応が現れることをみいだした[3]．
　麻酔動物の全身状態，呼吸，体温，血圧の安定性に注意して行われたSatoらの系統的研究により，胃運動に与える体性感覚刺激の影響は，刺激を加える身体部位により異なること，それらの神経経路が明らかにされた[3]　図1．腹部の鍼刺激では胃運動の抑制反応が認められ，腹部から離れた四肢の鍼刺激では胃運動の促進反応が認められる[4]．腹部刺激による胃運動抑制反応は脊髄反射であり，胃を支配する交感神経を遠心路とする．一方，後肢刺激による胃運動の亢進反応は上脊髄反射であり，胃を支配する迷走神経を遠心路とする．基礎研究で得られた知見を　表1　に示す．

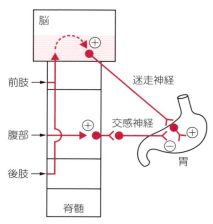

図1 体性-胃運動反射の神経経路 ▶

表1 鍼刺激による胃・十二指腸運動反応

刺激部位	腹部	後肢
反応	抑制	促進
求心路	皮膚と筋 IV群線維	皮膚と筋 III，IV群線維
反射中枢	脊髄	延髄
遠心路	交感神経	迷走神経
オピオイド	関与しない	関与しない

(Sato A, et al. Neurosci Res. 1993; 18: 53-62[4]，山口真二郎，他．自律神経．1996; 33: 39-45[5]，Noguchi E, et al. Jpn J Physiol. 2003; 53: 1-7[6]のデータに基づく)

消化管機能障害に対する鍼灸治療の作用機序の考察

消化管機能障害に対する鍼灸治療には，上下肢や腹部の経穴がよく用いられる 表2．

(a) 上下肢の鍼灸刺激による消化管機能改善作用の機序

上肢や下肢の鍼灸刺激による消化管機能改善作用の機序には，動物実験で示された後肢刺激で誘発される迷走神経を介する消化管運動促進反射が関与すると考えられる．後肢鍼刺激による迷走神経活動の亢進は，胃液分泌の増加にも関与する[7]．

(b) 腹部の鍼灸刺激による消化管機能改善作用の機序

動物実験において，腹部の鍼刺激による胃運動抑制反応は，麻酔下[4]だけでなく意識下[8,9]でも観察される．消化管機能障害の患者では腹部の刺激で症状の改善が認められる 表2．動物実験で示された腹部刺激で誘発される交感神経を介する消化管運動抑制反射は，以下に述べる胃からの内臓求心性神経活動の抑制による胃痛の改善や，胃運動リズムのリセットによる胃運動回復に関与すると考えられる[10]．

① 胃の痛みや不快感の抑制機序

内臓痛は内臓求心性線維の興奮によって中枢神経系に連絡され，痛みや不快感を誘発する．ラットの胃内容量を増やして内圧を上昇させると，胃に分布する内臓神経求心性線維や迷走神経求心性線維が興奮する[11,12]．一般に内臓神経

表2 鍼灸刺激が消化管運動に及ぼす影響

効果の示された臨床研究のまとめ．MA：マニュアル鍼刺激，EA：鍼通電刺激．

器官	症状/機能	反応	鍼灸刺激群/期間	対照群	被験者	文献
食道	胃食道逆流症（GERD）	胸焼けや酸逆流の症状軽減．効果は薬物治療に鍼治療を併用した群で大．	EA：下肢（ST36, SP9），上肢（PC6），胸腹部（CV12, CV17）/4週間．薬物治療に併用．	薬物治療	GERD患者	14
		症状軽減．効果は鍼治療と薬物治療で同等．鍼治療群は再発なし．	MA：腹部（CV12），下肢（ST36, SP6），上肢（PC6）/6週間	薬物治療	GERD患者	15
	一過性下部食道括約筋弛緩（TLESR）	弛緩頻度の減少	EA（経皮的）：上肢（PC6）/60分	非経穴のEA（経皮的）	健常者	16
胃	機能的ディスペプシア（FD）	固形物の胃排出を促進	EA：下肢（ST36），上肢（PC6）/30分	非経穴のEA	FD患者	17
		症状軽減，QOL改善．効果は対照群と同等．	MA：上肢（LI4, PC6），下肢（LR3, SP4, ST36），腹部（CV12）/2週間	非経穴のMA	FD患者	18
		症状軽減，QOL改善．効果は鍼治療群で大．	MA：下肢（ST36, KI3），頭部（GB4），上肢（PC6, HT7）/1カ月	非経穴の浅い置鍼	FD患者	19
	胃電図における徐波成分	胃徐波頻度や伝播速度の増加				
		直腸伸展で誘発される上下腹部症状，低下した胃徐波頻度を改善．	MA：下肢（ST36）/30分	非経穴のMA	健常者	20
結腸	過敏性腸症候群（IBS）	QOL改善．効果は対照群と同等．	MA：下肢（LI3, ST36, SP6），腹部（CV12, ST21, ST25），上肢（HT7），頭部（DU20）/5週間	非経穴の偽鍼MA	IBS患者	23
		腹部痛，不快感，膨満，便の硬さの改善．	MA・灸：腹部（CV12, ST25, CV6），腰部（BL23, BL25）/4週間	非経穴の浅い置鍼と遠ざけた棒灸	IBS患者	24
		症状軽減．効果は鍼併用群で大．12カ月後も持続．	MA：上肢（LI4），下肢（LR3, ST36, SP6）/12週間．通常治療に併用．	通常治療	IBS患者	25
		症状軽減．効果は薬物治療群と同等．副作用の訴えは鍼治療群で少．	EA：上肢（LI11），下肢（ST37），腹部（ST25），腰部（BL25）/4週間	薬物治療	IBS患者（下痢）とFD患者	26

求心性線維は侵害性情報を連絡し，迷走神経求心性線維は生理的情報や痛みに関連した吐き気や不快感を媒介する．さらに，内臓からの侵害性情報が，内臓-内臓反射を誘発して胃支配の交感神経活動を高めると，胃の血流が低下して胃からの侵害性情報はさらに高まる悪循環が形成される．腹部への鍼刺激は胃運動を抑制すると同時に，胃内圧を低下させる[4] 図2A ．鍼刺激による胃内圧の低下は，胃からの求心性神経活動を抑制することで胃の痛みや不快感を軽減すると考えられる．さらに，内臓-内臓反射による痛みや不快感の増悪を断ち切るきっかけになると考えられる[10]．

②胃運動リズムの改善機序

胃腸管の自動運動は，消化管のペースメーカー細胞（カハールの介在細胞）によって駆動されている[13]．腹部の鍼刺激により胃運動が抑制されると，不規則な蠕動が抑えられ，胃運動リズムがリセットされると考えられる．そしてペースメーカーの働きにより，新たに正常な蠕動リズムが開始すると推論される[10] 図2B ．

消化管機能障害の鍼灸治療の臨床研究

臨床においては，胃食道逆流症，機能的ディスペプシア（functional dyspepsia：FD），過敏性腸症候群（irritable bowel syndrome：IBS）に対する鍼灸治療効果が報告されている 表2 ．

胃食道逆流症（gastroesophageal reflux disease：GERD）の患者では，薬物治療のみよりも，薬物治療に鍼治療を併用すると，より効果的に症状の改善が認められ[14]，薬物治療よりも鍼治療の方が再発しにくいこと[15]が報告されている．鍼治療効果の機序として，GERDの原因となる一過性の下部食道括約筋弛緩（transient lower esophageal sphincter relaxation：TLESR）の頻度が鍼通電刺激により減少すること，この鍼の作用にはオピオイドが関与しないことが健常者において明らかにされている[16]．

機能的ディスペプシア（FD）の患者では，鍼治療により胃排出の促進[17]，症状やQOLの改善[18,19]が観察されている．胃電図で観察される正常な徐波の頻度が，鍼刺激により増加することがFD患者および健常者で報告されている[19,20]．FDの鍼治療に関するシステマティック・レビューによると，鍼治療は薬物治療と同等の[21]，あるいは薬物治療よりも効果的にFD症状を改善すると報告されている[22]．

過敏性腸症候群（IBS）の患者において，鍼および灸治療は腹部痛・膨満感

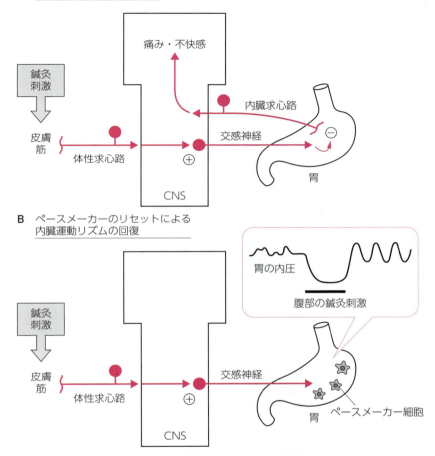

図2 鍼灸刺激が体性-自律神経反射を介して，(A) 内臓求心路を抑制して胃の痛みや不快感を軽減したり，(B) 胃ペースメーカーをリセットして胃運動を正常化する可能性を示す模式図 ▶

CNS：中枢神経系
(Uchida S, et al. Auton Neurosci. 2017；203：1-8[10])の内容を元に作図)

などの症状や QOL を改善し[23-25]，鍼灸治療は薬物治療よりも副作用の訴えが少ないと報告されている[26]．IBS の鍼治療に関するシステマティック・レビューによると，鍼灸治療による IBS 症状の改善効果は，偽鍼群とは差は認められないが[27]，薬物療法群よりも良好な改善効果が示されている[28]．

【文献】
1) Stux G, Berman B, Pomeranz B. Basics of Acupuncture. 5th ed. Berlin Heidelberg: Springer-Verlag; 2003; p.1-352.
2) Yin J, Chen JD. Gastrointestinal motility disorders and acupuncture. Auton Neurosci. 2010; 157: 31-7.
3) Sato A, Sato Y, Schmidt RF. The impact of somatosensory input on autonomic functions. Rev Physiol Biochem Pharmacol. 1997; 130: 1-328.
4) Sato A, Sato Y, Suzuki A, et al. Neural mechanisms of the reflex inhibition and excitation of gastric motility elicited by acupuncture-like stimulation in anesthetized rats. Neurosci Res. 1993; 18: 53-62.
5) 山口真二郎, 岡田 薫, 大沢秀雄, 他. 麻酔ラットの胃運動に及ぼす鍼通電刺激の効果. 自律神経. 1996; 33: 39-45.
6) Noguchi E, Ohsawa H, Tanaka H, et al. Electro-acupuncture stimulation effects on duodenal motility in anesthetized rats. Jpn J Physiol. 2003; 53: 1-7.
7) Noguchi E, Hayashi H. Increases in gastric acidity in response to electroacupuncture stimulation of the hindlimb of anesthetized rats. Jpn J Physiol. 1996; 46: 53-8.
8) Imai K, Ariga H, Chen C, et al. Effects of electroacupuncture on gastric motility and heart rate variability in conscious rats. Auton Neurosci. 2008; 138: 91-8.
9) Takahashi T. Mechanism of acupuncture on neuromodulation in the gut—a review. Neuromodulation. 2011; 14: 8-12.
10) Uchida S, Kagitani F, Sato-Suzuki I. Somatoautonomic reflexes in acupuncture therapy: A review. Auton Neurosci. 2017; 203: 1-8.
11) Ozaki N, Gebhart GF. Characterization of mechanosensitive splanchnic nerve afferent fibers innervating the rat stomach. Am J Physiol Gastrointest Liver Physiol. 2001; 281: G1449-59.
12) Ozaki N, Sengupta JN, Gebhart GF. Mechanosensitive properties of gastric vagal afferent fibers in the rat. J Neurophysiol. 1999; 82: 2210-20.
13) Takaki M, Suzuki H, Nakayama S. Recent advances in studies of spontaneous activity in smooth muscle: ubiquitous pacemaker cells. Prog Biophys Mol Biol. 2010; 102: 129-35.
14) Dickman R, Schiff E, Holland A et al. Clinical trial: acupuncture vs. doubling the proton pump inhibitor dose in refractory heartburn. Aliment Pharmacol Ther. 2007; 26: 1333-44.
15) Zhang CX, Qin YM, Guo BR. Clinical study on the treatment of gastroesophageal reflux by acupuncture. Chin J Integr Med. 2010; 16: 298-303.
16) Zou D, Chen WH, Iwakiri K, et al. Inhibition of transient lower esophageal sphincter relaxations by electrical acupoint stimulation. Am J Physiol Gastrointest Liver Physiol. 2005; 289: G197-201.
17) Xu S, Hou X, Zha H, et al. Electroacupuncture accelerates solid gastric emptying and improves dyspeptic symptoms in patients with func-

tional dyspepsia. Dig Dis Sci. 2006; 51: 2154-9.
18) Park YC, Kang W, Choi SM, et al. Evaluation of manual acupuncture at classical and nondefined points for treatment of functional dyspepsia: a randomized-controlled trial. J Altern Complement Med. 2009; 15: 879-84.
19) Jin Y, Zhao Q, Zhou K, et al. Acupuncture for functional dyspepsia: a single blinded, randomized, controlled trial. Evid Based Complement Alternat Med. 2015; 904926.
20) Liu J, Huang H, Xu X, et al. Effects and possible mechanisms of acupuncture at ST36 on upper and lower abdominal symptoms induced by rectal distension in healthy volunteers. Am J Physiol Regul Integr Comp Physiol. 2012; 303: R209-17.
21) Lan L, Zeng F, Liu GJ, et al. Acupuncture for functional dyspepsia. Cochrane Database Syst Rev. 2014; Issue 10. Art. No.: CD008487.
22) Ho RST, Chung VCH, Wong CHL, et al. Acupuncture and related therapies used as add-on or alternative to prokinetics for functional dyspepsia: overview of systematic reviews and network meta-analysis. Sci Rep. 2017; 7: 10320.
23) Schneider A, Enck P, Streitberger K, et al. Acupuncture treatment in irritable bowel syndrome. Gut. 2006; 55: 649-54.
24) Anastasi JK, McMahon DJ, Kim GH. Symptom management for irritable bowel syndrome: a pilot randomized controlled trial of acupuncture/moxibustion. Gastroenterol Nurs. 2009; 32: 243-55.
25) MacPherson H, Tilbrook H, Bland JM, et al. Acupuncture for irritable bowel syndrome: primary care based pragmatic randomised controlled trial. BMC Gastroenterol. 2012; 12: 150.
26) Zheng H, Li Y, Zhang W, et al. Electroacupuncture for patients with diarrhea-predominant irritable bowel syndrome or functional diarrhea: A randomized controlled trial. Medicine (Baltimore). 2016; 95 (24): e3884.
27) Manheimer E, Cheng K, Wieland LS, et al. Acupuncture for treatment of irritable bowel syndrome. Cochrane Database Syst Rev. 2012; Issue 5. Art. No: CD005111.
28) Park JW, Lee BH, Lee H. Moxibustion in the management of irritable bowel syndrome: systematic review and meta-analysis. BMC Complement Altern Med. 2013; 13: 247.

〈内田さえ〉

6 ▶ 神経因性消化管機能障害の電気刺激療法

便失禁に対する電気刺激療法

　便失禁の治療法である仙骨神経刺激療法（sacral neuromodulation：SNM）は1990年代から試みられており[1-3]，現在では便失禁と過活動膀胱の治療法として世界的に普及している．本邦でも2014年に保険収載されており，便失禁の治療として全国的に実施されている．

　SNMの実施においては，まず刺激電極をS3の仙骨孔に刺入・留置し，最初の2週間はテスト期間として体外からの刺激によって治療効果を判定する．効果がみられる場合には埋込型の刺激装置を臀部に留置し，前もって留置した電極とつないで継続的な電気刺激のプログラミングを行う 図1 ．

　便失禁の治療におけるSNMの作用機序は，仙骨神経への電気刺激によって体性神経の運動線維，知覚線維，自律神経，中枢神経が刺激され，内外肛門括約筋の機能，肛門の感覚，直腸の感覚や運動機能，結腸の運動機能が改善し，その複合的な結果として便失禁が減少しているものと推察されている[4]．このようにSNMのメカニズムは神経系の調節の側面が大きいと考えられている．

　SNMの便失禁症状に対する臨床効果については週あたりの便失禁回数や便失禁日数の減少，切迫性便失禁回数の減少，便失禁スコアやQOLスコアの改善が報告されている[5,6]．本邦の治験でも主要評価項目である週あたりの失禁回数が50％以上減少する患者の割合は86％であり，先行した欧米の臨床研究の結果に比べてほぼ同等の効果が示された[7]．海外では5年以上の長期的な経過についてもその有効性が報告されている[8]．

　SNMの安全性については，有害事象の発生率が低いことがこれまでに報告されており，感染などの有害事象によって治療の中断と装置の除去を必要とするのは約5％である[9,10]．これはSNMの手術操作が肛門部に及ばないため清潔な術野においてすべての手技が行えるためでありSNMの大きな長所であるといえる．その他の有害事象としては植え込み部位の疼痛，陰部の違和感，下肢の疼痛などがみられることがある．

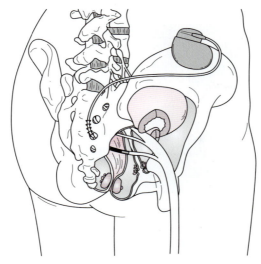

図1 仙骨神経刺激療法 ▶

便秘に対する電気刺激療法

　慢性便秘に対しても SNM による電気刺激療法の試みが報告されている．慢性便秘症患者では SNM の電気刺激により排便回数の増加，腹痛や腹部膨満感の改善がみられるとする報告もあるが[11,12]，SNM の電気刺激によっても排便回数の増加や腹部症状の改善がみられないとする報告もあり[13]，その有効性の評価は一致していない．

　その他の慢性便秘症に対する電気刺激療法としては，多発性硬化症（multiple screlosis：MS）の患者に対する機能的電気刺激（functional electrical stimulation：FES）の試みが報告されている[14]．慢性便秘症状を伴う MS 患者に対して外腹斜筋と腹横筋腹の表面にとりつけたパッドに Microstim 2® (Odstock Medical Ltd., Salisbury, Wiltshire, UK) の電極をつけ，周波数 40 Hz，パルス幅 330 μ，刺激電流 40～50 mA の設定で 30 分間の刺激を 1 日 2 回行う 図2 ．実施した 4 人の患者全員において全腸管通過時間（whole gut transit time）と大腸通過時間（colonic transit time）の短縮，下剤の減量，QOL の改善が得られた．本治療の実用化には今後の症例数を増やした RCT による評価が待たれる．

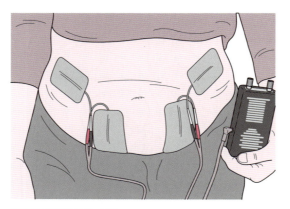

図2 機能的電気刺激 ▶
(Singleton C, et al. Mult Scler Int. 2016; 2016: 4860315[14])

【文献】
1) Tanagho EA, Schmidt RA, Orvis BR. Neural stimulation for control of voiding dysfunction: a preliminary report in 22 patients with serious neuropathic voiding disorders. J Urol. 1989; 142: 340-5.
2) Matzel KE, Stadelmaier U, Hohenfellner M, et al. Electrical stimulation of sacral spinal nerves for treatment of faecal incontinence. Lancet. 1995; 346: 1124-7.
3) Wexner SD, Coller JA, Devroede G, et al. Sacral nerve stimulation for fecal incontinence: results of a 120-patient prospective multicenter study. Ann Surg. 2010; 251: 441-9.
4) Vaizey CJ, Kamm MA, Turner IC, et al. Effects of short term sacral nerve stimulation on anal and rectal function in patients with anal incontinence. Gut. 1999; 44: 407-12.
5) Matzel KE, Kamm MA, Stosser M, et al. Sacral spinal nerve stimulation for faecal incontinence: multicentre study. Lancet. 2004; 363: 1270-6.
6) Melenhorst J, Koch SM, Uludag O, et al. Sacral neuromodulation in patients with faecal incontinence: results of the first 100 permanent implantations. Colorectal Dis. 2007; 9: 725-30.
7) 山名哲郎, 高尾良彦, 吉岡和彦, 他. 便失禁に対する仙骨神経刺激療法 前向き多施設共同研究. 日本大腸肛門病学会誌. 2014; 67: 371-9.
8) Hull T, Giese C, Wexner SD, et al. SNS Study Group. Long-term durability of sacral nerve stimulation therapy for chronic fecal incontinence. Dis Colon Rectum. 2013; 56: 234-45.
9) Matzel KE, Stadelmaier U, Hohenberger W. Innovations in fecal

incontinence: sacral nerve stimulation. Dis Colon Rectum. 2004; 47: 1720-8.
10) Tjandra JJ, Lim JF, Matzel K. Sacral nerve stimulation: an emerging treatment for faecal incontinence. ANZ J Surg. 2004; 74: 1098-106.
11) Kenefick NJ, Vaizey CJ, Cohen CR, et al. Double-blind placebo-controlled crossover study of sacral nerve stimulation for idiopathic constipation. Br J Surg. 2002; 89: 1570-1.
12) Kamm MA, Dudding TC, Melenhorst J, et al. Sacral nerve stimulation for intractable constipation. Gut. 2010; 59: 333-40.
13) Dinning PG, Hunt L, Patton V, et al. Treatment efficacy of sacral nerve stimulation in slow transit constipation: a two-phase, double-blind randomized controlled crossover study. Am J Gastroenterol. 2015; 110: 733-40.
14) Singleton C, Bakheit AM, Peace C. The Efficacy of Functional Electrical Stimulation of the Abdominal Muscles in the Treatment of Chronic Constipation in Patients with Multiple Sclerosis: A Pilot Study. Mult Scler Int. 2016; 2016: 4860315.

〈山名哲郎〉

5. 神経因性消化管機能障害の治療

7 ▶ 神経因性腸機能障害の外科治療

　脊髄損傷や二分脊椎などの脊髄・神経障害に起因する便失禁や便秘などの排便障害は，神経因性腸機能障害（neurogenic bowel disorder：NBD）と総称される．NBDを，排便習慣指導，薬物療法，坐剤，浣腸あるいは経肛門的洗腸療法[1]などの保存的療法で治療した場合，その改善率は60％程度とされ[2]，保存的療法で排便障害が十分に改善しない場合は，外科治療の対象となる．2017年3月に発刊された便失禁診療ガイドライン2017年版によれば，不完全脊髄損傷などの軽度の脊髄障害患者に対しては仙骨神経刺激療法が有効な場合もあるが[3]，高度の脊髄障害患者に対する外科治療は，順行性洗腸法とストーマ造設術であり，患者の希望，手指の巧緻性を含めた身体機能，介護者の状況に応じて選択することになる．本章では，NBDに対する仙骨神経刺激療法，順行性洗腸法，ストーマ造設術に関して解説する．

仙骨神経刺激療法（sacral neuromodulation：SNM）

　仙骨神経刺激療法（sacral neuromodulation：SNM）は，仙骨神経を電気刺激することにより，便失禁や便秘などの排便障害，尿失禁や排尿困難などの下部尿路機能障害，慢性骨盤部痛といった骨盤底機能障害を改善する治療法であるが，本邦では，2014年4月に便失禁に対して，2017年9月に難治性過活動膀胱に対して保険収載された．

　SNMの手術は2段階に分かれており，1回目の手術で刺激リードを留置し，約2週間の試験刺激期間で効果を判定し，2回目の手術では有効症例にのみ神経刺激装置を埋め込み，無効例では刺激リードを抜去する．この試験刺激で有効症例を選別できる点と，無効症例では症状の悪化なく元の状態に戻ることができる可逆性が，SNMの特長である．便失禁に対するSNMの適応は，保存的療法が無効または適応できない便失禁症例であり，SNMを施行する医師は，講習会の受講が義務付けられている．また，便失禁の原因によってSNMの適応を決定することは不可能で，保存的療法が無効で，試験刺激を安全に施行することが可能な全ての症例に適応がある．SNMの正確な作用機序は不明であ

るが，仙骨神経叢を電気刺激することによって，陰部神経を介した肛門括約筋・肛門挙筋の収縮や，骨盤神経叢を介した大腸肛門の感覚および自律神経への関与のみならず，脊髄を介した中枢神経への作用など多因子的と考えられている．

本邦の便失禁診療ガイドラインでは，「仙骨神経刺激療法は低侵襲かつ可逆的な外科治療で，便失禁に対して有用である」とのステートメントとともに，外科治療の中で唯一，推奨度 A として最も高い推奨度を得ている[4]．また脊髄障害による便失禁に対する SNM に関しては，「脊髄障害における便失禁に仙骨神経刺激療法は推奨できるか？」のクリニカルクエスチョンに対して，「不完全脊髄損傷や二分脊椎患者の便失禁は，本法で改善する可能性があるため，施行することを考慮する」とのステートメントとともに，推奨度 B として推奨されている[3]．

NBD に対する SNM の効果に関する報告 7 編を 表1 に示す[5-11]．完全脊損による尿失禁 3 例においては，試験刺激では外肛門括約筋の電気的活動度の評価によってリードを適切な部位に留置することができたが，臨床的な改善は得られず，全例で無効であった[5]．完全脊損による便失禁に対する SNM の効果を評価した報告はないが，やはり完全脊損による NBD に対する SNM の効果は極めて低いと思われる．その一方，不完全脊損による NBD に対しては，試験刺激施行症例数を母数とする Intention-to-Treat 成功率でも 45〜81％と良好で，INS を埋め込んだ症例数を母数とする Per Protocol 成功率は 75〜100％と極めて良好であり，試験刺激術を施行する価値は十分にあると思われる[6-11]．症例数が比較的多い Lombardi ら[10]による不完全脊損 39 例の報告では，試験刺激成功例は 23 例（59％）とやや少ないが，INS を埋め込んだ 23 例のうち便失禁 11 例で，Cleveland Clinic Florida Fecal Incontinence Score（便失禁なし：0 点〜最悪便失禁症状：20 点）が 13 点から 4.9 点と著明に改善し，便失禁回数も 4.6 回/週から 1.3 回/週，パッド使用枚数も 2.4 枚/日から 1.0 枚/日と著明に減少した．また便秘 12 例でも，Constipation Scoring System（便秘なし：0 点〜最悪便秘症状：30 点）が SNM 前後で 20 点から 6.9 点と著明に改善し，排便回数も 1.7 回/週から 5.0 回/週と増え，排便に要する時間も 46 分/日から 12 分/日と著明に減少した．二分脊椎や先天性肛門奇形による NBD の小児 41 例を対象とした研究でも，便失禁が 78％で，尿失禁が 81％で改善したと報告されており[11]，小児の NBD に対しても SNM は有用と思われる．

表1 神経因性腸障害に対する仙骨神経刺激療法の効果に関する報告

報告者	報告年	対象病態と試験刺激施行症例数	対象病態とINS 埋込症例数（%）	INS 埋込後の経過観察期間	NBDでの成功率	INS 埋込例での効果の内容（SNM 前→SNM 後）
Schurch B, et al[5]	2003	完全脊損による尿失禁：3 例	完全脊損による尿失禁：0 例（0%）	—	ITT: 0%	—
Rosen HR, et al[6]	2001	NBD: 15 例 特発性便失禁：5 例	NBD: 11 例（73%）特発性便失禁：5 例（100%）	中央値：15 カ月	ITT: 73% PP: 100%	INS 埋込 16 例での便失禁回数：2→0.67 回/週
Jarrett ME, et al[7]	2005	不完全脊損：13 例	不完全脊損：12 例（92%）	中央値：12 カ月	ITT: 69% PP: 75%	便失禁回数：9.3→2.4 回/週 便意を我慢できる時間：中央値 0 分→中央値 5-15 分
Holtzer B, et al[8]	2007	NBD: 36 例（Rosen ら[6]の報告の 15 例を含む）	NBD: 29 例（81%）	中央値：35 カ月	ITT: 81% PP: 97%	便失禁回数：2.3→0.67 回/週
Gstaltner K, et al[9]	2008	馬尾症候群：11 例	馬尾症候群：5 例（45%）	1 年以上	ITT: 45% PP: 100%	CCFIS: 15→5 点
Lombardi G, et al[10]	2010	不完全脊損：39 例	不完全脊損：23 例（59%）（便失禁 11 例と便秘 12 例）	中央値：38 カ月	ITT: 59% PP: 100%	便失禁 11 例で、CCFIS: 13→4.9 点、便失禁回数：4.6→1.3 回/週、パッド使用枚数：2.4→1.0 枚/日 便秘 12 例で、CSS: 20→6.9 点、排便回数：1.7→5.0 回/週、排便に要する時間：46→12 分/日
Haddad M, et al[11]	2010	二分脊椎や先天性肛門奇形のパパ：41 例	二分脊椎や先天性肛門奇形のパパ：33 例（80%）（尿失禁のみ：9 例、便失禁のみ：5 例、両失禁：19 例）	評価期間：6 カ月	ITT: 80% PP: 100%	便失禁改善率：78% 尿失禁改善率：81%

NBD: Neurogenic Bowel Disfunction, INS: Implantable Nerve Stimulator, ITT: Intention-to-Treat（成功例数／INS 埋込例数），PP: Per Protocol（成功例数／試験刺激施行例数），CSS: Constipation Scoring System（便秘なし：0 点～最悪便秘症状：30 点），CCFIS: Cleveland Clinic Florida Fecal Incontinence Score（便失禁なし：0 点～最悪便失禁症状：20 点）

順行性洗腸療法 (antegrade continence enema：ACE)

　順行性洗腸法（antegrade continence enema：ACE）は，開腹・腹腔鏡手術や大腸内視鏡を用いて虫垂瘻もしくは盲腸瘻を造設し，そこから順行性に洗腸して大腸を定期的に空虚化することによって，便失禁や便秘症などの排便障害を改善する治療法である．ACEは，1990年にMaloneら[12]によって報告され，主に鎖肛や二分脊椎などの先天性疾患による小児の排便障害に対して施行されてきたが[13,14]，現在では成人の便失禁や便秘症にも応用され，脊髄障害によるNBDに対して施行されることが多い[15-18]．

　虫垂瘻もしくは盲腸瘻を造設する方法として，虫垂を使用したり盲腸にバルーンカテーテルを留置したりする方法が一般的であるが，狭窄や肉芽形成，創感染の合併症が多い．大腸内視鏡と胃瘻用キットを用いて盲腸瘻を造設する内視鏡的盲腸瘻造設術（percutaneous endoscopic cecostomy：PEC）が簡便かつ低侵襲で合併症も少ないが[19]，本邦において保険適用が認められていない点が問題である．

　洗腸は，毎日もしくは隔日で行うことが多く，洗腸液として100〜1000 mLの水道水や100〜150 mLの50％グリセリン浣腸液が用いられる[15,19]．非使用時には，絆創膏や胃瘻用キットのボタンなどで外瘻孔にフタや栓をする．

　Christensenら[20]は，NBD患者8例にACEを施行したところ7例（88％）で便失禁や便秘症状が改善したと報告し，Teichmanら[15]も，NBD患者6例にACEを施行したところ5例（83％）が結果に満足し，排便に要した時間が平均190分から28分に減少し，便失禁症状を有していた4例のうち3例で便失禁が改善したと報告している．Patelら[18]のsystematic reviewによると，排便障害に対するACEの効果を評価した研究は15編（374症例）存在し，そのうち11編がNBD患者（102例）を含んでおり，全体として6〜55カ月の経過観察期間でのACE継続使用率は47〜100％であった．Worsoeら[17]が80例にACEを施行した平均観察期間75カ月の長期成績では，NBD患者33例中22例（67％）がACEを継続使用しており，主観的評価（0：最悪〜100：最善）として，排便症状（平均：15→92），社会生活（38→78），生活の質（27→76）が有意に改善していた．

　術後早期合併症として，創感染が45％と最も多く[21]，腸管穿孔などの報告も認める[17]．晩期合併症では術後狭窄の頻度が高く[17]，ブジーによる拡張術や再造設手術を行った症例も報告されている．しかし，これらの合併症はかつて

の虫垂瘻に起因するものであり，近年成人において使用されている胃瘻用キットでは，これらの合併症はかなり減少すると思われる．

便失禁診療ガイドラインでは，「順行性洗腸法は，創感染や術後狭窄などの問題点もあるが，逆行性洗腸法と比較して少ない洗腸液で短時間に行え，便失禁に対して有用な治療である」のステートメントで推奨度Cとしている[22]．また慢性便秘症診療ガイドラインでは，「順行性洗腸法は，保存的療法が無効か継続困難な高度の便秘症に対して，人工肛門や大腸切除などの手術を回避するための外科的治療法として有用であり，施行することを提案する」のステートメントでエビデンスレベルC，推奨の強さ：2としている[23]．

以上の如くACEは，経肛門的洗腸療法を含めて保存的療法が無効か継続困難な高度の頻回便，便失禁，便秘症が対象で，人工肛門や大腸切除術などの精神的・身体的に侵襲の高い手術を回避するための外科的治療法である．洗腸に時間と手間がかかるが，経肛門的洗腸療法と比較して，洗腸液の注入必要量が少なく，洗腸に要する時間が短く，洗腸の完全度が高い点が長所である．しかし低侵襲とはいえ手術が必要で，盲腸瘻から排便が行われるわけではないがストーマと同様にボディーイメージの問題が短所なので，患者の価値観や好みを十分に検討した上で，症例を適切に選択して施行することが重要である．

ストーマ造設術

ストーマ造設術は，一般的に高度な排便障害に対する最終手段と考えられているが，必ずしも排便障害治療の失敗ではない．他人と異なるというボディーイメージの心理的問題さえ受容できれば，高度排便障害に対する外科的治療法の選択肢の一つであり，最もシンプルで根本的な解決法である．形が良く適切な部位に造設されたストーマは，排便障害を良好に制御することが可能で，生活の質を著明に改善する．

近年ストーマ装具も進歩し，皮膚・排泄ケア認定看護師による管理指導・ストーマケアなどの環境整備も充実しており，オストメイトのQOLも向上している．ランダム化比較試験などエビデンスレベルの高い報告は認めないが，Colquhounら[24]は，直腸癌術後，憩室炎術後，便失禁術後患者を含む71例の便失禁患者と39例のオストメイトのQOLの比較において，オストメイトの方がQOLが有意に高かったと報告している．便失禁診療ガイドラインでは，「ストーマ造設術は，便失禁に対する外科治療の選択肢の一つとして有用である．」のステートメントで推奨度Bとしているが[25]，NBDに対しても全く同様のこ

表2 神経因性腸障害に対するストーマ造設術に関する報告

報告者	報告年	対象病態	症例数	脊髄損傷からストーマ造設までの期間	ストーマ造設後の経過観察期間	効果の内容（ストーマ造設術前→後）
Kelly SR, et al[26]	1999	脊髄損傷 14例	結腸ストーマ：12例 回腸ストーマ：2例	平均15年（2〜37年）	平均38カ月（7〜130カ月）	排便に要する平均時間：8.8→1.4時間/週 独力での排便管理可能症例：6例（50%）→11例（92%）11例（92%）が、「もっと早期にストーマを受けたかった」と回答
Randell N, et al[27]	2001	脊髄損傷 52例	結腸・回腸ストーマ：26例 無ストーマ群：26例	7カ月〜20年ND	NA	Burwood Quality of Life 質問票で評価した生活の質は、ストーマ保有群と無ストーマ群で差はなかった。
Rosito O, et al[28]	2002	脊髄損傷 27例	結腸ストーマ：27例	NA	NA	排便に要する平均時間：117→13分/日 27例（100%）が「満足」、そのうち16例（59%）が「とても満足」と回答 19例（70%）が、「もっと早期にストーマを受けたかった」と回答
Branagan G, et al[29]	2003	脊髄損傷 32例	結腸ストーマ：28例 回腸ストーマ：4例	平均17年（0〜36年）	平均4.6年（0.25〜16年）	排便に要する平均時間：10→1.9時間/週 QOL：著明改善 25例（81%）、改善 5例（16%）、悪化 1例（3%） 25例（78%）が、「もっと早期にストーマを受けたかった」と回答
Safadi BY, et al[30]	2003	左側結腸ストーマ：21例 右側結腸ストーマ：17例 回腸ストーマ：7例		NA	平均5.5年	排便に要する平均時間（分）：左側結腸 123→18、右側結腸 102→11、回腸 73→13 QOL 指標（0：最悪〜100：最善）：左側結腸 63→92、右側結腸 58→83、回腸 61→81 「満足」と回答：左側結腸 100%、右側結腸 88%、回腸 83% 「もっと早期にストーマを受けたかった」と回答：左側結腸 77%、右側結腸 63%、回腸 63%
Luther SL, et al[31]	2005	結腸ストーマ：74例 無ストーマ群：296例		NA	NA	Quality of life 質問票で評価した生活の質は、ストーマ群と無ストーマ群で差はなかった。 排便に要する時間：ストーマ保有群 27%、無ストーマ群 29%「満足」と回答
Munck J, et al[32]	2008	脊髄損傷 23例	ストーマ造設理由：便秘：10例、創傷管理：10例、その他：3例	NA	NA	排便に要する平均時間：6→1.5時間/週 QOL質問票への回答者の50%が、QOLが改善したと回答。
Coggrave MJ, et al[33]	2012	脊髄損傷 92例	結腸ストーマ：84例 回腸ストーマ：8例	NA	NA	排便に要する時間が1時間超の症例の割合：45%→9% 排便に要する時間が15分以下の症例の割合：5%→60% 84例（91%）が、「同じ状態の友人に、ストーマを勧める」と回答
Bolling HR, et al[34]	2016	脊髄損傷 18例	結腸ストーマ：18例	3〜56年	0.5〜20年	13例（72%）で、排便に要する時間が不明に減少。 17例（94%）が、ストーマに「満足」と回答。

QOL: quality of life, NA: not available

とがいえる。

　NBDに対するストーマの効果に関する報告9編を 表2 に示す[26-34]．排便に要する時間を評価した7編全てで，ストーマ造設前後で，その時間が著明に短縮していた[26,28-30,32-34]．満足度を評価した4編のうち3編では，83〜100%が「満足」と回答したが[28,30,34]，Lutherら[31]の報告では27%と低かった．また，ストーマ造設術を受けるタイミングに関して調査した4編では，63〜92%の患者が，「もっと早期にストーマを受けたかった」と回答した[26,28-30]．しかし，NBDに対してストーマを保有する患者と保有しない患者の2群間でQOLを比較した2編の研究では，両群間で有意な差はないため，ストーマを保有しないからといって必ずしもQOLが低いとは限らない[27,31]．やはりストーマによるボディーイメージの変化を容易に受け入れられる患者や，受け入れざるを得ない程の高度の排便障害で困っている患者にのみストーマを造設すべきと考える．また，左側結腸ストーマ，右側結腸ストーマ，回腸ストーマ別に，NBDに対するストーマの効果を比較した研究では，3群間で有意な差を認めなかったが，右側結腸ストーマは，腹部膨満や腹痛といった大腸通過遅延による便秘症状に対して造設されている割合が95%と，左側結腸ストーマの52%よりも高いため，ストーマ造設の手術適応が影響している可能性がある[30]．すなわち，腹部膨満や腹痛などの便秘症状を主症状とするNBDに対して左側結腸ストーマを造設した場合，必ずしも右側結腸ストーマと同等の良好な成績が得られるとは限らない．

　ストーマ関連合併症としては，一般的な皮膚トラブル以外に，Hartmann手術に伴うdiversion colitis[35]，傍ストーマヘルニアやストーマ脱出などがあり，直腸切断術やストーマ再造設を要する場合もある．

　以上のごとく，ストーマ造設術は難治性のNBDに対して有用であるが，術前の患者への説明を含めて症例選択に十分に注意するとともに，術後の適切なストーマケアも重要である．

【文献】
1) 味村俊樹，角田明良，仙石　淳，他．難治性排便障害に対する経肛門的洗腸療法　前向き多施設共同研究．日本大腸肛門病会誌．2018; 71: 70-85.
2) Furlan JC, Urbach DR, Fehlings MG. Optimal treatment for severe neurogenic bowel dysfunction after chronic spinal cord injury: a decision analysis. Br J Surg. 2007; 94: 1139-50.
3) Ⅹ．特殊な病態の便失禁　A．神経・脊髄疾患（損傷）．In: 日本大腸肛門病学会，編．便失禁診療ガイドライン　2017年版．東京: 南江堂; 2017. P.91-

5.
4) Ⅸ. 便失禁の外科治療　B. 仙骨神経刺激療法. In: 日本大腸肛門病学会　編. 便失禁診療ガイドライン　2017 年版. 東京: 南江堂; 2017. P.74-5.
5) Schurch B, Reilly I, Reitz A, et al. Electrophysiological recordings during the peripheral nerve evaluation (PNE) test in complete spinal cord injury patients. World J Urol. 2003; 20: 319-22.
6) Rosen HR, Urbarz C, Holzer B, et al. Sacral nerve stimulation as a treatment for fecal incontinence. Gastroenterology. 2001; 121: 536-41.
7) Jarrett ME, Matzel KE, Christiansen J, et al. Sacral nerve stimulation for faecal incontinence in patients with previous partial spinal injury including disc prolapse. Br J Surg. 2005; 92: 734-9.
8) Holzer B, Rosen HR, Novi G, et al. Sacral nerve stimulation for neurogenic faecal incontinence. Br J Surg. 2007; 94: 749-53.
9) Gstaltner K, Rosen H, Hufgard J, et al. Sacral nerve stimulation as an option for the treatment of faecal incontinence in patients suffering from cauda equina syndrome. Spinal Cord. 2008; 46: 644-7.
10) Lombardi G, Del Popolo G, Cecconi F, et al. Clinical outcome of sacral neuromodulation in incomplete spinal cord-injured patients suffering from neurogenic bowel dysfunctions. Spinal Cord. 2010; 48: 154-9.
11) Haddad M, Besson R, Aubert D, et al. Sacral neuromodulation in children with urinary and fecal incontinence: a multicenter, open label, randomized, crossover study. J Urol. 2010; 184: 696-701.
12) Malone PS, Ransley PG, Kiely EM. Preliminary report: the antegrade continence enema. Lancet. 1990; 336: 1217-8.
13) Siddiqui AA, Fishman SJ, Bauer SB, et al. Long-term follow-up of patients after antegrade continence enema procedure. J Pediatr Gastroenterol Nutr. 2011; 52: 574-80.
14) Imai K, Shiroyanagi Y, Kim WJ, et al. Satisfaction after the Malone antegrade continence enema procedure in patients with spina bifida. Spinal Cord. 2014; 52: 54-7.
15) Teichman JM, Zabihi N, Kraus SR, et al. Long-term results for Malone antegrade continence enema for adults with neurogenic bowel disease. Urology. 2003; 61: 502-6.
16) Lees NP, Hodson P, Hill J, et al. Long-term results of the antegrade continent enema procedure for constipation in adults. Colorectal Dis. 2004; 6: 362-8.
17) Worsoe J, Christensen P, Krogh K, et al. Long-term results of antegrade colonic enema in adult patients: assessment of functional results. Dis Colon Rectum. 2008; 51: 1523-8.
18) Patel AS, Saratzis A, Arasaradnam R, et al. Use of antegrade continence enema for the treatment of fecal incontinence and functional constipation in adults: a systematic review. Dis Colon Rectum. 2015; 58: 999-1013.
19) Uno Y. Introducer method of percutaneous endoscopic cecostomy and antegrade continence enema by use of the Chait Trapdoor cecostomy

catheter in patients with adult neurogenic bowel. Gastrointest Endosc. 2006; 63: 666-73.
20) Christensen P, Kvitzau B, Krogh K, et al. Neurogenic colorectal dysfunction-use of new antegrade and retrograde colonic wash-out methods. Spinal Cord. 2000; 38: 255-61.
21) Gerharz EW, Vik V, Webb G, et al. The value of the MACE (Malone antegrade colonic enema) procedure in adult patients. J Am Coll Surg. 1997; 185: 544-7.
22) Ⅸ．便失禁の外科治療　C．順行性洗腸法．In：日本大腸肛門病学会，編．便失禁診療ガイドライン　2017年版．東京：南江堂；2017．P.76-7．
23) 5．治療　CQ5-12 慢性便秘症に順行性洗腸法は有効か？　In：日本消化器病学会関連研究会　慢性便秘の診断・治療研究会，編．慢性便秘症診療ガイドライン 2017．東京：南江堂；2017．P.87-8．
24) Colquhoun P, Kaiser R, Jr., Efron J, et al. Is the quality of life better in patients with colostomy than patients with fecal incontinence? World J Surg. 2006; 30: 1925-8.
25) Ⅸ．便失禁の外科治療　E．ストーマ造設術．In：日本大腸肛門病学会，編．便失禁診療ガイドライン　2017年版．東京：南江堂；2017．P.80．
26) Kelly SR, Shashidharan M, Borwell B, et al. The role of intestinal stoma in patients with spinal cord injury. Spinal Cord. 1999; 37: 211-4.
27) Randell N, Lynch AC, Anthony A, et al. Does a colostomy alter quality of life in patients with spinal cord injury? A controlled study. Spinal Cord. 2001; 39: 279-82.
28) Rosito O, Nino-Murcia M, Wolfe VA, et al. The effects of colostomy on the quality of life in patients with spinal cord injury: a retrospective analysis. J Spinal Cord Med. 2002; 25: 174-83.
29) Branagan G, Tromans A, Finnis D. Effect of stoma formation on bowel care and quality of life in patients with spinal cord injury. Spinal Cord. 2003; 41: 680-3.
30) Safadi BY, Rosito O, Nino-Murcia M, et al. Which stoma works better for colonic dysmotility in the spinal cord injured patient? Am J Surg. 2003; 186: 437-42.
31) Luther SL, Nelson AL, Harrow JJ, et al. A comparison of patient outcomes and quality of life in persons with neurogenic bowel: standard bowel care program vs colostomy. J Spinal Cord Med. 2005; 28: 387-93.
32) Munck J, Simoens C, Thill V, et al. Intestinal stoma in patients with spinal cord injury: a retrospective study of 23 patients. Hepatogastroenterol. 2008; 55: 2125-9.
33) Coggrave MJ, Ingram RM, Gardner BP, et al. The impact of stoma for bowel management after spinal cord injury. Spinal Cord. 2012; 50: 848-52.
34) Bolling HR, Staun M, Kalhauge A, et al. Bowel function and quality of life after colostomy in individuals with spinal cord injury. J Spinal Cord Med. 2016; 39: 281-9.

35) Catena F, Wilkinson K, Phillips RKS. Untreatable faecal incontinence: Colostomy or colostomy and proctectomy? Colorectal Dis. 2002; 4: 48-50.

〈味村俊樹〉

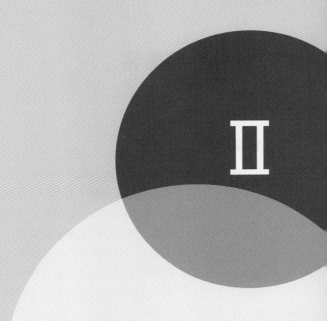

II

各 論

1. 脳疾患

1 ▶ 脳血管障害

背景

　我が国の脳血管疾患すなわち脳卒中の患者数は，117万9,000人とされており，脳卒中による年間死亡者数13万人のうち，約6割が脳梗塞であり脳梗塞の年間死亡数は，6万6,058人にのぼる．また後遺症として介護が必要になる原因の第1位であり，全体の約2割が脳梗塞により介護が必要な状況となっている[1]．脳血管障害は，片麻痺などの運動障害だけでなく運動性・感覚性失語や失行・失認，認知機能障害などの高次機能障害や排尿機能障害や消化管運動障害などをきたすことが知られている．この稿では，最も有病率が高い脳梗塞について述べる．

病因・病態・治療

　脳血管障害の多くは，動脈の粥状硬化（アテローム硬化）によるものと考えられている．動脈硬化の危険因子としては，インスリン抵抗性をベースとした肥満，糖尿病，高血圧，高脂血症に加えて，喫煙，飲酒などがよく知られている．粥状硬化は内頸動脈分岐部直後（頸部），中大脳動脈水平部（頭蓋内），椎骨動脈（頸部）・脳底動脈（頭蓋内）などの主幹動脈に起きやすく，血栓形成を伴って血管狭窄をきたし閉塞することにより脳梗塞（脳血栓症）となる．脳梗塞は頭部MRIで描出され，梗塞の部位によって前大脳動脈梗塞，中大脳動脈梗塞，後大脳動脈梗塞，それらの境界領域（分水嶺領域）の梗塞に分けられ，中大脳動脈梗塞は，皮質領域の梗塞の中で最も多い．病変と反対側の，上肢優位の片麻痺，半身の感覚低下を呈し，左半球病変ではしばしば失語症をきたす．その他，大脳深部を支配する小血管閉塞により，直径が1～1.5 cm未満の単発の梗塞をラクナ（小窩）梗塞という．片麻痺，半身の感覚低下などを呈することがあるが，予後は通常比較的よいものが多い．一方，心房細動などの不整脈により心房内血栓をきたし，遊離した血栓などが脳血管の閉塞により起こるものを脳塞栓という．脳塞栓ではしばしば大梗塞となり，出血性梗塞をきたすこ

とが少なくない．

　検査として，頭部CT・MRIでは梗塞，出血の部位と広がりを調べ，同時に行うMRアンギオグラフィーで血管の閉塞や異常の有無を調べる．脳血流SPECTでは，脳血流の低下部位を定量的に調べることができる．動脈硬化の危険因子である糖尿病，高脂血症などの有無を，血液検査で調べ，頸動脈超音波検査，CAVI（心臓踵部血管指数）などで動脈硬化度の判定を行う．

　治療は脳血管障害の危険因子として高血圧，高脂血症，糖尿病などがあればその治療を行い，喫煙者，多量の飲酒者，肥満者には生活指導を行う．脳梗塞二次予防のため動脈硬化性の場合は抗血小板薬（アスピリン，クロピドグレルなど）を心原性脳塞栓症の場合は抗凝固薬を再発予防のため投与する．また運動麻痺・失語などに対して運動・作業・言語のリハビリテーションを行い能力回復や廃用障害の予防を行う．

消化管障害

　他項にて脳血管障害における胃障害について述べられており，この項では下部消化管について述べる．下部消化管機能は大きく，a）腸管内容の小腸・大腸吻側部から直腸への輸送，b）直腸・肛門での一時的蓄便，c）直腸・肛門からの排便の3つに分けることができる．また，排便には腹圧も要する場合がある．神経支配として下部消化管は，末梢の腸管神経叢（アウエルバッハ Auerbach・マイスネル Meissner 神経叢）の支配が大きいと考えられている．腸管神経叢の神経伝達物質として，アセチルコリン（ムスカリン M_3 受容体，促進性），ドパミン（D_2 受容体，抑制性），セロトニン（5-HT_4 受容体，促進性）などがあり，そのバランスにより，腸管収縮が調節されている．同時に，小腸・結腸近位部は迷走神経（副交感神経），結腸遠位部/S字結腸・直腸は骨盤神経（副交感神経）の支配を受けている．内肛門括約筋は下腹神経（交感神経，アドレナリン α_{1A} 受容体），外肛門括約筋は陰部神経（体性神経，ニコチン性受容体）の支配を受ける．

　脳梗塞後の消化管機能障害は，最も頻度の高い合併症の一つであり脳梗塞後患者の30～60%に起こるとされている[2-4]．

　脳梗塞の後遺症として，運動障害を高率にきたし要介護状態となる患者は少なくなく，そして食形態の変化により十分な食物繊維の摂取ができず便秘傾向になることも多くある．しかし，以上のようなADLの変化だけでなく脳梗塞を起こしたということ自体が単独のリスクになるということが知られてい

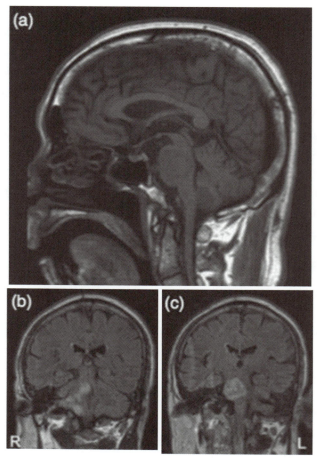

図1 閉じ込め症候群をきたした MRI 画像
(a) T1 強調画像矢状断　(b, c) FLAIR 冠状断
(Tateno F, et al. LUTS. 2012; 4: 161-3[16])

る[5]．過去には脳梗塞後の患者において右側結腸の輸送時間が延長されていることが報告されている[6]が，近年の報告では左側結腸の特に S 状結腸直腸の輸送時間が低下しているとの報告がある[7]．一方で，明確な責任病巣は不明であり一般的に脳梗塞の患者のほとんどは，中枢性神経障害と末梢神経障害の両方から起こっていると想定されている．マウスの実験では，中大脳動脈領域の梗塞モデルでは中枢・末梢神経よりガレクチン-3 という物質が放出され腸管の神

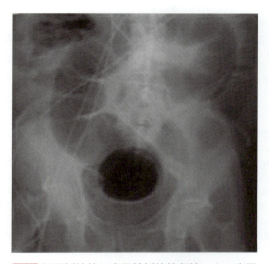

図2 肛門括約筋の奇異性括約筋収縮による直腸肛門型の便秘 ▶

(Tateno F, et al. LUTS. 2012; 4: 161-3[16])

経細胞の消失を起こし消化管運動が低下していることが示唆されている[8].

　今までの既報などからは腸管運動の高次自律神経の中枢として，脳幹の橋のバリントン核（腸管促進的），大脳基底核（腸管促進的），視床下部，大脳皮質などが関与していると考えられている[9-15]．また，腹圧に関わる高次中枢として，橋背側部のケリカー・布施核，傍脚核，延髄腹側の呼吸関連ニューロン，大脳皮質などが指摘されている．筆者らは，広範な橋梗塞にて閉じ込め症候群をきたした症例が肛門括約筋の奇異性括約筋収縮を起こし肛門機能を障害されイレウスを合併した症例を報告している[16]．この症例においては傍正中橋網様体により肛門括約筋の奇異性括約筋収縮が起こったものと考える 図1 [16]．また，腹部X線では特に直腸においての腸管ガス貯留が特徴的であった 図2 [16]．

消化管障害の治療

　適切な運動は消化管障害に対して改善に働く可能性があり勧められる．食物繊維やその類似物質（ポリカルボフィルなど）は，腸管内に留まり，水分保持・腸内細菌叢活性化により便重量を増大させ，腸管壁を伸展することにより大腸輸送時間を短縮させる．ルビプロストンは，クロライドチャネルを活性化し，小腸腸管内腔へのCl-輸送により浸透圧を生じさせ腸液の分泌を促進する．胃

腸運動促進薬としては，モサプリド（5-HT$_4$刺激作用），大建中湯（5-HT$_3$刺激作用）がある．奇異性括約筋収縮に対してボツリヌス毒素注射が有効である[17]が，本邦ではまだ保険適応がないのが実状であり，十分に緩下剤を用いながら肛門ブジーにて対応する．

【文献】
1) 厚生労働省．平成26年患者調査の概況．www.whlw.go.jp./toukei/saikin/hw/kanja/14.
2) Scivoletto G, Fuoco U, Badiali D, et al. Gastrointestinal dysfunction following stroke. J Neurol Sci. 1997; 150: S151.
3) Robain G, Chennevelle JM, Petit F, et al. Incidence of constipation after recent vascular hemiplegia: a prospective cohort of 152 patients. Rev Neurol (Paris). 2002; 158 (5 Pt 1): 589-92.
4) Harari D, Norton C, Lockwood L, et al. Treatment of constipation and fecal incontinence in stroke patients: randomized controlled trial. Stroke. 2004; 35: 2549-55.
5) Bracci F, Badiali D, Pezzotti P, et al. Chronic constipation in hemiplegic patients. World J Gastroenterol. 2007; 13: 3967-72.
6) Kidd D, Lawson J, Nesbiit R, et al. The natural history of clinical consequences of aspiration in acute stroke. QJM. 1995; 88: 409-3.
7) Moon HJ, Noh SE, Kim JH, et al. Diagnostic value of plain abdominal radiography in stroke patients with bowel dysfunction. Ann Rehabil Med. 2015; 39: 243-52.
8) Cheng X, Boza-Serrano A, Turesson MF, et al. Galectin-3 causes enteric neuronal loss in mice after left sided permanent middle cerebral artery occlusion, a model of stroke: Scientific RepoRts. 6: 32893. DOI: 10.1038/srep32893.
9) Drake MJ, Fowler CJ, Griffiths D, et al. Neural control of the lower urinary and gastrointestinal tracts: supraspinal CNS mechanisms. Neurourol Urodyn. 2010; 29: 119-27.
10) Valentino RJ, Miselis RR, Pavcovich LA. Pontine regulation of pelvic viscera: pharmacological target for pelvic visceral dysfunctions. Trends Pharmacol Sci. 1999; 20: 253-60.
11) Nagano M, Ishimizu Y, Saitoh S, et al. The defecation reflex in rats: fundamental properties and the reflex center. Auton Neurosci. 2004; 111: 48-56.
12) Sakakibara R, Odaka T, Uchiyama T, et al. Colonic transit time and rectoanal videomanometry in Parkinson's disease. J Neurol Neurosurg Psychiatry. 2003; 74: 268-72.
13) Chia YW, Gill KP, Jameson JS, et al. Paradoxical puborectalis contraction is a feature of constipation in patients with multiple sclerosis. J Neurol Neurosurg Psychiatry. 1996; 60: 31-5.
14) Vizzard MA, Brisson M, de Groat WC. Transneuronal labeling of neu-

rons in the adult rat central nervous system following inoculation of pseudorabies virus into the colon. Cell Tissue Res. 2000; 299: 9-26.
15) Rouzade-Dominguez ML, Miselis R, Valentino RJ. Central representation of bladder and colon revealed by dual transsy- naptic tracing in the rat: substrates for pelvic visceral coordination. Eur J Neurosci. 2003; 18: 3311-24.
16) Tateno F, Sakakibara R, Kishi M, et al. Brainstem stroke and increased anal tone. LUTS. 2012; 4: 161-3.
17) Nafees B, Lloyd AJ, Ballinger RS, et al. Managing neurogenic bowel dysfunction: what do patients prefer? A discrete choice experiment of patient preferences for transanal irrigation and standard bowel management. Patient Prefer Adherence. 2016; 10: 195-204.

〈舘野冬樹　榊原隆次〉

1. 脳疾患

2 ▶ 頭部外傷

　重症頭部外傷では，急性期の頭蓋内圧コントロールを中心とした包括的な治療が不可欠であり，積極的な栄養管理は転帰を改善させる重要な要因のひとつである 図1 ．頭部外傷後急性期の基礎エネルギー消費量は，通常の基礎エネルギー消費量の130〜140％に上昇した状態にあり[1]，糖新生や骨格筋のアミノ酸放出，脂肪やグリコーゲン分解などが活性化され，体内備蓄からのエネルギー動員が起こり，異化亢進が急速に進展し，重度の栄養障害を呈する．周術期の体重減少が術前の30％以上になると死亡率が10倍になるという報告があり，侵襲後の体重減少と転帰の間に負の相関があることが一般的に認識されている[2]．したがって，受傷後7日までに必要なカロリーを経腸栄養または静脈栄養で投与することが推奨されている[3]．

　しかし，重症頭部外傷患者では，過大な侵襲およびストレスによる生体防御反応や免疫応答によって，以下のような消化管障害をしばしば合併する．
1) 胃腸粘膜の虚血に伴ったストレス潰瘍もしくは消化管出血
2) 消化管運動障害に起因した胃排泄障害，下痢，便秘，麻痺性イレウス
3) 腸管粘膜の萎縮に伴った bacterial translocation, endotoxin transloca-

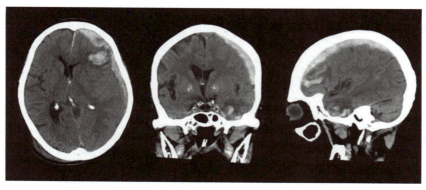

図1 左急性硬膜下血腫および左前頭葉，側頭葉脳挫傷 ▶

tion
　4）非閉塞性腸管虚血症（nonocclusive mesenteric ischemia：NOMI）

胃腸粘膜の虚血に伴ったストレス潰瘍もしくは消化管出血

　頭部外傷や脳血管障害などの中枢神経障害患者に合併するストレス潰瘍は，クッシング（Cushing）潰瘍とよばれ，しばしば消化管出血や穿孔をきたし，ときに患者の生命を脅かす重要な合併症のひとつである[4]．胃酸が産生される胃底部および胃体部に最も多くみられるため，胃酸分泌の増加が発症に強く関与している．中枢神経障害時に副交感神経が刺激され，迷走神経機能亢進が生じ，粘膜の血流障害と胃酸分泌亢進をきたし，急性胃粘膜障害を生じる．頭部外傷後の発症頻度は74～100％と高く，内視鏡的変化は受傷後24時間以内に出現し，このうち15％程度が消化管出血に進展すると考えられている[5,6]．したがって，制酸剤やH_2受容体遮断薬，プロトンポンプ阻害薬などのストレス潰瘍に対する予防的な薬物投与が推奨されている[7]．

消化管運動障害に起因した胃排泄障害，下痢，便秘，麻痺性イレウス

　重症頭部外傷の急性期では，胃内容排泄が遅延し，経腸栄養に対する不耐性を示すことが多い．この不耐性は，胃残留の増加や腹部膨張，嘔吐などを呈し，誤嚥性肺炎の危険性が高まることにつながり，受傷後2週間程度続くとされている[8,9]．Garrickらは，頭蓋内圧の上昇は，胃および十二指腸の収縮の振幅を80～60％以上抑制することを明らかにした[10]．また，Rimmerらは，脳腫瘍によって頭蓋内圧の上昇した患者では，胃排泄が著明に遅延することを報告している[11]．脳と胃腸管は自律神経系や液性因子（ホルモンやサイトカイン，神経ペプチドなど）を介して密に関連しており，脳腸軸（brain-gut axis）あるいは視床下部-下垂体-副腎軸（hypothalamic-pituitary-adrenal axis）の関与が考えられているが，詳細な機序は明らかにされていない[8]．

　また，便秘や腹部膨満，下痢などの胃腸管運動障害は，炎症反応によって引き起こされることがある．重症頭部外傷により生じた全身性炎症は，サイトカインや炎症性メディエーターの産生が誘導され，腸管内に炎症細胞の浸潤が促進される．マクロファージからIL-1，IL-6，TNF-αなどのサイトカインが放出され，好中球が動員される．NOやプロスタグランジン，シクロオキシゲナーゼ-2などの代謝産物が腸管壁内で増加することで，壁内神経やカハール介

在腸細胞，平滑筋細胞が傷害され，腸管運動障害が惹起される[12]．カハール介在腸細胞（interstitial cells of Cajal：ICC）は，腸管筋層に存在し，腸管蠕動の自律的な運動を司るペースメーカーの役割を担っており，ICCの自動能が傷害されることも腸管運動障害の原因のひとつにあげられる．上述した機序によって生じた腸管運動の麻痺は，炎症の程度に比例すると考えられている．

腸管粘膜の萎縮に伴った bacterial translocation, endotoxin translocation

　腸管粘膜は栄養や水分の吸収する機能を有するとともに，多くの腸内細菌やエンドトキシンの体内への侵入を阻止する最大の防御障壁である．重症頭部外傷や敗血症，広範熱傷などの過大な侵襲時は，心臓や肺，脳などの重要な臓器への血流を維持するために，消化管や脾臓などへの血流供給が抑えられる[13]．消化管のなかでも，胃や腸管粘膜は酸素供給の低下に対して非常に脆弱であり，臓器血流の減少に伴った影響を受けやすいため，過大なストレスが契機となり，腸管粘膜の透過性亢進や粘膜浮腫が起こり，腸管粘膜の虚血や粘膜内のアシドーシス，サイトカインおよび炎症性メディエーター放出が引き起こされ，上皮細胞壊死およびアポトーシスが惹起される[13,14]．このような病態により，粘膜バリア層の破綻を呈し，腸管蠕動の低下と腸管粘膜の萎縮を認め，その後に腸管免疫系を構成する腸管関連リンパ組織（GALT）容量の減少を認める．粘膜バリア層の破綻や腸管粘膜の萎縮，腸管免疫能の低下によって，腸内細菌やエンドトキシンが血管内やリンパ管内に移行し，bacterial translocation および endotoxin translocation を呈する[13]．bacterial translocation や endotoxin translocation は，サイトカインや炎症性メディエーターの過剰な産生を引き起こし，全身性炎症反応症候群（systemic inflammatory response syndrome：SIRS）および敗血症，多臓器不全を悪化させることになる．

非閉塞性腸管虚血症（nonocclusive mesenteric ischemia：NOMI）

　腸間膜血管の器質的な閉塞がないにもかかわらず，腸管に不可逆的な虚血が起こり，壊死を生じる疾患であり，腸管の血管攣縮が原因と考えられている．心拍出量の低下と循環血漿量の減少に，さまざまな誘因が加わり，腸間膜血管が攣縮し，腸管組織の低酸素状態が惹起され，腸間膜動脈で交感神経の過剰反応が起こり，血管攣縮を生じて腸管虚血に陥る[15,16]．重度のうっ血性心不全やショック，カテコールアミンやジギタリスの使用が誘因となる．このような状

況で，経腸栄養を投与すると酸素需要が増加し，NOMIのリスクが上昇する可能性があるため，特にショックバイタルやカテロールアミン投与中では腸管栄養の開始は慎重を要する．腸管虚血の症状は，経腸栄養開始後の血圧低下，腹部膨満，胃管からのドレナージ量増加，下血，さらに進行すると筋性防御やBlumberg徴候などの腹膜刺激症状を認めるようになる．

　NOMIの診断および治療には，腹部血管造影検査が行われている．上腸間膜動脈起始部および主要分岐起始部の狭窄，腸管分岐の不整像，腸間膜動脈アーケードの攣縮，腸管壁内血管の造影不良が血管造影検査の診断基準に用いられている．治療では診断時の留置カテーテルから塩酸パパベリン，PGE1などの血管拡張薬の持続動注療法が行われている[15,16]．また，最近ではmulti-detector row computed tomography（MRCT）を用いた診断および血管拡張薬の全身投与などの有用性が報告されている．

【文献】

1) 重症頭部外傷治療・管理のガイドライン作成員会．重症頭部外傷治療・管理のガイドライン第3版．東京：医学書院；2013．p.76-7．
2) 山崎信吾，橋本邦雄，田畑 均，他．重症頭部外傷急性期の積極的栄養管理．脳神経外科ジャーナル．2000；9：789-95．
3) Marshall LF. Head injury: recent past, present, and future. Neurosurgery. 2000; 47: 546-61.
4) Cushing H. Peptic ulcers and the interbrain. Surg Gynecol Obstet. 1932; 55: 1.
5) Brown TH, Davidson PF, Larson GM. Acute gastritis occurring within 24 hours of severe head injury. Gastrointest Endosc. 1989; 35: 37-40.
6) Kamada T, Fusamoto H, Kawano S, et al. Gastrointestinal bleeding following head injury: a clinical study of 433 cases. J Trauma. 1977; 17: 44-7.
7) Kunzman J. Management of bleeding stress ulcers. Am J Surg. 1970; 119: 637-9.
8) Ott L, Young B, Phillips R, et al. Altered gastric emptying in the head-injured patient: relationship to feeding intolerance. J Neurosurg. 1991; 74: 738-42.
9) Norton JA, Ott LG, McClain C, et al. Intolerance to enteral feeding in the brain-injured patient. J Neurosurg. 1988; 68: 62-6.
10) Garrick T, Mulvihill S, Buack M, et al. Intracerebroventricular pressure inhibits gastric antral and duodenal contractility but not acid secretion in conscious rabbits. Gastroenterology. 1988; 95: 26-31.
11) Rimmer DG. Gastric retention without mechanical obstruction. Arch Intern Med. 1966; 117: 287-99.
12) 三毛牧夫．腸閉塞症1版．東京：メジカルビュー社；2017．p.5-12．

13) Hang CH, Shi JX, Li JX, et al. Alterations of intestinal mucosa structure and barrier function following traumatic brain injury in rats. World J Gastroenterol. 2003; 9: 2776-81.
14) Grotz MR, Deitch EA, Ding J, et al. Intestinal cytokine response after gut ischemia: role of gut barrier failure. Ann Surg. 1999; 229: 478-86.
15) 松本賢治, 尾原秀明, 北川雄光. NOMI (non-occlusive mesenteric ischemia) をいかに診断し, 治療するか. 日本腹部救急医学会雑誌. 2001; 31: 1001-4.
16) 木所昭夫, 射場敏明. 非閉塞性腸管虚血症 (nonocclusive mesenteric ischemia, NOMI) の病態と治療. 日本集中治療医学会雑誌. 2007; 14: 10-3.

〈原田雅史　長尾建樹〉

1. 脳疾患

3 ▶ アルツハイマーとその他の認知症

疫学と症候

　認知症とは，「一度正常に達した知能が後天的な脳の障害によって持続的に低下し，日常生活や社会生活において支障をきたすようになった状態をいい，それが，意識障害がない時に見られる」[1]と定義されている.

　内閣府の報告では，65歳以上の高齢者の認知症患者数と有症率の将来推計について，平成24（2012）年は認知症患者数が462万人と，7人に1人（有症率15.0％）であったが，37（2025）年には700万人，5人に1人になると見込まれている[2].

　全世界の認知症患者数は2015年時点で4,680万人と推定され，今後20年ごとに倍増すると推測されており，高所得国と比べて低〜中所得国での増加が

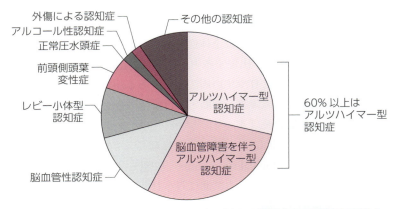

図1 認知症疾患医療センターやもの忘れ外来で診断される認知症疾患 ▶

(粟田主一. II 認知症総合アセスメントの重要性. 東京都健康長寿医療センター自立促進と介護予防研究チーム, 編. 平成25年度老人保健事業推進費等補助金（老人保健健康増進等事業分）地域包括ケアシステムにおける認知症総合アセスメントの開発・普及と早期支援機能の実態に関する調査研究事業「認知症の総合アセスメント」平成26年. p.28[5])

著しいと指摘されている[3,4].

認知症の病型は，図1 に示すようにアルツハイマー型が最も多く[5]，67.6%．次いで血管性認知症 19.5% であった[6]．

認知症患者の消化管症状に関する調査は非常に少ないが，認知症病別型の便秘の合併率は，対象 2% に比べて，パーキンソン（Parkinson）病に伴う認知症 43%，レヴィー（Lewy）小体病 28%，血管性認知症 26% と多い．アルツハイマー（Alzheimer）病型認知症は 3% で有意差はないという報告があるが[7,8]，17.2% が便秘という報告もある[9]．

便失禁に関しては，老人施設に入居する認知症患者の 46% が慢性的な便失禁があると報告されている[10,11]．老人施設に入居して便失禁がある人は尿失禁も併発しているという報告が複数なされている[12-14]．

検査・病態・病理

主な認知機能検査は 表1 にまとまっているが，認知症診療ガイドラインでは，MMSE を有用な評価尺度として推奨している[15]．

認知症患者の多くは高齢であることに加え，認知症を起こす原疾患が同時に Neurological Bowel を起こすことも多い（Neurological Bowel の看護を参照）．重ねて認知機能の低下により排泄動作ができないために失禁となる機能性便失禁も併発する．また麻痺など運動機能の低下によっても排泄動作ができなくなる可能性がある．認知症患者は 図2 に示すように，これらの要因が複雑に重なっているため，アセスメントは全体像をつかむことが重要である．

認知症には，誰にでも必ず出現する中核症状と，全員が持つわけではないが，中核症状から二次的に起こりやすい周辺症状がある．中核症状は，表2 に示すように，記憶障害，見当識障害，判断・実行機能障害，失語・失行・失認があり，排泄動作にも影響を及ぼす．

周辺症状とは中核症状によって二次的に起こる認知症の行動・心理症状（behavioral and psychological symptoms: BPSD）ともよばれる．BPSD は，中核症状と異なって，認知症の人共通にみられるわけではない．その原因は，中核症状が背景にあり，加えて，不安感や焦燥感，ストレスなどの心理的要因が大きく影響している．また，慣れない環境や，不適切なケアなどが原因であることも多く，作られる症状ともいえる．

周囲からみれば理解できない困った行動心理症状でも，その人なりの意味があると考えることが非常に重要で，何故そのような行動となるのか，極力本人

表1 主な認知機能検査

関連する主な機能			略称	日本語名	区分
複合的			MMSE	ミニメンタルステート検査	―
			HDS-R	改訂長谷川式簡易知能評価スケール	―
			MoCA-J	日本語版 MoCA	―
			ACE-Ⅲ	（日本語版は ACE-R）	―
			N-D test	N式老年者用精神状態評価尺度	―
			COGNISTAT	日本語版 COGNISTAT 認知機能検査	容易
			ADAS-Jcog	日本語版 Alzheimer 病評価スケール	極複雑
			SIB	SIB 日本語版	―
知能			WAIS-Ⅲ	Wechsler 成人知能検査　第3版	極複雑
			RCPM	Raven 色彩マトリックス検査	容易
病前知能の推定			JART	JART 知的機能の簡易評価	容易
記憶	全般		WMS-R	Wechsler 記憶検査	極複雑
			RBMT	日本語版 Rivermead 行動記憶検査	複雑
	視覚性		ROCFT	Rey 複雑図形検査	複雑
			BVRT	Benton 視覚記銘検査	複雑
	言語性		S-PA	標準言語性対連合学習検査	複雑
言語			WAB	WAB 失語症検査-日本語版	極複雑
			SLTA	標準失語症検査	極複雑
視空間認知			ROCFT	Rey 複雑図形検査（模写）	複雑
			Kohs	Kohs 立方体組み合わせテスト	容易
			VPTA	標準高次視知覚検査	極複雑
注意機能			CAT	標準注意検査法	極複雑
方向性注意			BIT	BIT 行動性無視検査	―
前頭葉機能			TMT	トレイルメーキングテスト	―
			FAB	（Frontal Assessment Battery）	
			WCST	Wisconsin カード分類検査	複雑
			BADS	BADS 遂行機能障害症候群の行動評価	複雑

診療報酬上，「認知機能検査その他の心理検査」は検査および結果処理に要する時間により3つに大別される．容易：40分以上，複雑：1時間以上，極めて複雑：1時間半以上．診療報酬点数は，容易：80点，複雑：280点，極めて複雑：450点（2016年度現在）．
（日本神経学会，監修．認知症疾患診療ガイドライン2017　CQ2-3 認知症の認知機能障害を評価する際に有用な評価尺度と実施上の注意点は何か．第1版．東京：医学書院；2017．p.25-7[15]）

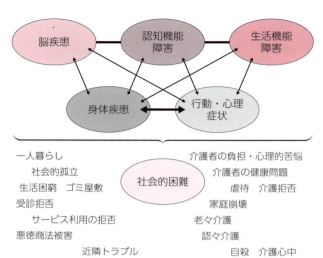

図2 認知症の全体像 ▶

(粟田主一. Ⅱ 認知症総合アセスメントの重要性. 東京都健康長寿医療センター自立促進と介護予防研究チーム, 編. 平成25年度老人保健事業推進費等補助金(老人保健健康増進等事業分) 地域包括ケアシステムにおける認知症総合アセスメントの開発・普及と早期支援機能の実態に関する調査研究事業「認知症の総合アセスメント」平成26年. p.26[16])

表2 認知症の中核症状

中核症状	具体的な症状	例
記憶障害	比較的昔のことは覚えているが，最近のことは記憶にない．	トイレに行ったことを覚えていない．
見当識障害	時間，場所がわからない．	トイレがどこにあるかわからない．
判断・実行機能障害	自発的，効果的に行動することができない．	トイレに行こうとしない．
失語・失行・失認	自発語の減少，読字，書字の障害など．理解できず運動や動作を実行することができない．物の確認や認識ができない．	便意を訴えることができない．衣類の着脱がわからない．

の立場に立って考えることが解決策につながる．そのためケア方法が適切かどうかも確認しなければならない．

　認知症にかかわらず排便症状のアセスメントは基本で，特に排便，食事日誌

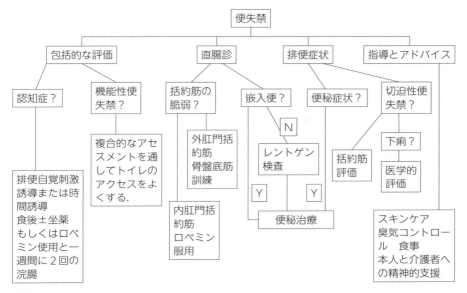

図3 高齢者の便失禁のマネジメント ▶

が重要である．それらの日誌に心理状態，行動，また声かけにどう応じたかなどを記録しておくと非常にケアに役立つ．

治療・ケア

認知症患者のケアの態度として，米国精神医学会（APA）治療ガイドラインの中で推奨されている一般原則として以下のことがあげられている．
・患者の能力低下を理解し，過度に期待しない．
・急速な進行と新たな症状の出現に注意する．
・簡潔な指示や要求を心がける．
・患者が混乱したり，怒り出したりする場合は要求を変更する．
・失敗につながるような難しい作業は避ける．
・障害に向かい合うことを強いない．
・穏やかで，安定した，支持的な態度を心がける．
・不必要な変化を避ける．
・できる限り詳しく説明し，患者の見当識が保たれるようなヒントを与える．
上記のことを踏まえた上で，図3 の手順で治療，ケアを実践する[10]．

認知症患者にとって排便誘導は重要なケア方法の一つだが，その効果として以下の報告がある．

　アメリカの111名の便秘，および便失禁症状を持つ老人に2時間おきの排便誘導を2日間実施した．結果，通常のケアでは1日0.32回だった排便回数が，0.82回に回復した．しかし，いきみや残便感は変化がなかった[19]．

　食事，運動，そして的確な誘導を実践することは，より安全で認知症の排便障害の改善につながる可能性が高い．下剤に頼るのではなく，基本的な排便ケアに立ち戻ることがケアとして求められる．

【文献】
1) 日本神経学会, 監修. 認知症疾患診療ガイドライン2010　CQ1-1 認知症の定義はどのようなものか. 第1版. 東京: 医学書院; 2011.
2) 内閣府. 平成28年度高齢者白書（概要版）. 高齢者の健康・福祉. http://www8.cao.go.jp
3) 日本神経学会, 監修. 認知症疾患診療ガイドライン2017　CQ1-5 我が国における認知症の有症率はどの程度か. 第1版. 東京: 医学書院; 2017.
4) Alzheimer's disease International. World Alzheimer Report 2015. The Global Impact of Dementia an analyses of prevalence incidence cost and trends. 2015. https://www.alz.co.uk/research/WorldAlzheimerReport2015.pdf.
5) 粟田主一. Ⅱ 認知症総合アセスメントの重要性. 東京都健康長寿医療センター自立促進と介護予防研究チーム, 編. 平成25年度老人保健事業推進費等補助金（老人保健健康増進等事業分）地域包括ケアシステムにおける認知症総合アセスメントの開発・普及と早期支援機能の実態に関する調査研究事業「認知症の総合アセスメント」平成26年. p.28.
6) 日本神経学会, 監修. 認知症疾患診療ガイドライン2017　CQ1-6 認知症の病方による割合は変化しているか　第1版. 東京: 医学書院; 2017. p.12-3.
7) 日本神経学会, 監修. 認知症疾患診療ガイドライン2017　CQ3C-12 便秘の対応はどのように行うか　第1版. 東京: 医学書院; 2017. p.114-5.
8) Allan L, Mckeith I, Ballard C, et al. The prevalence of autonomic symptoms in dementia and their association with physical activity, activities of daily living and quality life. Dement Geriatr Cogn Disord. 2006; 22: 230-3.
9) Zakrzewska-Pniewska B, Gawel M, Szmidt-Salkowska E, et al. Clinical and functional assessment of dysautonomia and its correlation in Alzheimer's disease. Am J Alzheimer's Dis Other Demwn. 2012; 27: 592-9.
10) Danielle H. Chapter 13 Bowel Care in Old Age. In: Christine N. Sonya C editors. Bowel continence nursing. Buckinghamshire. Beconsfield Publishers; 2004; 132-49.
11) Brocklehurst J, Dickinson, E et al. Laxatives and faecal incontinence in

long-term care. Nursing standard. 1999; 52: 32-6.
12) Johanson JF, Irzarry F, Doughty A. Risk factors for fecal incontinence in a nursing home population. Jounal of clonical Gastroenterogy. 1997; 24: 156-60.
13) Nelson R, Furner S, Jesudason V. Fecal incontinence in Wisconsin homes: prevalence and associations. Dis colon Rectum. 1998; 41: 1226-9.
14) Romero Y, Evans JM, Felming KC, et al. Constipation and fecal incontinence in the elderly population. Mayo Clin Proc. 1996; 71(1): 81-92.
15) 日本神経学会, 監修. 認知症疾患診療ガイドライン2017 CQ2-3 認知症の認知機能障害を評価する際に有用な評価尺度と実施上の注意点は何か. 第1版. 東京: 医学書院; 2017. p.25-7.
16) 粟田主一. Ⅱ 認知症総合アセスメントの重要性. 東京都健康長寿医療センター自立促進と介護予防研究チーム, 編. 平成25年度老人保健事業推進費等補助金（老人保健健康増進等事業分）地域包括ケアシステムにおける認知症総合アセスメントの開発・普及と早期支援機能の実態に関する調査研究事業「認知症の総合アセスメント」平成26年. p.26.
17) 日本神経学会, 監修. 認知症疾患診療ガイドライン2017 CQ6-9 Alzheimer型認知症のケアのポイントは何か. 東京: 医学書院; 2017. p.233-4.
18) Rabins PV, Blacker D, Rovner BW, et al. APA Work Group on Alzheimer's disease. Practice guideline for the treatment of patients with Alzheimer's disease and other dementias. 2nd Edition. 2007; 164 (12 Suppl): 5-56. https://psychiatryonline.org/pb/assets/raw/sitewide/practice_guidelines/guidelines/alzheimers.pdf
19) John FS, Sandra FS, Linda B. Prevalence of Constipation Symptoms in Fecally Incontinent Nursing Home Residents. J Am Geriatr Soc. 2009; 57: 647-52. https://www.ncbi.nlm.nih.gov/pmc/articles/PMC2925174.

〈西村かおる　榊原隆次〉

1. 脳疾患

4 ▶ レヴィー小体型便秘と
       パーキンソン病

概念と病因

　パーキンソン病（Parkinson's disease：PD）は，代表的な神経変性疾患であり，その頻度は，一般人口1,000人に1人程度とされる．病理学的には，黒質ドパミンニューロンの変性・alpha-synuclein（SNCA）陽性レヴィー小体の出現が特徴的にみられる．その原因は明らかでないが，一部の患者でpark 1（SNCA），park 2（ubiquitin ligase），park 8（LRRK2）遺伝子異常などがみいだされている．PDは，通常の脳MRIで異常がみられないが，最近，補助検査（心筋MIBGシンチグラフィー，脳ダットスキャン）で容易に画像診断をすることができるようになってきた 図1 ．PDは筋固縮・動作緩慢・振戦・姿勢反射障害などの運動症状を呈する疾患であるが，近年PDの非運動症状が注目されている．非運動症状として認知/精神障害・睡眠/自律神経障害などがある．このうち，胃もたれ，便秘などの消化管障害はPD患者で非常に多く，レボドパ吸収を低下させ悪性症候群をきたしたり，麻痺性イレウス（偽性腸閉塞）・腸重積・腸捻転・宿便潰瘍で救急受診をすることもある．すなわち，PD患者の消化管は，患者の生活の質を低下させるのみでなく，予後を低下させる重要な症候であり，運動障害の治療の重要なターゲットの一つでもあることが明らかとなってきた[1,2]．さらに最近，PD患者の便秘が，運動症状などをほとんど伴わず，初発症状となりうることが明らかとなってきた（レヴィー小体型便秘 Lewy body constipation）．

レヴィー小体型便秘とPDの消化管症状

　PDの消化管運動障害の中で，上部消化管症候（胃もたれ，胃食道逆流）は30％程度，下部消化管症候（便秘：週3回未満または排便困難のあるもの）は70％にみられる[1,2]．自覚症状がない患者でも，機能検査を行うと，胃排出能の低下，大腸通過時間の延長・直腸肛門ビデオマノメトリーの異常が高頻度に認められる．胃排出が高度に低下すると，胃瘻増設PD患者で，流動食の気管

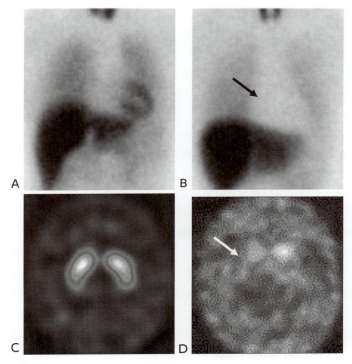

図1 パーキンソン病の画像検査 ▶

心筋 MIBG シンチグラフィー：A, normal, HM ratio 3.50, B, peripheral noradrenergic denervation (*arrow*), HM ratio 1.12. 脳ダットスキャン：C, normal, SBR 4.80, D, central dopaminergic denervation (*arrow*), SBR 0.12. DAT: dopamine transporter, HM ratio: the heart to mediastinum ratio, normal＞2.0, MIBG: metaiodobenzylguanidine, SBR: the specific binding ratio, normal＞3.0.
説明本文参照．

内逆流・誤嚥性肺炎をきたす場合もある．腸運動が高度に低下すると，麻痺性イレウスなどで緊急入院をする場合もある（当院の PD 患者では 2.4％にみられた[3]）．

最近，PD 患者のレヴィー小体病理が，全身臓器の中で，脳よりも腸管に先行してみられることが明らかとなってきた（レヴィー小体型便秘）．その病理機序として，以下のことが報告されている．1）Honolulu Heart Program Study〔1868 年に日本から Hawaii への移民が始まり，移動が少ないことから，1965

年に Kuakini 健康機構（旧　日本慈善協会病院）で，単一 cohort 前向き疫学研究が開始された］の中で，排便回数と将来のパーキンソン病発生の関連が検討された．その結果，排便が1日1回と1日1回未満を比較すると，後者で PD の発症リスクが 2.7 倍高い．排便が1日2回以上と1日1回未満を比較すると，後者で PD の発症リスクが4倍高かった．すなわち，便秘が，将来の運動症候発症につながる可能性があり，その期間は 10～20 年以上とされた[5]．2) Braak らによれば，PD のレヴィー小体病理は，運動症候に関わる黒質よりも，自律神経症候に関わる迷走神経背側運動核に先にみられる[6]．さらに Gelpi らによれば，脳よりも末梢神経，すなわち迷走神経（86.7％），腸管神経叢（86.7％），心臓交感神経（100％）などに先に出現する[7]．3) 臨床疫学・実験的研究によれば，環境毒素（畑作地方の殺虫剤など）に曝露されることより腸管細菌叢（microbiota）が変化し，腸管神経叢にレヴィー小体病理をきたす可能性がある[8,9]．4) 同様に臨床疫学・実験的研究によれば，腸管神経叢に出現したレヴィー小体は，プリオンと類似の神経感染性を有し，交感神経（胸腰髄の交感神経幹），副交感神経（迷走神経，骨盤神経）を経由して，上行性に脳幹部に到達する可能性がある[10,11]．

　一方，このような超早期 PD 患者の診断が可能かについての検討は少ない．筆者らの検討では，MIBG 心筋シンチグラフィー異常を伴う便秘患者5名中1名が，3年以内に PD に移行した．その際，DAT スキャン陰性の時期に，MIBG 異常を呈する premotor PD と考えられる症例が検出可能と思われた[12-14]．すなわち，レヴィー小体型便秘を呈する超早期 PD 患者は，神経内科を受診する前に，消化器科・内科を受診することが多いと考えられ，神経内科と消化器科の共同が，今後さらに重要となると思われる．

　一方，高齢発症の PD は，当初から認知症を伴っていることが少なくない（レヴィー小体型認知症，dementia with Lewy bodies：DLB）．DLB の頻度は，80 歳代一般人口の 15 人に1人ともいわれ，決して稀ではない．筆者らの検討では，DLB の胃排出能低下は PD よりも高度であった．胃排出能低下は，レボドパの吸収遅延と相関することが知られている[15]．DLB の運動症状は一般にレボドパ抵抗性であるが，消化管運動低下が，その一因である可能性も考えられる[16]．

病態生理と検査

　消化管運動は，腸管壁内（末梢）神経叢の関与が大きく，副交感神経アセチ

ルコリン（M$_3$受容体）による収縮は，セロトニン 5HT$_4$ による促進と，ドパミン D$_2$ による抑制により制御を受け（knockout mouse による研究などによる），さらに中枢神経の制御を受けている．PD 患者では，上部消化管検査で，胃排出能（gastric emptying test）遅延，胃電図（electrogastrogram）の異常が高頻度にみられる．どちらも外来で施行可能な簡易な検査である．下部消化管機能は大きく，1）大腸内容物の輸送，2）直腸・肛門での一時的蓄便，3）直腸・肛門からの排便に分けることができる．このうち 1）を調べるものに，大腸通過時間（colonic transit time）があり，マーカーの入った薬と同じ大きさのカプセルを 6 日間内服し，7 日目に腹部単純 X 線を撮影する簡易な検査である．2) 3) を調べるものに，直腸肛門ビデオマノメトリー（rectoanal videomanometry）がある[1,2]．肛門から直径 3 mm ほどの柔らかいカテーテルを挿入し，造影剤を薄めたものをゆっくり注入しながら，内圧と形態を観察するもので，被検者の負担は少ない．筆者らは，これらをまとめて定量的排便機能検査（キューエルガット quantitative lower-gastrointestinal autonomic test：QL-GAT）とよんでいる[1,2]．PD 患者では，大腸通過時間延長（通過遅延型便秘といわれる），直腸固有収縮低下，腹圧低下，排便時の奇異性括約筋収縮（paradoxical sphincter contraction on defecation：PSD，アニスムスともいう）（直腸肛門型便秘といわれる）が高頻度にみられる[1,2]．すなわち，PD 患者では，通過遅延型便秘と直腸肛門型便秘の両者が同時にみられ，主に上述の腸管神経叢のレヴィー小体病理によるものと思われる．腹圧低下・PSD には中枢病変も関与していると思われる[1,2]．さらに，PD では ghrelin の低下もみられ，消化管症状や体重減少に関与している可能性がある．

レヴィー小体型便秘の治療

　レヴィー小体型便秘の治療は，一般の便秘治療に準じ，緊急受診を最小限とすることが重要と思われる[17,18]．レヴィー小体型便秘の特徴として，運動障害と異なり，必ずしもレボドパ治療が有効でないことがあり，その場合，適切な上乗せ（add-on）治療が必要である．治療の流れを 図2 に示す．レヴィー小体型便秘〔便秘と軽度の消化管外症候～レム睡眠行動異常（大人の寝言ともいわれる．夜半，本来抑制されている筋緊張が抑制されず，夢の体験と同時に大声を出したり四肢を振り回したりするもの），前頭葉症状（身勝手/抑制がとれた性格変化，ボーッとしているなど）など，運動症状はあってもごく軽度〕は，上述の補助検査（心筋 MIBG シンチグラフィー，脳ダットスキャン）で PD の

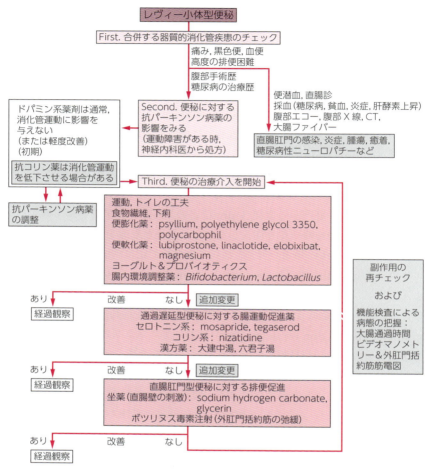

図2 レヴィー小体型便秘の治療
説明本文参照.

画像診断を行う.

まず，合併する器質的消化管疾患のチェックとして，痛み，黒色便，血便，高度の排便困難，腹部手術歴，糖尿病の治療歴などを観察・聴取する.

次に，運動症状がある場合，運動症状に対するレボドパなどの治療で便秘が改善するかをみる[19-21]. ドパミン系薬剤は，通常，消化管運動に影響を与えず，軽度改善する場合もある（強い運動症状に対する深部脳刺激療法は，胃排

出能を改善させることが報告されている[22]）．抗コリン薬は，消化管運動を低下させることがあるので，その場合は，薬剤を調整する．これらが無効の場合，便秘の治療介入を開始する．

まず，運動（運動中は腸運動が抑制され，運動後の安静時に腸運動が亢進する[23]），トイレの工夫を行う（アジア式の蹲踞に近い姿勢は，直腸肛門角が開大して排便時の腹圧が減少する[24]）．薬剤として，便膨化薬（腸管壁を伸展して腸運動を促進：psyllium, polyethylene glycol 3350, polycarbophil[25]など），便軟化薬（lubiprostone,[26] linaclotide, elobixibat, magnesiumなど），ヨーグルトおよび腸内環境調整薬（プロバイオティクスともいう，*Bifidobacterium, Lactobacillus*など）を投与する．

これらの治療が十分でない場合，通過遅延型便秘の治療として，胃腸運動促進薬（プロカイネティクスともいう，Ach系のnizatidine[27]，セロトニン5-HT$_4$系のmosapride[28]，漢方薬の六君子湯[29]，大建中湯[30]など）を投与する．直腸肛門型便秘の治療として，排便反射を促す目的でlecithin/炭酸坐薬，glycerin浣腸などを使用する．PSD/アニスムスに対して，欧米ではボツリヌス毒素注射が有効と報告されている[31]．

【文献】
1) 榊原隆次．多系統萎縮症 vs パーキンソン病　自律神経症候から見た鑑別法　消化管障害（解説）．自律神経．2016; 53: 218-21.
2) 榊原隆次，土井啓員，岸 雅彦，他．消化管自律神経機能検査レビュー．自律神経機能検査（第5版）．日本自律神経学会 編．東京：文光堂; 2015. p.342-4.
3) Tateno F, Sakakibara R, Kishi M, et al. Incidence of emergency intestinal pseudo-obstruction in Parkinson's disease. J Am Geriatr Soc. 2011; 59: 2373-5.
4) Recasens A, Dehay B. Alpha-synuclein spreading in Parkinson's disease. Front Neuroanat. 2014 Dec 18; 8: 159. doi: 10.3389/fnana.2014.00159. eCollection 2014.
5) Abbott RD, Petrovitch H, White LR, et al. Frequency of bowel movements and the future risk of Parkinson's disease. Neurology. 2001; 57: 456-62.
6) Hawkes CH, Del Tredici K, Braak H. A timeline for Parkinson's disease. Parkinsonism and Related Disorders. 2010; 16: 79-84.
7) Gelpi E, Navarro-Otano J, Tolosa E, et al. Multiple organ involvement by alpha-synuclein pathology in Lewy body disorders. Mov Disord. 2014; 29: 1010-8.
8) Yan D, Zhang Y, Liu L, et al. Pesticide exposure and risk of Parkinson's

disease: Dose-response meta-analysis of observational studies. Regul Toxicol Pharmacol. 2018; 96: 57-63.
9) FeliceVD, Quigley EM, Sullivan AM, et al. Microbiota-gut-brain signalling in Parkinson's disease: Implications for non-motor symptoms. Parkinsonism Relat Disord. 2016; 27: 1-8.
10) Pan-Montojo F, Anichtchik O, Dening Y, et al. Progression of Parkinson's disease pathology is reproduced by intragastric administration of rotenone in mice. PLoS ONE. 2010; 5: e8762.
11) Svensson E, Horvath-Puho E, Thomsen RW, et al. Vagotomy and subsequent risk of Parkinson's disease. Ann Neurol. 2015; 78: 522-9.
12) Tateno F, Sakakibara R, Kishi M, et al. Constipation and metaiodobenzylguanidine myocardial scintigraphy abnormality. J Am Geriatr Soc. 2012; 60: 185-7.
13) Sakakibara R, Tateno F, Kishi M, et al. MIBG myocardial scintigraphy in pre-motor Parkinson's disease: a review. Parkinsonism Relat Disord. 2014; 20: 267-73.
14) Tateno H, Sakakibara R, Tateno F, et al. MIBG myocardial scintigraphy identifies premotor PD during a negative DAT scan period. J Am Geri Soc. 2015; 63: 2428-30.
15) Doi H, Sakakibara R, Sato M, et al. Plasma levodopa peak delay and impaired gastric emptying in Parkinson's disease. J Neurol Sci. 2012; 319: 86-8.
16) 榊原隆次，土井啓員，舘野冬樹．レビー小体型認知症の消化管運動障害．日本早期認知症学会誌．2017: 10: 52-4.
17) Ogawa E, Sakakibara R, Kishi M, et al. Constipation triggered the malignant syndrome in Parkinson's disease. Neurol Sci. 2012; 33: 347-50.
18) Tateno F, Sakakibara R, Aiba Y, et al. Stercoral ulcer and colonic perforation in an individual with Parkinson's disease with constipation. J Am Geriatr Soc. 2016; 64: e118-20.
19) Tateno F, Sakakibara R, Yokoi Y, et al. Levodopa ameliorated anorectal constipation in de novo Parkinson's disease: The QL-GAT study. Parkinsonism Relat Disord. 2011; 17: 662-6.
20) Tateno H, Sakakibara R, Shiina S, et al. Transdermal dopamine agonist ameliorates gastric emptying in Parkinson's disease. J Am Geriatr Soc. 2015; 63: 2416-8.
21) Tateno H, Sakakibara R, Shiina S, et al. Transdermal dopamine agonist ameliorates gastric emptying in Parkinson's disease. J Am Geri Soc. 2015; 63: 2416-8.
22) Arai E, Arai M, Uchiyama T, et al. Subthalamic deep brain stimulation can improve gastric emptying in Parkinson's disease. Brain. 2012; 135: 1478-85.
23) Rao SS, Beaty J, Chamberlain M, et al. Effects of acute graded exercise on human colonic motility. Am J Physiol. 1999; 276 (5 Pt 1): G1221-6.
24) Sakakibara R, Tsunoyama K, Hosoi H, et al. Influence of body position on

defecation in humans. Low Urin Tract Symptoms. 2010; 2: 16-21.
25) Sakakibara R, Yamaguchi T, Uchiyama T, et al. Calcium polycarbophil improves constipation in primary autonomic failure and multiple system atrophy subjects. Mov Disord. 2007; 22: 1672-3.
26) Ondo WG, Kenney C, Sullivan K, et al. Placebo-controlled trial of lubiprostone for constipation associated with Parkinson disease. Neurology. 2012; 78: 1650-4.
27) Sakakibara R, Doi H, Sato M, et al. Nizatidine ameliorates slow transit constipation in Parkinson's disease. J Am Geriatr Soc. 2015; 63: 399-401.
28) Liu Z, Sakakibara R, Odaka T, et al. Mosapride citrate, a novel 5-HT4 agonist and partial 5-HT3 antagonist, ameliorates constipation in parkinsonian patients. Mov Disord. 2005; 20: 680-6.
29) Doi H, Sakakibara R, Sato M, et al. Dietary herb extract rikkunshi-to ameliorates gastroparesis in Parkinson's disease: a pilot study. Eur Neurol. 2014; 71: 193-5.
30) Sakakibara R, Odaka T, Lui Z, et al. Dietary herb extract dai-kenchu-to ameliorates constipation in parkinsonian patients (Parkinson's disease and multiple system atrophy). Mov Disord. 2005; 20: 261-2.
31) Cadeddu F, Bentivoglio AR, Brandara F, et al. Outlet type constipation in Parkinson's disease: results of botulinum toxin treatment. Aliment Pharmacol Ther. 2005; 22: 997-1003.

〈榊原隆次〉

1. 脳疾患

5 ▶ 多系統萎縮症

概念と病理

多系統萎縮症（multiple system atrophy：MSA）は，1900年にパリのDejerine, Thomasが最初に記載した疾患で，運動障害（小脳症状またはパーキンソン症状）と，自律神経障害の両者を有する疾患である[1,2]．運動障害の形により，小脳症状がみられるものをMSA-C（小脳型 cerebellar type），パーキンソン症状がみられるものをMSA-P（パーキンソン型 parkinsonian type）に分ける．MSAの頻度は，PDの1/10以下である．

運動障害の責任病巣として，小脳，大脳基底核に異常がみられる．自律神経障害の責任病巣として，臓器や臓器内の（末梢節後）神経には異常がみられず，臓器を支配する中枢である脳幹や脊髄（節前）に異常がみられる．すなわち，MSAでは脳と脊髄に病変がみられる．基底核では，パーキンソン病（Parkinson's disease：PD）と異なり，黒質ドパミン含有細胞のみならず，その受け手側である被殻の細胞も変性，脱落する．このため，PDと異なり，ドパミン補充療法が十分に効きにくい．

自律神経系の，起立性低血圧については，脊髄（胸髄部）中間外側核のノルアドレナリン系節前細胞（アセチルコリン含有細胞）と循環中枢である延髄カテコラミン含有細胞が変性，脱落する．残尿・尿閉，高度便秘については，脊髄（腰仙髄部）中間外側核，延髄迷走神経背側核のアセチルコリン含有細胞が変性，脱落する．便失禁・括約筋筋電図の神経原性変化については，仙髄オヌフ核細胞が変性，脱落する．睡眠時無呼吸については，橋延髄のノルアドレナリン含有青斑核・セロトニン含有縫線核，疑核などが変性，脱落することが知られている．これらの部位に，αシヌクレイン陽性の神経膠細胞（グリア細胞）内封入体（glial cytoplasmic inclusions：GCI）がみられる．GCIは稀突起膠細胞（オリゴデンドログリア）の細胞質に認められる．グリア細胞や神経細胞の核内にも，一部αシヌクレイン陽性の封入体がみられる．パーキンソン病のレビー小体内にもαシヌクレインが蓄積しており，病理学的に，パーキンソン

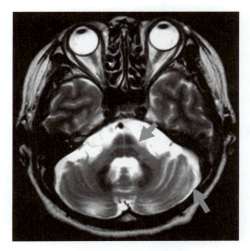

図1 多系統萎縮症のMRI画像▶
小脳・橋（cross sign）の萎縮がみられる（矢印）．

病とMSAを合わせてシヌクレイノパチーとよばれる．αシヌクレインは，髄液および脳PET（positron emission tomography）でも調べることができる．診断は，下記のように行われる．

1. 問診で，中年期患者に，緩徐進行性の自律神経障害（起立性低血圧，前立腺肥大症で説明ができない尿失禁・残尿，吸気時の喉頭喘鳴・睡眠時無呼吸，高度便秘）がみられ，
2. 問診/診察で，緩徐進行性の歩行障害（小脳症状，パーキンソン症状）がみられる．
3. 自律神経検査で，起立性低血圧（起立時20 mmHg以上の収縮期血圧下降），排尿障害（排尿筋過活動と100 mL以上の残尿），外肛門括約筋の神経原性変化，睡眠時無呼吸などがみられる．
4. 脳MRIで小脳/橋萎縮・基底核萎縮などがみられる 図1 ．

消化管症状

　MSA患者の自律神経症状は，起立性低血圧が50％，排尿排便障害（骨盤臓器障害）が90〜100％，喉頭喘鳴/睡眠時無呼吸症候群が約40％に認められ，消化管障害の中では便秘の頻度が高い．MSAの消化管運動障害の報告は少な

いが，筆者らが消化管症状の頻度について PD と MSA-P（パーキンソン型多系統萎縮症）について検討したところ，便秘，排便困難，便失禁のいずれも，PD より MSA-P で高頻度にみられた[3,4]．さらに，消化管症状に伴う生活の質の低下についても，PD より MSA-P で高頻度であった．すなわち，消化管運動障害は MSA でも非常に多く，困る症状といえる．

消化管機能検査

MSA の消化管障害に対して機能検査を行った報告は少ない[5,6]．上部消化管については，胃排出能（gastric emptying test）遅延[7]，胃電図（electrogastrogram）の異常[8,9]（上部消化管）がみられるものの，後者は PD と比べて軽度と報告された．これは，MSA の病変部位が，脊髄中間外側核が主体であり，PD と異なり腸管壁内神経叢の病変が軽度であることに対応するものと考えられた．一方，下部消化管について，筆者らが以前検討した結果，MSA では，PD と同様に，大腸通過時間（colonic transit time：CTT）の延長，直腸肛門ビデオマノメトリー（rectoanal videomanometry）での，直腸固有収縮の低下，排便時の奇異性括約筋収縮（paradoxical sphincter contraction：PSD，アニスムスともいう），腹圧の低下，残便が高頻度に認められた[5]．その機序として，MSA では，腸管壁内神経叢を含めた末梢節後神経の障害があまりみられないことから，主な責任病巣として，消化管を支配する，仙髄の障害が推察されている．一方，脳幹の青斑核に位置するバリントン核（Barrington's nucleus，排便中枢），延髄に位置する迷走神経背側核については，ヒトでの検討が少なく，十分に明らかにされていない．MSA では腹圧の低下も知られており，これには腹筋の収縮力低下とともに，声帯閉鎖不全も寄与している可能性もある．稀に，MSA 患者で直腸の低コンプライアンスのため，内圧上昇と痛みを呈する場合がある[10]．

MSA では，便秘だけでなく便失禁が一部の患者に認められる．これは，陰部神経の起始核である仙髄 Onuf 核の障害により肛門括約筋の弛緩が起きるためと考えられる[3]．PD と異なり，MSA では便失禁の頻度が高く，外肛門括約筋筋電図で，神経原性変化が高頻度に認められた．これは，MSA で，Onuf 核（仙髄前角）が高度に障害されることに対応するものと思われる．このため，外肛門括約筋筋電図は，PD と MSA の鑑別にも非常に重要といえる[11]．MSA の 18％は，排尿症状（多量の残尿）のみを呈して泌尿器科を初診することが知られており，MSA の一部が，仙髄から発症することを表すものと思われる．

消化管障害に対する治療

　MSAの消化管症状の治療は，PDのそれに準じて行う．すなわち，十分量の水分摂取を促し，腹圧低下に対しては運動療法を行う．膨化薬のpolycarbophilなどは，腸管壁を伸展して腸運動を高めることが知られている[12]．通過遅延型便秘の治療として，腸運動を全体に高める運動促進薬prokinetic drugsが適応である（Ach受容体刺激作用のあるnizatidine，セロトニン5-HT$_4$受容体選択的刺激薬であるmosapride[13]，漢方薬の六君子湯，大建中湯[14]など）．直腸肛門型便秘の治療として，排便反射を促す目的でlecithin/炭酸坐薬などを使用する．mosapride・大建中湯でも排便時の直腸収縮の増強効果がみられる．便失禁に対して，肛門収縮のリハビリテーションが有効な場合がある．

【文献】
1) Papp MI, Kahn JE, Lantos PL, et al. Glial cytoplasmic inclusion in the CNS of patients with multiple system atrophy (striatonnigral degeneration, olivopontocellebellar atrophy and Shy-Drager syndrome). J Neurol Sci. 1989; 94: 79-100.
2) Gilman S, Wenning GK, Low PA, et al. Second consensus statement on the diagnosis of multiple system atrophy. Neurology. 2008; 71: 670-6.
3) Yamamoto T, Sakakibara R, Uchiyama T, et al. Questionnaire-based assessment of pelvic organ dysfunction in multiple system atrophy. Mov Disord. 2009; 24: 972-8.
4) Yamamoto T, Sakakibara R, Uchiyama T, et al. Pelvic organ dysfunction is more prevalent and severe in MSA-P compared to Parkinson's disease. Neurourol Urodyn. 2011; 30: 102-7.
5) Sakakibara R, Odaka T, Uchiyama T, et al. Colonic transit time, sphincter EMG, and rectoanal videomanometry in multiple system atrophy. Mov Disord. 2004; 19: 924-9.
6) Stocchi F, Badiali D, Vacca L, et al. Anorectal function in multiple system atrophy and Parkinson's disease. Mov Disord. 2000; 15: 71-6.
7) Suzuki A, Asahina M, Ishikawa C, et al. Impaired circadian rhythm of gastric myoelectrical activity in patients with multiple system atrophy. Clin Auton Res. 2005; 15: 368-72.
8) Sakakibara Y, Asahina M, Suzuki A, et al. Gastric myoelectrical differences between Parkinson's disease and multiple system atrophy. Mov Disord. 2009; 24: 1579-86.
9) Tanaka Y, Kato T, Nishida H, et al. Is there delayed gastric emptying in patients with multiple system atrophy? An analysis using the 13C-acetate breath test. J Neurol. 2012; 259: 1448-52.

10) Sakakibara R, Kishi M, Ogawa E, et al. Multiple-system atrophy presenting with low rectal compliance and bowel pain. Mov Disord. 2010; 25: 1516-8.
11) Yamamoto T, Sakakibara R, Uchiyama T, et al. When is Onuf's nucleus involved in multiple system atrophy? A sphincter electromyography study. J Neurol Neurosurg Psychiatry. 2005; 76: 1645-8.
12) Sakakibara R, Yamaguchi T, Uchiyama T, et al. Calcium polycarbophil improves constipation in primary autonomic failure and multiple system atrophy subjects. Mov Disord. 2007; 22: 1672-3.
13) Liu Z, Sakakibara R, Odaka T, et al. Mosapride citrate, a novel 5-HT4 agonist and partial 5-HT3 antagonist, ameliorates constipation in parkinsonian patients. Mov Disord. 2005; 20: 680-6.
14) Sakakibara R, Odaka T, Lui Z, et al. Dietary herb extract dai-kenchu-to ameliorates constipation in parkinsonian patients (Parkinson's disease and multiple system atrophy). Mov Disord. 2005; 20: 261-2.

〈相羽陽介　榊原隆次　舘野冬樹〉

6 ▶ 脳性麻痺と消化器障害

概念と病因

　本邦における脳性麻痺の定義は，厚生省特別研究「脳性小児麻痺の成因と治療に関する研究」昭和43年度第2回班会議の記録から，「脳性麻痺とは受胎から新生児期までの間に生じた脳の非進行性病変に基づく，永続的なしかし変化しうる運動および姿勢の異常である．進行性疾患や一過性の運動障害，または将来正常化するであろうと思われる運動発達遅延は除外する」とされる．脳性麻痺の主な原因は，周産期脳損傷としての低酸素血症，核黄疸，脳血管障害，外傷，感染など多岐にわたる．臨床的には，痙性麻痺型，筋緊張低下型，異常運動型，失調型，複合型などに分類される．重症では知能発達遅滞を伴う．

　脳性麻痺患者にはさまざまな消化器障害が合併することが知られており[1]，その要因は中枢神経障害に伴う消化管の機能不全が想定されるが，患者の療育・療養環境も関与すると考えられる．脳性麻痺患者において，消化器障害を有する群では明らかに死亡リスクが高く[2]（要確認），療育・療養の現場では消化器障害に対する注意が必要である．

消化管症状と治療

胃食道逆流症

　胃食道逆流は，脳性麻痺患者の約8割に合併すると報告されており[1]，臨床的に重要である．この診断には24時間食道pH測定が推奨されるが，日常的に嘔吐や誤嚥を繰り返す場合はこの胃食道逆流症の存在を常に疑うべきである．脳性麻痺患者の不随意運動や姿勢異常に伴う腹圧の上昇，けいれん発作，仰臥位で過ごす時間の延長などが，胃食道逆流症の症状を増悪させる．体幹の変形も背景として考えられる．脳性麻痺患者にみられる胃排出能の低下[1]も胃食道逆流症に関与すると考えられる．重症の脳性麻痺患者では上気道狭窄を伴い，それによる吸気時の食道内陰圧が関与するとの見解もある[3]．胃食道逆流

症の症状が重篤化すれば誤嚥性肺炎と栄養障害の原因となるため注意を要する[4]．また，経皮的胃瘻増設術後に胃食道逆流が増悪するケースもあり[5]，重症の脳性麻痺患者にとっては辛い症状である．

食品添加物のペクチンを用いて食塊の粘度を高めることで，胃食道逆流症の症状は軽減すると報告されている[6]．逆流性食道炎があれば，蠕動改善薬や制酸薬などによる薬物治療を開始すべきだろう．胃食道逆流症に対して，噴門形成術，垂直胃形成術など外科的な治療が有効とされる一方で，術後の症状再発もあり得るので適応は慎重に判断すべきである[7]．また，ニッセン法噴門形成術後の脳性麻痺患者では，食後の胃排出時間が短縮する傾向があり，十二指腸・小腸への早期流入による食後症状を誘発する可能性が指摘されており[8]注意を要する．

便秘

脳性麻痺児では健常児よりも排便コントロールの獲得時期が遅れ，便秘の頻度は明らかに高いと報告されている[9]．重症の脳性麻痺患者では57%に便秘があり，55%で下剤を用いたが，その内27%は治療抵抗性だったと報告されている[10]．脳性麻痺児の便秘と水分摂取や食事内容との関連に興味が持たれるが，まだ十分なエビデンスはない．脳性麻痺患者において，X線非透過性マーカーの内服後に経時的な腹部単純X線検査を行うと，半数以上の患者に上行結腸での通過時間の遅延が認められる[1]．大腸通過時間の遅延は脳性麻痺時の便秘と明らかに相関し，それら消化管機能検査所見と歩行能力の低下との相関も認められている[11]．

脳性麻痺患者の便秘の治療は，一般的な下剤や漢方薬などによる薬物療法を基本とするが，しばしば治療への反応は乏しい．非薬物療法としては，ストレッチ体操[12]や反射療法[13]が有効だったとする報告がある．

イレウス

イレウスは生命予後に関与する重篤な消化器疾患である．英国では，50年間の診療記録を後方視的に検討し，脳性麻痺を含む知的障害者では，致死的イレウスの発症頻度は一般人口での頻度より約6倍高いとしている[14]．イレウス原因の内訳は，腸捻転50%，癒着13%，異物や便による閉塞18%，がん6%，腸ヘルニア6%，腸重積と麻痺性イレウス3%などであった[14]．脳性麻痺患者での上腸間膜動脈症候群による十二指腸閉塞の報告もある[15]．

重症脳性麻痺患者では，痛みの訴えが明確でなく急性腹症の発見が遅れる可能性がある．大腸軸捻転に対しては速やかな手術が必要である．

【文献】
1) Del Giudice E, Staiano A, Capano G, et al. Gastrointestinal manifestations in children with cerebral palsy. Brain Dev. 1999; 21: 307-11.
2) Strauss D, Cable W, Shavelle R. Causes of excess mortality in cerebral palsy. Dev Med Child Neurol. 1999; 41: 580-5.
3) Kitazumi E. Improvement of QOL by advance in the management of respiratory disorders, dysphagia and upper gastrointestinal disorders in children with severe cerebral palsy. No To Hattatsu. 1998; 30: 207-14.
4) Penagini F, Mameli C, Fabiano V, et al. Dietary intakes and nutritional issues in neurologically impaired children. Nutrients. 2015; 7: 9400-15.
5) Thomson M, Rao P, Rawat D, et al. Percutaneous endoscopic gastrostomy and gastro-oesophageal reflux in neurologically impaired children. World J Gastroenterol. 2011; 17: 191-6.
6) Miyazawa R, Tomomasa T, Kaneko H, et al. Effects of pectin liquid on gastroesophageal reflux disease in children with cerebral palsy. BMC Gastroenterol. 2008; 8: 11.
7) Ferluga ED, Sathe NA, Krishnaswami S, et al. Surgical intervention for feeding and nutrition difficulties in cerebral palsy: a systematic review. Dev Med Child Neurol. 2014; 56: 31-43.
8) Brun AC, Størdal K, Jahannesdottir GB, et al. Nissen fundoplication in children with cerebral palsy: influence on rate of gastric emptying and postprandial symptoms in relation to protein source in caloric liquid meals. Clin Nutr. 2013; 32: 619-23.
9) Ozturk M, Oktem F, Kisioglu N, et al. Bladder and bowel control in children with cerebral palsy: case-control study. Croat Med J. 2006; 47: 264-70.
10) Veugelers R, Benninga MA, Calis EA, et al. Prevalence and clinical presentation of constipation in children with severe generalized cerebral palsy. Dev Med Child Neurol. 2010; 52: e216-21.
11) Park ES, Park CI, Cho SR, et al. Colonic transit time and constipation in children with spastic cerebral palsy. Arch Phys Med Rehabil. 2004; 85: 453-6.
12) Awan WA, Masood T. Role of stretching exercises in the management of constipation in spastic cerebral palsy. J Ayub Med Coll Abbottabad. 2016; 28: 798-801.
13) Elbasan B, Bezgin S. The effects of reflexology on constipation and motor functions in children with cerebral palsy. Pediatr Neonatol. 2017.
14) Jancar J, Speller CJ. Fatal intestinal obstruction in the mentally handicapped. J Intellect Disabil Res. 1994; 38 (Pt 4): 413-22.

15) Delgadillo X, Belpaire-Dethiou MC, Chantrain C, et al. Arteriomesenteric syndrome as a cause of duodenal obstruction in children with cerebral palsy. J Pediatr Surg. 1997; 32: 1721-3.

〈小澤鉄太郎〉

1. 脳疾患

7 ▶ その他の脳疾患

　脳疾患ではさまざまな消化管障害を呈するが，嘔吐中枢に病変ができると吐き気・嘔吐のみが消化管症状としてみられることがある．嘔吐中枢は第四脳室底の最後野に存在するが，本稿では最後野病変による嘔吐について解説する．

■ 視神経脊髄炎

　視神経脊髄炎（neuromyelitis optica：NMO）は中枢神経系における自己免疫性炎症性疾患であり，視神経病変と脊髄病変が主体だが，脳病変もしばしば認められる．視神経脊髄炎は脳室周囲に発現している aquaporin-4（AQP-4）に対する自己抗体（NMO-IgG）が発症に関与していると考えられている[1,2]．

　視神経脊髄炎では多発性硬化症と比較し嘔吐が多いことが知られているが，その原因として最後野病変が多いことが考えられている．最後野は嘔吐中枢であり，他の脳室周囲器官と同様に血液脳関門を持たないため，さまざまな物質が侵入することが可能である．最後野には AQP-4 が多く発現しているため，NMO では NMO-IgG が最後野の AQP-4 に結合し炎症を惹起することで嘔吐中枢が障害され，吐き気・嘔吐が出現すると考えられる[1,2]．NMO における最後野病変については多数の報告があるが，16～43％の NMO 患者で最後野病変による症状が認められるといわれており，NMO spectrum disorder（NMOSD）の診断基準のコア症状に最後野病変が含まれている[3]．

■ その他の脳疾患

　最後野病変による嘔吐をきたす疾患として全身性エリテマトーデスや脳腫瘍が知られているが[4]，最後野病変による嘔吐が主症状となることは NMO 以外では比較的まれであると考えられる．

【文献】
1) Popescu BF, Lennon VA, Parisi JE, et al. Neuromyelitis optica unique area postrema lesions: nausea, vomiting, and pathogenic implications. Neurology. 2011; 76: 1229-37.
2) Apiwattanakul M, Popescu BF, Matiello M, et al. Intractable vomiting as the initial presentation of neuromyelitis optica. Ann Neurol. 2010; 68: 757-61.
3) Wingerchuk DM, Banwell B, Bennett JL, et al. International Panel for NMO Diagnosis. International consensus diagnostic criteria for neuromyelitis optica spectrum disorders. Neurology. 2015; 85: 177-89.
4) Sawai S, Sakakibara R, Kanai K, et al. Isolated vomiting due to a unilateral dorsal vagal complex lesion. Eur Neurol. 2006; 56: 246-8.

〈山本達也　桑原　聡〉

2. 脊髄疾患

1 ▶ 脊髄損傷

　脊髄損傷者の81％において正常な便意が消失し，75％で便失禁，39〜58％で便秘が認められ，QOLを大きく低下させるとの報告がある[1,2]．我々は脊髄損傷者を対象とした聞き取り調査を実施し，排便障害，排尿障害，運動機能障害および性機能障害について困窮度を点数化したところ，その平均点は排便2.3点，運動1.8点，排尿1.5点，性機能0.3点であった[3]．同様の結果は英国からも報告されており[4]，排便機能障害は洋の東西を問わず，脊髄損傷の当事者にとって最も困窮している機能障害であるといえる 表1 ．

脊髄損傷による腸管機能障害の分類

　脊髄損傷に起因する神経因性大腸機能障害（neurogenic bowel dysfunction）は反射性腸管（reflexic bowel function）と弛緩性腸管〔flaccid（areflexic）bowel function〕に二分される．前者は仙髄排便中枢より高位の脊髄障害に多くみられ，仙髄肛門反射および球海綿体筋反射が陽性である．後者は仙髄排便中枢以下の脊髄，馬尾神経障害に多くみられ，仙髄肛門反射および球海綿体筋反射は陰性である[5]．

　一方，慢性便秘症診療ガイドライン2017 "慢性便秘（症）の分類"[6]からみると，その症例の多くは機能性便秘の排便回数減少型で大腸通過遅延型を呈し，かつ機能性便排出障害を伴う排便困難型でもあり，それら複数の便秘タイプを個々の症例により異なる割合で混合した複雑な病態であると思われる．

表1 脊髄損傷者へのアンケート調査：困っている順番は？

	1	2	3	4
自験例	排便	運動	排尿	性
英国[4]	排便	性	排尿	運動

排便状態の評価

1）質問票による問診

　日常の排便状態を把握するためにさまざまな質問票が利用されており，便秘については Constipation Assessment Scale, Cleveland Clinic Constipation Scoring System など，便失禁については Wexner score などが脊髄損傷者を対象とした研究にも使用されている[3]．

　一方，International Spinal Cord Society（ISCoS）は脊髄損傷者のさまざまな障害について国際比較をする際の標準フォーマットを提唱しており，2017年に発表された最新版である"International SCI Bowel Function Basic Data Set Version 2.0 English"では，Krogh らによって提唱されていた Neurogenic Bowel Dysfunction Score（NBD Score）がデータセット中に包括されたことにより，点数化による重症度評価も可能となっている[7]（http://www.iscos.org.uk/international-sci-bowel-data-sets）．

　我々は旧バージョンを日本語化した「国際脊髄損傷者データセット・排便機能基本データセット（Version1.1）」を用いて，当院で尿路管理を行っている脊髄損傷者115例（男性97例，女性18例）を対象に聞き取り調査を行った[8]．頻度順に列挙すると結果は以下の通りであった．排便方法：小さい浣腸（150 mL 以下）41例（36％），正常排便31例（27％），浣腸（150 mL を超える）16例（14％），摘便11例（10％）．排便に要する平均時間：31～60分30例（26％），60分を超える29例（25％），11～20分15例（13％）図1．排便の頻度：毎日ではないが週2回より多い44例（38％），週2回36例（31％），週1回17例（15％）．便失禁の頻度：なし85例（74％），月1回より少ない12例（10％），毎日ではないが少なくとも週1回以上8例（7％）．

　自験例を他国の報告と比較すると，排便に1時間以上かかる症例の割合は韓国9％，英国14％，マレーシア28％に対して自験例26％は長い方であった．その理由としては排便時間が2時間を超える症例が20％を超えるにもかかわらず洗腸あるいは人工肛門造設などを行わず，下剤と浣腸を用いた保存的治療のみを行っている場合が多いことが考えられた．

　便失禁について自験例では，「なし」と「月1回より少ない」が合計84％に達しているものの週1回以上が7％あり，外出時の失敗を過去に経験し恐怖心を感じているなどの声も少なからず聞かれた．

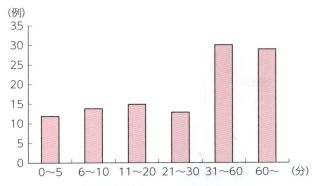

図1 脊髄損傷者の排便に要する時間 ▶

2) Bristol Stool Chart

　当院での脊髄損傷者への Bristol Stool Chart に基づく聞き取り調査では，最初に兎糞が出た後，徐々に軟らかくなり，最後に普通便から水様便で終わるとの回答が 20 例中 11 例であった[3]．これは排便の日を週 2 回程度と決めて浣腸や摘便を繰り返しながら排便をするため，肛門側にある硬い便から徐々に便出しを行い，便失禁をしないところまで出し切って終わりたいという習慣から生じているものと思われる．実際には便出し終了後の便汁様の便漏れに困っているとの訴えも多く，少ない排便頻度と過度に下剤や浣腸を使用しすぎる指導にも問題があると思われた．

3) 腹部 X 線写真

　便塊の部位および性状を腹部単純 X 線写真により観察することができる．上行結腸から横行結腸に細かいガスと食物残渣が混じった像がみられる場合や直腸 S 状結腸に便塊が少量みられるのは正常と思われるが，下行結腸や横行結腸に便塊の陰影が数珠繋ぎになっている像が観察される場合は常態的な便の停滞を示しており，大腸通過時間の延長が示唆される．反対に下痢や大量の下剤使用のため結腸内に食物残渣がほとんど認められない場合は大腸通過時間が短縮していることが予想される．このように腹部単純 X 線写真と便性状を観察すると後述する大腸通過時間が延長しているか否かの推測が可能である[9]．

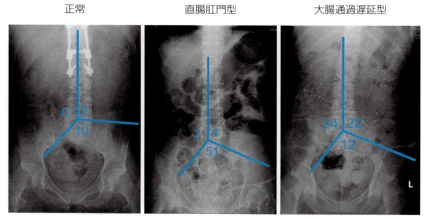

表2 脊髄損傷者の大腸通過時間（中央値）

（時間）

	右結腸	左結腸	直腸S状結腸	全結腸
自験例	19.2	24.0	13.2	63.0
健常者[10]	3.6	6.0	7.2	20.4

図2 シッツマークテスト ▶

4）大腸通過時間検査（シッツマークテスト）

　Arhan-Metcalfらの原理に基づいたシッツマークテストは簡便な大腸通過時間検査として普及しており，米国Konsyl社によりシッツマークカプセル（バリウム含有マーカー入りカプセル）が医療者向けに市販されている．

　我々が脊髄損傷者24例を対象にシッツマークテストを施行したところ，大腸通過時間の中央値は右結腸，左結腸，直腸S状結腸，全結腸でそれぞれ19.2, 24.0, 13.2, 63時間であり，本邦健常者中央値[10]の3.6, 6.0, 7.2, 20.4時間より著明に延長していた 表2 ．マーカーの分布による分類では，正常型2例（男性Th12不全麻痺，女性C6完全麻痺），直腸肛門型2例（女性C4完全麻痺，女性高位胸髄不全麻痺），大腸通過遅延型20例（男性16例，女性4例，C：6例，Th：10例，L：4例，完全麻痺9例，不全麻痺11例）であったが，脊髄損傷の程度や麻痺レベルとマーカー分布の分類には一定の傾向は認められなかった 図2 ．

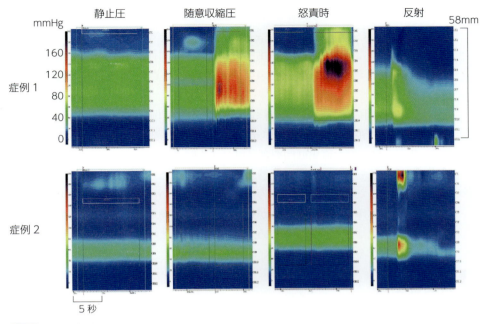

図3 マノメトリー ▶

なお原法では試験期間中は下剤，坐薬および浣腸を使用しないことになっているが，脊髄損傷者が対象の場合，坐薬，浣腸，摘便をしないと便排出ができないことが多いため，今回の検討では下剤の使用のみ中止して行った．また脊髄損傷者の日常生活における大腸通過時間を計測することを目的としたため，シッツマークを内服する前処置として下剤の投与は行っていないため，便塊が元々結腸に存在している多くの症例では大腸の蠕動運動機能に問題がなくても大腸通過遅延型と判定されたと思われる．実際には脊髄損傷者では下行結腸から直腸 S 状結腸における輸送時間の延長が著明であり，大腸通過遅延型と排便困難型（直腸肛門型）の便秘が同時に関与しているものと思われる[5,6,9]．

5）マノメトリー

我々が施行した脊髄損傷者における 2 例のマノメトリーの結果を提示する 図3 ．

症例 1：59 歳男性，頸髄損傷不全麻痺（AIS：D），怒責と浣腸・坐薬を使用し毎日排便する．機能的肛門管長 5.3 cm，最大静止圧 54.5 mmHg，最大随意

収縮圧 174.5 mmHg, 怒責時肛門管内圧最大値 212.4 mmHg.

症例 2：72 歳女性, 頸髄損傷不全麻痺（AIS：C）, 毎日自然排便をしているが2日間排便がなければ坐薬を使用する. 機能的肛門管長 3.8 cm, 最大静止圧 33.1 mmHg, 最大随意収縮圧 44.4 mmHg, 怒責時肛門管内圧最大値 54.8 mmHg.

症例1は肛門の随意収縮も怒責も可能であるが症例2はいずれも不可能であった. 直腸バルーンへ空気を 50 mL 急速注入後, 続けて脱気したところ, 症例1, 2ともに正常な直腸肛門興奮反射（注入時の肛門圧上昇）と直腸肛門抑制反射（脱気後一定時間持続する静止圧低下）が認められた. これは両者とも頸髄損傷であるため仙髄排便中枢の機能は保たれていることを示している.

このように麻痺の程度やレベルが類似した脊髄損傷であっても, 日常の排便方法や検査所見は個々に異なるため, 症例に応じたオーダーメイドによる排便管理が必要となる.

排便管理法

排便管理法には標準的な保存的方法（Standard bowel care）から種々の程度の外科的侵襲を伴う方法までがあり, 症状の重篤度に応じて選択される[5]. 図4. 詳細は本書別稿および慢性便秘症診療ガイドライン 2017[6]を参照されたい.

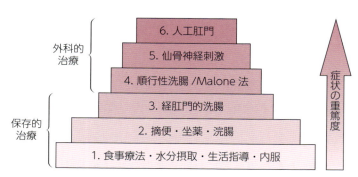

図4 排便管理法の位置付け ▶

(Dr Maureen Coggrave (Chair) and Guideline Development Group 2012 Guidelines for Management of Neurogenic Bowel Dysfunction in Individuals with Central Neurological Conditions. 2012[5])

1）食事療法・水分摂取・生活指導・内服

　社会生活を営む上でできるだけ支障にならないよう排便周期を確立していく必要がある．排便周期は受傷前の排便習慣を参考としつつ，便出しの手間と社会生活の両立を考慮し，週2〜3回でコントロールされていることが多い[8]と思われるが，Coggraveらによるガイドライン[5]では反射性腸管では毎日もしくは隔日，弛緩性腸管では毎日1回もしくはそれ以上の頻度を推奨している．

　便性状が硬く，排便に支障となる場合は適度の水分，油分，食物繊維，乳製品などの摂取を促し，さらに内服薬（膨張性下剤，浸透圧性下剤，刺激性下剤，上皮機能変容薬，消化管運動賦活薬など）を用いて調節を行う．刺激性下剤（センノシド，ピコスルファートなど）は多用される傾向にあるが長期連用により耐性が出現するため注意を要する[6]．また腹部マッサージ，洗浄便座による肛門刺激，バイオフィードバックなどが有用な場合がある．

2）摘便・坐薬・浣腸

　肛門・直腸型便秘などでS状結腸から直腸に便がある場合は摘便，坐薬およびグリセリン浣腸を用いて排便周期に合わせ排便を行う．

3）経肛門的洗腸療法

　経肛門的洗腸療法は腸管内に微温湯を注入して便排出を促す方法であるが，経肛門的洗腸デバイス（Peristeen®）が本邦でも認可され，3カ月以上の保存的治療によっても十分な改善を得られない脊髄障害を原因とする排便障害を有する患者に対し，在宅経肛門的自己洗腸指導管理料（950点/月＋初回に限り導入初期加算500点）を算定できるようになった．

　脊髄損傷者を対象とした海外での報告では便秘および便失禁が改善し，排便に要する時間も短縮したとされ[11]，本邦で2017年に行われた前向き多施設共同研究[12]のサブ解析では神経因性大腸機能障害14例（脊髄損傷11例，脊髄梗塞1例，馬尾症候群1例，不明1例，麻痺レベルC：4例，Th：6例，L：3例，不明：1例，完全麻痺8例，不全麻痺5例，その他1例）に対し計639回の経肛門的洗腸療法が施行され，全14例中12例が経肛門的洗腸療法の継続を希望し（成功率86％），観察期間中に重篤な有害事象は認められなかった．頸髄損傷の完全麻痺症例でも準備・後片付けに一部介助を要するものの，自助具の併用などで本法の手技を自立で行うことも可能であり，今後の普及が期待

される（総論 5-3 参照）．

まとめ

脊髄損傷に起因する排便障害は強い困窮度を呈するものの十分な研究や治療法が確立しているとは言い難い[13]．今後は個々の患者さんの状態について調査票を利用した丁寧な問診と必要とされる評価を行ったうえでオーダーメイドによる排便管理を確立することが望まれる．またその治療法においては，特に生活指導や経肛門的洗腸療法の効果が期待される[13]．

【文献】

1) Krogh K, Nielsen J, Djurhuus JC, et al. Colorectal function in patients with spinal cord lesions. Dis Colon Rectum. 1997; 40: 1233-9.
2) De Looze D, Van Laere M, De Muynck M, et al. Constipation and other chronic gastrointestinal problems in spinal cord injury patients. Spinal Cord. 1998; 36: 63-6.
3) 乃美昌司, 仙石 淳. 脊髄損傷者における排便機能障害についての聞き取り調査. 日脊障医誌. 2011; 24: 170-1.
4) Coggrave N, et al. Management of neurogenic bowel dysfunction in the community after spinal cord injury: a postal survey in the United Kingdom. Spinal Cord. 2009; 47: 323-33.
5) Dr Maureen Coggrave (Chair) and Guideline Development Group 2012 Guidelines for Management of Neurogenic Bowel Dysfunction in Individuals with Central Neurological Conditions. 2012. https://www.mascip.co.uk/wp-content/uploads/2015/02/CV653N-Neurogenic-Guidelines-Sept-2012.pdf#search=%27CPUCC_Neuro+Bowel+Dysfunc+Guide_11.indd+60%27
6) 日本消化器病学会関連研究会, 慢性便秘の診断・治療研究会, 編. 慢性便秘症診療ガイドライン 2017. 東京: 南江堂; 2017.
7) Krogh K, Emmanuel A, Perrouin-Verbe B, et al. International spinal cord injury bowel function basic data set (Version 2.0). Spinal Cord. 2017; 55: 692-8.
8) 乃美昌司, 柳内章宏, 仙石 淳. 国際脊損者排便機能調査票による聞き取り調査. 日脊障医誌. 2014; 27: 52-3.
9) 神山剛一. 排便機能評価法. 総合リハ. 2005; 33: 115-9.
10) 岡崎啓介. 放射線不透過マーカーを用いた大腸通過時間の測定. 日本大腸肛門病会誌. 2010; 63: 339-45.
11) Christensen P, Bazzocchi G, Coggrave M, et al. A randomized, controlled trial of transanal irrigation versus conservative bowel management in spinal cord injured patients. Gastroenterology. 2006; 131: 738-47.
12) 味村俊樹, 角田明良, 仙石 淳, 他. 難治性排便障害に対する経肛門的洗腸療

法　前向き多施設共同研究. 日本大腸肛門病学会誌. 2018；71：70-85.
13) Coggrave M, Norton C, Cody JD. Management of faecal incontinence and constipation in adults with central neurological diseases. Cochrane Database Syst Rev. 2014；13: Review.

〈乃美昌司　柳内章宏　仙石 淳〉

2. 脊髄疾患

2 ▶ 多発性硬化症

　多発性硬化症（multiple sclerosis：MS）は，中枢神経系における炎症性脱髄性疾患であり，空間的多発，時間的多発を特徴とする．脳，脊髄のさまざまな部位が障害されるため，さまざまな神経障害を呈する．運動・感覚障害，視神経障害が多くみられるが，消化管障害も多くの症例で認められる．

　消化管障害は便秘・便失禁を中心に MS 患者の 39％から 73％に認められるといわれている[1]．MS における消化管障害の原因の多くは脊髄障害に由来すると考えられるが，運動障害や生活行動パターンの変化，骨盤底筋力の低下，ポリファーマシーも影響すると考えられる[1,2]．本稿では MS における消化管障害の病態生理，症状，検査，対処法について概説する．

病態生理

　排便反射は主に脳・脊髄による調節を受けているが，MS では脳・脊髄が障害されるため，便秘・便失禁などの排便障害が生じる．MS では大脳からの消化管の抑制性制御が障害されることにより，直腸内圧の上昇，異常な蠕動運動が生じ便失禁を呈することがある．さらに外肛門括約筋の筋力低下により便失禁をきたすこともある．また仙髄中間外側核の副交感神経ニューロンの障害により特に下行結腸の蠕動運動が障害されて，便秘の原因になることもある[1,3]．下行結腸の蠕動運動の障害に加え，直腸肛門の感覚障害も便秘の原因になりうる．便意の低下は，排便時の骨盤底筋弛緩不全に繋がる．このような排便障害は脊髄円錐の障害でみられることがある[1,3]．

　また，MS 患者では直腸コンプライアンスの低下がみられ，その結果として直腸容量の低下から便失禁に繋がることがある[1,3]．

　このように MS ではさまざまな要因で便秘・便失禁の双方を呈する．

便秘

　便秘は MS 患者の約 2/3 で認められ，便失禁を伴うことも多い．排便回数の低下，便意切迫感を伴うことが典型的である．便秘を改善させようとすると便

失禁が誘発されることが多い．便秘の原因として病態生理の項で述べた神経学的理由の他に，運動障害進行による活動性の低下もありうる．MS 患者では尿意切迫感・切迫性尿失禁を呈することが多いが，そのことが飲水量の低下につながり便が固くなって排便困難感が増悪する．また十分な食事摂取ができないことも便秘に繋がる．薬剤の影響も否定できず，痙縮に対して用いるバクロフェンや痛みに対して用いるオピオイド，さらにうつに用いる三環系抗うつ薬，蓄尿障害に対して用いる抗コリン薬が便秘を引き起こす[1]．

便失禁

便失禁は MS 患者の 25〜50％にみられるといわれている．便失禁の原因として病態生理の項で述べた理由の他にカフェインやアルコールの過剰摂取なども影響すると考えられている．

直腸肛門ビデオ内圧検査

MS 患者での直腸肛門ビデオ内圧検査の報告数は多くないが，括約筋静止圧の低下・排便時括約筋圧の低下や排便時の奇異性括約筋収縮が認められる．これらは便秘の原因となりうる[4,5]．また便失禁患者において，直腸における便意の閾値が低下していたとの報告もある[5]．

治療・対処

急性期の脊髄病変に伴う消化管障害はステロイドパルス療法により改善する可能性があるが，MS では脊髄炎を繰り返すことにより消化管障害が慢性化してしまうことも少なくない．そのような慢性的な消化管障害に対しては対症療法が中心となる．

慢性的な便秘に対しては MS に特異的な治療・対処法はなく，通常の慢性便秘に対する対処と同じように，十分な水分と食物繊維の摂取，指による直腸刺激，腹部マッサージなどが推奨される．また，浸透圧性下剤・膨張性下剤・刺激性下剤・腸管蠕動促進薬・クロライドチャネルアクティベーターなどの薬物治療を適宜併用する必要がある[1]．

便失禁に対しても MS に特異的な治療・対処法はないが，食事・生活・排便習慣指導や下剤の調整，薬物療法，骨盤底筋訓練などが有効と思われる[1]．

結語

 MSでは便秘・便失禁の双方を呈することが多く,対策に難渋することが多い.問診により便秘・便失禁のどちらが主体であるかを確認し,適切な対症療法を行うことが重要である.

【文献】
1) Fowler CJ, Panicker JN, Emmanuel A. Pelvic organ dysfunction in neurological disease: clinical management and rehabilitation. Cambridge University Press; 2010. p.228-30.
2) Dibley L, Coggrave M, McClurg D, et al. "It's just horrible": a qualitative study of patients' and carers' experiences of bowel dysfunction in multiple sclerosis. J Neurol. 2017; 264: 1354-61.
3) Cotterill N, Madersbacher H, Wyndaele JJ, et al. Neurogenic bowel dysfunction: Clinical management recommendations of the Neurologic Incontinence Committee of the Fifth International Consultation on Incontinence 2013. Neurourol Urodyn. 2018; 37: 46-53.
4) Lawthom C, Durdey P, Hughes T. Constipation as a presenting symptom. Lancet. 2003; 362: 958.
5) Marola S, Ferrarese A, Gibin E, et al. Anal sphincter dysfunction in multiple sclerosis: an observation manometric study. Open Med (Wars). 2016; 11: 509-17.

〈森 雅裕　山本達也　桑原 聡〉

2. 脊髄疾患

3 ▶ 二分脊椎

疫学

　二分脊椎（spina bifida）は，胎生4週の終わりに神経管が完全に閉じ，表面の外胚葉から脊椎管が分離する際の欠損から発生するもので，脊椎管の後部を形成する椎弓が正中線で融合しない状態をいう．二分脊椎それ自体には病的意義はなく，無症状で治療を要さない二分脊椎児は，出生児の20%を占めるともいわれるが，一般に二分脊椎症というときには二分脊椎を合併した疾患群の総称を指し，脊椎破裂（myeloschisis）や脊髄脂肪腫（spinal lipoma）などの疾患が含まれる．わが国における出生率は北欧の約1/10であり，臨床的意義のある二分脊椎症の出生数は出生10,000人に対して大体3〜4人であり，二分脊椎を有する児の約0.1%程度である．症状や治療は，発症の部位や程度によりさまざまであるが，水頭症，膀胱直腸麻痺および下肢の変形・麻痺といった多方面にわたる障害を有するものがほとんどである．このため患児の成長発達や障害の程度に伴い，運動機能への対策や排泄管理，さらには性機能や妊娠などへの対策も必要となる[1,2]．

神経学的所見

　各患者の症状比較，経過観察，手術適応決定のためには主症状である下肢の運動・感覚障害，膀胱直腸障害をスコア化した spina bifida neurological scale（SBNS）が用いられている．スコアは家族が行う評価（SBNS oral）と医師の診察で行う評価（SBNS exam）の両者が使用できる 表1 [3]．

二分脊椎症の排便障害

　二分脊椎症では神経麻痺があるために大腸の動きが悪く，便意もなく便秘になりやすい．さらに外肛門括約筋収縮障害があるため，排便の我慢ができず，運動をしたときや，腹圧がかかったときに便失禁をきたしやすい．また肛門周囲の皮膚感覚がないため，便失禁を感知することができないなどの問題があ

表1 Spina bifida nurological scale（SBNS）

	SBNS oral（患者自覚症状，家族観察所見による）		
	M 運動（motor） （より悪い方の肢で）	S 知覚（sensation） （より悪い方の側で）	BB 膀胱・直腸 (bladder/bowel) （自分のコントロールとして）
6	爪先立ちができる		
5	踵先立ちができる		尿・便いずれも完全にできる
4	踝の関節で足を動かせる	お尻（肛門周囲）の感覚がある	尿・便いずれかが完全にコントロールできる
3	膝の関節で足を動かせる	足の小指に感覚がある	尿・便のいずれも少しコントロールできる
2	またの関節で足を動かせる	向こう脛に感覚がある	尿・便のいずれかが少しコントロールできる
1	足（下肢）は全く動かない	上記 2〜4 の感覚がない	尿・便いずれもが完全にコントロールできない

	SBNS exam.（診察所見による）		
	M 運動（motor）	S 知覚（sensation） （乳児ではR反射[reflex]）	BB 膀胱・直腸 (bladder/bowel) （＋：intact, ±：incomplete, −：no control）
6	S1 intact		
5	L5 intact		Normal
4	L4 intact	S3 intact [anal reflex present]	B/B ＋, ±
3	L3 intact	S1 intact [ATR present]	B/B ±, ±
2	L2 intact	L4 intact [PTR present]	B/B −, ±
1	L1 intact	No sensation below level L4 [No reflex]	No control

る．便失禁をしやすく，本人がそれを感知しにくいことを考慮し，本人が自己管理できる方法を支援することが必要である．本邦では 2017 年に「二分脊椎に伴う下部尿路機能障害の診療ガイドライン 2017 年版」が日本排尿機能学会，日本泌尿器科学会，日本小児泌尿器科学会，日本脊髄障害医学会からなる二分脊椎に伴う下部尿路機能障害の診療ガイドライン作成委員会から刊行されたが，この中では，排便障害に対する記載は数行にとどまっている．

　便秘，便失禁に対しては，摘便，浣腸，洗腸などの方法で適時排便を補助する以外にも洗腸用の瘻孔を作成する方法もある．

Colon transit time（CTT）

　腸管運動機能の評価として，X線不透過マーカーを用いた報告によると，全大腸通過時間は健常者群では中央値で36時間であったが，二分脊椎患者群では中央値86.4時間と有意に延長を認めた．これらの延長をきたす部位について大腸の部位ごとに分けて計測すると，健常者群と二分脊椎患者群それぞれの比較において，右側結腸では中央値4.8時間であるのに対し15.6時間，左側結腸では中央値2.4時間であるのに対し10.8時間といずれも二分脊椎患者群で通過時間の有意な遅延を認めたが，S状結腸-直腸での通過時間は中央値で24時間に対し31.2時間であり両群で有意な差異は認められなかった[4]．これらのことから二分脊椎患者の大腸通過時間の遅延をきたす原因は右側結腸から下行結腸に至る腸管運動の低下によるものであると考えられた．

　さらに，二分脊椎患者で便秘を有する患者群と便秘ではない患者群で通過時間の検討を行ったところ，便秘を有する二分脊椎患者群では便秘ではない患者群に比べ，有意に右側結腸から下行結腸までの通過時間に遅延を認め，同様の結果であった[4]．

　一方，二分脊椎患者で便失禁を有する患者群と便失禁を認めない患者群での大腸通過時間を比べたところ，便失禁を有する二分脊椎患者群では便失禁を認めない患者群に比べ，有意に右側結腸から下行結腸までの通過時間に遅延を認め，こちらも同様の結果であった[4]．

　以上のことから，便秘や便失禁の原因はともに，右側結腸から下行結腸までの腸管運動の遅延が関与している可能性が示唆された．

Anorectal manometry（ARM）

　二分脊椎患者に対するARMの結果は，これまでに2編の報告がみられる．

　Arhan Pらによる報告では二分脊椎患者においては4種類の異なるパターンが認められたが，いずれもARMの結果と便失禁との間には関連は認められなかった[5]．

　Marte Aらによる報告では，尿流動態データとARMとの間に関連は認められなかった[6]．

　これらの報告を受け，Velde SVらはCTTとARMを組み合わせたフローチャートを提案している[4]．まずCTTにて二分脊椎の患者をnormal群とdelay群の二群に分け，それぞれに対しARMの結果からnormal resting pressureかlow resting pressureの二群に分ける．この結果，たとえばCTTのdelay群の患者でARMがlow resting pressureであれば治療の確実な適応であり，またCTTがnormal群の患者でARMがnormal resting pressureであれば自発的な排便が行え得ると判断するといったものであるが，いずれにせよさらなる症例の積み重ねが必要であることは言うまでもない．

Malone antegrade continence enema (MACE) procedure

1990年にMaloneらによって報告されたMalone antegrade continence enema (MACE) 造設術は，便秘・便失禁に対して有用なコントロール方法として広く認知されている[7]．

本邦からのMACE造設術が施行された二分脊椎患者13例の報告でも，術後合併症は臍周囲炎を1例に認めたのみで，洗腸の手技は8例 (8/13, 61.5％) で完全に自立して行うことができており，これにより便失禁の消失は8例 (8/13, 61.5％) に認め，便秘に伴う腹痛の消失を6例中3例 (3/6, 50％) に認め，患者自身の術後生活に対する満足度も12例 (12/13, 92.3％) と高いものであった[8]．

洗腸療法

洗腸法にはそれぞれ順行性洗腸法，逆行性洗腸法の2種類の方法があり，前述したMACE造設術による洗腸法は順行性洗腸法であるのに対して，肛門から微温湯を注入して洗腸を行う方法が逆行性洗腸法である．本法からは宮崎らの開発した洗腸器を用いた洗腸療法の成績が示され，良好な結果であることが示された[9]．その後「ファイコン洗腸器セット（富士システムズ）」を用いた洗腸療法の有用性の報告では，便失禁や便秘などの排便障害を有する小児二分脊椎症患者20例について検討し，洗腸時の腹痛を17名 (85％) に認めたものの，便失禁防止効果はきわめて良好であったと報告している[10]．

Sacral nerve modulation (SNM)

近年二分脊椎に伴う排便障害に対して (sacral nerve modulation: SNM) の有用性の報告が散見されるようになってきた．Lansen-Koch SMらの報告によると10人の二分脊椎患者に (peripheral nerve evaluation: PNE) を行い効果が3人 (30％) に認められその結果，最終的に2人 (30％) にSNMが施行さ

れた[11]．また彼らのまとめによると文献検索で検索可能であった症例の集計ではPNEで効果を認めた患者は40人中23人（23/40＝57.5％）であった[11]．これらのことから，保存的加療に抵抗性のある二分脊椎患者の中にはSNMの恩恵を被ることができる者も少なからず存在することがわかり今後の症例の蓄積・解析が期待される．

【文献】
1) 小野敏子, 稲葉　裕. 学齢期における二分脊椎児のQOL-健常児との比較研究-. 小児保健研究. 2008; 67: 331-9.
2) 野村貞宏. 二分脊椎を合併する症候群と最新の診断・治療. 小児科診療. 2007; 9: 1487-93.
3) Oi S, Matsumoto S. A proposed grading and scoring system for spina bifida: Spina Bifida Neurological Scale (SBNS). Child Nerv Syst. 1992; 8: 337-42.
4) Velde SV, Pratte L, Verhelst H, et al. Colon transit time and anorectal manometry in children and young adults with spina bifida. Int J Colorectal Dis. 2013; 28: 1547-53.
5) Arhan P, Faverdin C, Devroede G, et al. Anorectal motility after surgery for spina bifida. Dis Colon Rectum. 1984; 27: 159-63.
6) Marte A, Cotrufo AM, Di Iorio G, et al. Electromyographic and manometric anorectal evaluation in children affected by neuropathic bladder secondary to myelomeningocele. Minerva Pediatr. 2001; 53: 171-6.
7) Hensle TW, Reiley EA, Chang DT. The Malone antegrade continence enema procedure in the management of patients with spina bifida. J Am Coll Surg. 1988; 186: 669-74.
8) 松野大輔, 白柳慶之, 鈴木万里, 他. 二分脊椎患者に対するMalone antegrade continence enema (MACE) 造設術の検討. 日本小児泌尿器科学会雑誌. 2008; 17: 128-31.
9) 宮崎一興, 鈴木康之, 石堂哲郎. 膀胱直腸障害に関する最近の研究. 総合リハビリテーション. 1998; 16: 39-43.
10) 岩川愛一郎, 妹尾康平, 高野徳昭. 小児二分脊椎症患者における洗腸療法の有用性. 西日本泌尿器科. 1992; 54: 1542-4.
11) Lansen-Koch SM, Govaert B, Oerlemans D, et al. Sacral nerve modulation for defaecation and micturition disorder in patients with spina bifida. Colorectal Dis. 2012; 14: 508-14.

〈石塚　満　加賀勘家　加賀麻祐子　布施美樹　山西友典〉

2. 脊髄疾患

4 ▶ HTLV-1 関連脊髄症（HAM）

概念と病因（疫学と症候）

　HTLV-1 associated myelopathy（HAM）はヒト T リンパ球向性ウイルス（human T-lymphotropic virus type 1：HTLV-1）感染により引き起こされる慢性炎症性脊髄症である[1]．2010 年の全国調査[2]では，HAM の有病率は人口10 万人あたり 3 人とされ，全国におよそ 3,600 人の患者がいるものと推測される．患者の分布は九州，沖縄地方で 52.0％，関東地方 15.4％，近畿地方15.9％とされ，南の方で多いが都市圏でも散見される．HTLV-1 感染者自体は全国に 108 万人とされ，感染経路は主として母親から子への母乳を介する感染と性交渉を介する夫から妻への感染である．しかし，抗体陽性者が生涯にHAM を発症する可能性は 0.25％ときわめて低い．男女比は 1：2〜2.5 と女性に多い．中年以降の発症が多いが 10 歳代あるいはそれ以前の発症もある．

　臨床的には，緩徐進行性の痙性対麻痺を呈し，歩行障害（痙性歩行）を起こす．さらに，早期から排尿障害や便秘を起こすことがあり，医療機関を受診しHAM と診断される契機にもなる．神経学的には，腱反射は四肢で亢進し，Babinski 反射や Chaddock 反射などの病的反射が陽性となる．感覚障害は軽度で下半身の触覚や温痛覚の低下がみられる．自律神経徴候として下半身の発汗低下を認め，うつ熱を引き起こすこともある．進行すると立ちくらみなど起立性低血圧を認める．

検査所見

　検査では血清および髄液中の抗 HTLV-1 抗体が陽性となる[3]．髄液検査は，軽度の細胞増多と蛋白上昇を認める．病理学的には両側性に側索の神経線維の脱落を認める．画像では，脊髄 MRI で比較的早期に頸髄から胸髄にかけて脊髄の腫脹や T2 強調像で異常信号を認めることがある．発症後数年を経過すると脊髄は萎縮する．

治療

 治療はステロイド療法とインターフェロンα[4]が用いられる．ステロイドは大量療法（ステロイドパルス療法）後に持続的にステロイド投与するが，長期的には副作用のため継続が困難な状況に遭遇する．インターフェロンαはウイルス量を減少させ再燃の予防となる．

消化管運動障害

 HAMの消化管運動障害に関する報告は少ない．Liu, Sakakibaraら[5]は便秘を主訴とする63歳・女性のHAM症例において，腹部マッサージが便秘に有効であった症例を報告しrectoanal videomanometryで検討を行っている 図1 ．検査初期には排便感覚があるもののその程度は弱くすぐに消失しrectal wavesもない．腹部マッサージ（黒バー）を行うとrectal wavesが刺激

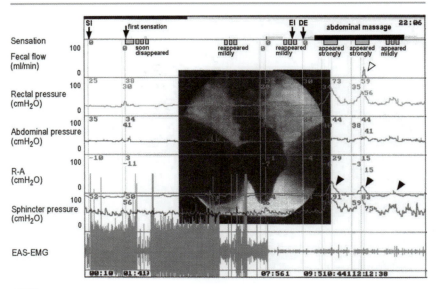

図1 ビデオマノメトリー
検査開始後に初発の便意は100 mLで正常であったが微弱でありその後消失した．最大便意量は250 mLであったが直腸圧の上昇は低頻度で軽微であった．排便を試みるもすべてを排便できずに，腹部マッサージ（黒バー）を行うと，直腸圧波が認められ（黒矢頭），便意とともに（灰色バー）排便を認めた（白抜き矢頭）．
EAS-EMG；外肛門括約筋筋電図，SI；注入開始，EI；注入終了（最大用量）．

され（黒矢頭）間欠的に排泄される．

【文献】
1) 出雲周二, 松崎敏男, 久保田龍二. HAM の新しい展開. 神経内科. 2001; 75: 369-73.
2) 厚生労働科研費新興・再興感染症研究事業「本邦における HTLV-Ⅰ感染症および関連疾患の実態と総合対策」（研究代表者：山口一成）. 平成 21 年度報告書. 東京：厚生労働省；2010.
3) Nagasato K, Nakamura T, Shirabe S, et al. Presence of serum anti-human T-lymphotropic virus type I （HTLV-Ⅰ） IgM antibodies means persistent active replication of HTLV-Ⅰ in HTLV-Ⅰ-associated myelopathy. J Neurol Sci. 1991; 103: 203-8.
4) Izumo S1, Goto I, Itoyama Y, et al. Interferon-alpha is effective in HTLV-Ⅰ-associated myelopathy: a multicenter, randomized, double-blind, controlled trial. Neurology. 1996; 46: 1016-21.
5) Liu R, Sakakibara R, Odaka T, et al. Mechanism of abdominal massage for difficult defecation in a patient with myelopathy (HAM/TSP). J Neurol. 2005; 252: 1280-2.

〈岡　尚省〉

5 ▶ 筋萎縮性側索硬化症

概念と病因

　筋萎縮性側索硬化症（ALS）は構音・嚥下障害の球麻痺，下位運動ニューロン障害による四肢の筋力低下，筋萎縮，線維束性収縮と上位運動ニューロン障害による深部腱反射亢進が比較的急速に進行して発症後3年以内に約50％の患者は死に至る予後がきわめて不良な運動ニューロン病である．一方，ALS患者の自律神経系に関しては膀胱・直腸障害は生じないが[1]，心臓，消化管，発汗，唾液腺，涙腺の機能障害が報告されている[2-9]．消化管障害は患者が自覚症状を訴えない場合でも，胃腸の運動機能障害が検査で確認される[4-8]．

消化管症状

　ALS患者では消化管の臨床症状は嚥下障害や臥床状態による便秘である．潜在性の胃腸障害としてsubclinicalな胃や大腸の運動機能障害が確認される[4-8]．

消化管検査・病態生理・病理

　ALS患者の消化管障害は胃腸の通過時間遅延が示唆される[4-8]．病態生理は，運動ニューロン変性に加えて自律神経線維の変性が推察される．ALS患者の自律神経機能検査としては，消化管では胃・腸通過時間の放射線検査や外肛門括約筋の筋電図が報告されている．

1）^{13}C-オクタン酸呼気試験

　^{13}C-オクタン酸 100 mgを含有した液体流動食をゼラチンで固形化した試験食を摂取し，呼気を試験食摂取後から15分間隔で摂取後5時間まで採取する．呼気中の$^{13}CO_2$を同位体選択的非分散赤外分光法で分析し，呼気中の^{13}CO排出曲線から胃排出ピーク時間（tpeak）と胃排出半減時間（t1/2）を計測する非侵襲的な胃排出能検査である[10]．ALS患者では健常人に比べtpeakとt1/2がともに遅延し，固形物の摂取後に胃の通過時間が有意に遅れている 図1 [6,7]．

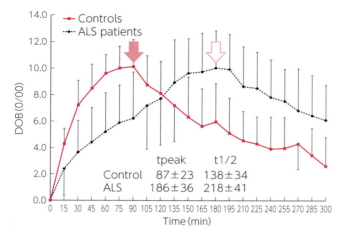

図1 呼気中の$^{13}CO_2$排出曲線

グラフは試験食摂取後から呼気中$^{13}CO_2$濃縮の経時的変化を示す．ALS患者は健常対照者に比べ，胃排出ピーク時間（tpeak）と胃排出半減時間（t1/2）が遅延している．黒矢印と白矢印は，それぞれ健常対照者とALS患者のtpeakを示す．tpeakとt1/2の時間値は平均値±標準偏差分（min）を示す．DOB: delta over base.
(Toepfer M, et al. Digestion. 1999; 60: 567-71[6]より改変)

2）放射線不透過マーカーを用いた大腸通過検査

　放射線不透過マーカーのカプセルを服用し，腹部単純X線を経時的に撮影して全大腸通過時間と右側，左側，S状結腸直腸の各区域通過時間を測定する簡便な検査である．ALS患者では右側と左側の結腸通過時間が有意に遅延している．

　一方，S状結腸直腸の通過時間では著変はない．この結腸通過時間の遅延は球麻痺，Norrisの運動機能評価，歩行障害度，罹病期間とは相関しない[5,7]．

3）外肛門括約筋の筋電図所見

　外肛門括約筋の通常の針筋電図では異常がない点がALS診断に有用である[11]．膀胱・直腸障害は通常は生じないが，病理学的所見ではオヌフ（Onuf）核の形態変化が確認されている[12,13]．生理学的検査でも単一線維筋電図で線維密度の増加や神経筋接合部のjitter現象が認められる[14]．

治療

　胃腸の通過時間が遅延しているので腹部膨満感や便秘が出現すれば，腸管運動促進薬や緩下剤による対症療法が必要になる．ALSが進行して末期になると臥床状態で胃瘻造設による栄養補給を継続する状態となり，胆石や胆砂による急性胆囊炎や急性膵炎を併発する場合があるので注意を要する．

【文献】
1) Mannen T, Iwata M, Toyokura Y, et al. Preservation of a certain motoneurone group of the sacral cord in amyotrophic lateral sclerosis: its clinical significance. J Neurol Neurosurg Psychiatry. 1977; 40: 464-9.
2) Pisano P, Miscio G, Mazzuero G, et al. Decreased heart rate variability in amyotrophic lateral sclerosis. Muscle Nerve. 1995; 18: 1225-31.
3) Kihara M, Takahashi A, Sugenoya J, et al. Sudomotor dysfunction in amyotrophic lateral sclerosis. Funct Neurol. 1994; 9: 193-7.
4) Provinciali L, Cangiotti A, Tulli D, et al. Skin abnormalities and autonomic involvement in the early stage of amyotrophic lateral sclerosis. J Neurol Sci. 1994; 126: 54-61.
5) Toepfer M, Schroeder M, Klauser A, et al. Delayed colonic transit times in amyotrophic lateral sclerosis assessed with radio-opaque markers. Eur J Med Res. 1997; 2: 473-6.
6) Toepfer M, Folwaczny C, Lochmüller H, et al. Noninvasive ^{13}C-octanoic acid breath test shows delayed gastric emptying in patients with amyotrophic lateral sclerosis. Digestion. 1999; 60: 567-71.
7) Toepfer M, Folwaczny C, Klauser A, et al. Gastrointestinal dysfunction in amyotrophic lateral sclerosis. Amyotroph Lateral Scler Other Motor Neuron Disord. 1999; 1: 15-9.
8) Baltadzhieva R, Gurevich T, Korczyn AD. Autonomic impairment in amyotrophic lateral sclerosis. Curr Opin Neurol. 2005; 18: 487-93.
9) Piccione EA, Sletten DM, Staff NP, et al. Autonomic system and amyotrophic lateral sclerosis. Muscle Nerve. 2015; 51: 676-9.
10) Ghoos Y, Maes BD, Geypens BJ, et al. Measurement of gastric emptying rate of solids by means of a carbon-labeled octanoic acid breath test. Gastroenterology. 1993; 104: 1640-7.
11) Lefaucheur JP. Needle EMG study of the external anal sphincter: Diagnostic value in the flail leg variant of ALS. Neurophysiol Clin. 2016; 46: 153-5.
12) Kihira T, Yoshida S, Yoshimasu F, et al. Involvement of Onuf's nucleus in amyotrophic lateral sclerosis. J Neurol Sci. 1997; 147: 81-8.
13) Takeda T, Uchihara T, Nakayama Y, et al. Dendritic retraction, but not atrophy, is consistent in amyotrophic lateral sclerosis-comparison between Onuf's neurons and other sacral motor neurons. Acta Neuro-

pathol Commun. 2014; 2: 11.
14) Carvalho M, Schwartz MS, Swash M. Involvement of the external anal sphincter in amyotrophic lateral sclerosis. Muscle Nerve. 1995; 18: 848-53.

〈池田 憲〉

2. 脊髄疾患

6 ▶ 脊髄血管障害

概念と病因（疫学と症候）

　脊髄血管障害は脳血管障害と比して頻度はきわめて少ないが，病変が解剖学的に限局した部分に出現するため対麻痺などの重篤な後遺症を残すことが多い[1]．脊髄血管障害は，大きく虚血性と出血性に分けられる[2]．虚血性はほとんどが脊髄梗塞であるが，梗塞を伴わない脊髄間欠性跛行などもある．原因としては，脊髄動静脈奇形，動脈硬化，塞栓や血管炎，椎間板ヘルニアや腫瘍などによる血管の二次的圧迫，全身の血液循環低下による血圧低下，解離性大動脈瘤，大血管の手術や大動脈撮影によるものなどがある．脊髄梗塞は横断性脊髄障害，前脊髄動脈症候群，後脊髄動脈症候群に分けられる．このうち，横断性脊髄障害は，解離性大動脈瘤や大動脈手術などによる脊髄外血管の閉塞で起こり，発症は急激に，障害部位により四肢麻痺あるいは対麻痺，全感覚消失，膀胱直腸障害などの横断性脊髄障害を呈する．前脊髄動脈症候群は脊髄の前方2/3を灌流する前脊髄動脈が障害される．その結果，前角，側索，脊髄視床路が障害され，後索，後角が保たれる．臨床的には前角が障害されると弛緩性麻痺，側索が障害されると痙性麻痺になり，温痛覚が障害され触覚が保たれる解離性知覚障害が生じる．早期より膀胱直腸障害を呈する．後脊髄動脈症候群は，脊髄の後方約1/3を灌流する後脊髄動脈梗塞により後索，後角が障害され，深部知覚障害を呈する．側索の一部にも及んで錐体路が障害されることもある．前脊髄動脈症候群に比べ後脊髄動脈症候群の頻度が低いのは側副血行が豊富であるとされている[3]．

　出血性のものの代表は脊髄内出血であるが，他に硬膜外出血，硬膜下出血，クモ膜下出血などがある．脊髄内出血は突然に激しい背部痛で発症し，急激に障害部位以下の弛緩性対麻痺，感覚脱失，膀胱直腸障害が起こる．前角障害による線維束攣縮，筋萎縮，深部反射消失などを認める．灰白質中心の障害が顕著で側核の障害による自律神経症状が急性に出現する．循環調節障害や腹部膨満などの消化管運動障害を顕著に認める．

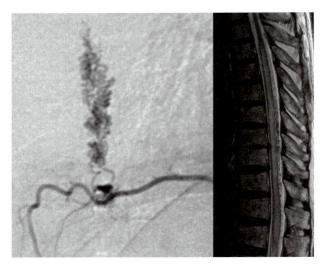

脊髄血管撮影　　　　　胸髄 MRI T2 強調像
　　　　　　　　　　　　　矢状断

図1 脊髄動静脈奇形 ▶

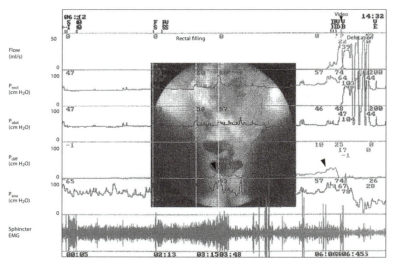

図2 脊髄血管障害患者の直腸機能 ▶
直腸の収縮が不完全（矢頭）で排便が不完全となっている．

急速に進行する脊髄障害の症例に遭遇した場合は，まず脊髄血管障害以外の疾患を鑑別することが重要である．すなわち，椎間板ヘルニアや脊髄腫瘍など脊髄圧迫病変との鑑別，脊髄炎や多発性硬化症の鑑別である．これらは脊髄血管障害とは治療方針が異なり，緊急的な脊髄除圧術，抗炎症療法や免疫療法が必要となる場合がある．脊髄血管障害の場合は病型と基礎にある原因を明らかにし再発および増悪の予防が大切であるが，臨床ではまず脊髄動静脈奇形 図1 の有無を念頭に検討することが重要である．初発症状は対麻痺，膀胱直腸障害のことが多い[4] 図2 ．便秘に対する治療は各種緩下剤が用いられるが，ポリカルボフィルカルシウムが有効との報告がある[5]．

【文献】

1) Sakakibara R, Yamaguchi C, Uchiyama T, et al. Pelvic autonomic dysfunction without paraplegia: a sequel of spinal cord stroke. Eur Neurol. 2008; 60: 97-100.
2) 清水　潤．脊髄血管障害．日本臨床．1991; 49: 21-2.
3) 柳　務．脊髄の血管障害．日本臨床．1993; 51: 668-73.
4) 高井啓介．脊髄動静脈奇形の自然経過と治療予後．Spinal Surgery. 2017; 31: 28-34.
5) Sakakibara R, Yamaguchi T, Uchiyama T, et al. Calcium polycarbophil improves constipation in non-traumatic spinal cord disorders. Clin Auton Res. 2006; 16: 289-92.

〈岡　尚省〉

2. 脊髄疾患

7 ▶ その他の脊髄疾患

　その他の脊髄障害での消化管運動障害に関する報告は少ない．Sakakibaraらは風疹に伴う脊髄炎の 25 歳女性例を報告している．病変は長軸性で四肢麻痺が急速に改善した後にも膀胱直腸障害が遷延していた．病変の主座は延髄網様体脊髄路と隣接した部位の括約筋への皮質脊髄路としている．直腸のビデオマノメトリーを 図1 に示す．

　さらに，脊髄炎による両側の脊髄側索の病変で偽性腸閉塞症を生じた 35 歳男性例が報告されている．急速に発症した意識混濁と対麻痺，尿閉，腹部膨満を呈していた 図2-A ．腱反射は正常で，バビンスキーや感覚障害は認めていない．頸胸髄 MRI では C4〜Th2 に側索に限局した T2 強調像で高輝度の病変を有する 図2-B ．橋底部にも T2 強調像で淡く高輝度の病変を認めるが迷走神経背側核は含まれていない．ステロイドパルス療法で 2 カ月後には四肢麻痺は改善したが，残尿と便秘は継続した．

【文献】
1) Kanesaka T, Ito S, et al. Intestinal pseudo-obstruction in acute myelitis. Internal Medicine. 2006; DOI: 10.2169/internalmedicine. 45.1540.
2) Takahashi O, Sakakibara R, Kishi M, et al. Pelvic autonomic dysfunction without tetraparesis: a sequel of rubella-related acute longitudinal myelitis. LUTS. 2009; 1: 103-6.

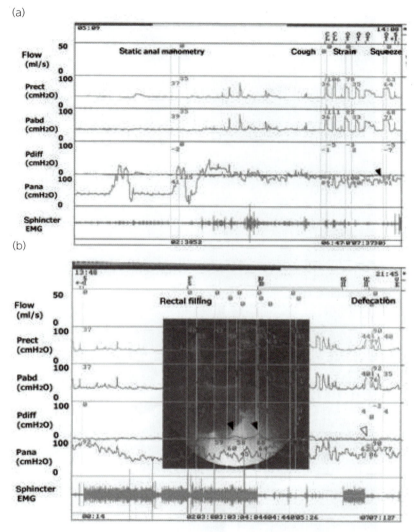

図1 ビデオマノメトリー ▶
(a) 安静時には直腸圧は正常であるが随意的な括約筋の収縮はない．腹圧は咳やいきみで正常に上がる．
(b) 直腸の充満では感覚は正常である．しかし，直腸の収縮は低頻度で低下している．排便期では直腸の収縮はなく排便困難な状態である．
EMG；筋電図，Flow；尿流，Pabd；腹圧（直腸圧），Pana；肛門圧，
Pdiff；排尿圧，Prect；直腸圧，Pves；膀胱圧，Pves-Pabd SI；注入開始

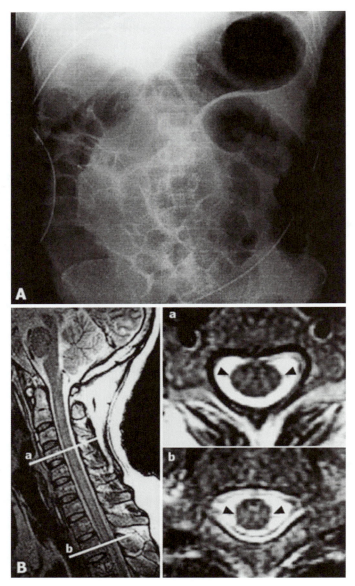

図2
A: 腹部単純X線 ▶ 著明な大腸および小腸のガスを認める.
B: 頸胸髄MRI ▶ C4〜Th2に側索にT2強調像で高輝度の病変を有する.
　　前索と後索はspareされている.

〈岡 尚省〉

3. 末梢神経疾患（ニューロパチー）

1 ▶ 糖尿病

概念

　腸管神経系（壁内および粘膜下神経叢）は，消化管の運動，感覚および分泌機能に関与するとともに，内臓感覚を伝える求心線維（副交感神経）と運動，分泌，循環を調節する遠心線維（交感および副交感神経）を介して中枢神経系とも密接に連絡している（gut-brain-axis）．また，食道，胃，腸管の平滑筋内に分布するカハール（Cajal）介在細胞は，蠕動運動のペースメーカー細胞としての役割を担う[1]．糖尿病（diabetes mellitus：DM）では，これらの消化管運動に関与するシステム全般に障害が起こり，種々の消化管運動障害をきたす．

　主な病変として，交感，副交感神経における神経線維の軸索変性，腹腔交感神経節や腸間膜神経節に多くみられる軸索ジストロフィーによる交感神経節のシナプス数の減少や神経機能の低下，Cajal介在細胞の脱落が報告されている[2]．さらに，腸管神経の変性やマクロファージを含む免疫細胞の腸管壁への浸潤，抑制性神経伝達物質（一酸化窒素，神経ペプチドY，血管活性腸管ポリペプチドなど）の減少による興奮性神経伝達物質との不均衡，胃平滑筋萎縮も認められる[1]．

　近年，DMでは腸管内の微生物叢の有意な構成変化が報告されている．微生物叢の変化はgut-brain-axisとの情報交換を介して腸管の動きや痛みの受容を変化させ，神経伝達物質の産生により腸神経系に影響を及ぼす．さらには筋層間の神経や血管の障害をまねき，細菌の上皮からの侵入を容易にすることで腸管免疫の障害を引き起こすことが報告されている[3]．

症状と病態生理

1）食道

　DMに関連した食道運動障害の有病率（63％）は胃不全麻痺（13％）よりも高い．胃食道逆流症（gastroesophageal reflux disease：GERD）による胸焼け

は最多の症状であり，DM患者の25〜41％に認められる．また2型DMでGERDの症状を有する患者は一般人口よりも25％多い．GERDの成因として，胃排出時間の延長，肥満，ホルモン変化に加え，食道蠕動波の速度や持続時間の減少，弛緩障害を伴う下部食道括約筋圧の低下，多峰性収縮の減少があげられる[4,5]．これらは罹病期間の長い患者に多くみられる[6]．一方，1型DMにおける胸焼けは対照群よりも少ないが，長期にわたる神経障害による食道の感受性低下が原因と考えられている[5]．

胸焼け以外にも，胸痛，嚥下痛，嚥下障害，腹痛などの症候が知られている．これらの症候は非特異的なものであり，DM由来と診断するには他の疾患との適切な鑑別を要する[4]．

DMでは，高頻度にGERDが存在するとともに，バレット食道の発症リスクも増加する．バレット食道は食道腺癌の最も強い危険因子であることから，GERDを有するDM患者では，バレット食道および食道腺癌の発症に注意が必要である[4]．

2）胃

胃に機械的な閉塞がないにもかかわらず，胃排出遅延が起こる現象は胃不全麻痺とよばれる．三次医療センターからの報告では，1型，2型いずれのDMにおいても1/3程度の患者に認められるが，一般住民における調査では10年間の累積発現率は1型DMで5.2％，2型DMで1％とされる．通常，DMの発症から10年程度経過した患者にみられ，女性に多い．肥満は2型DMにおける胃不全麻痺の予測因子となる．急性高血糖は，噴門収縮減弱，けいれん性幽門・小腸運動，胃底部拡張などをきたして胃排泄を遅延させるが，逆にインスリンによる低血糖は胃排泄を促進する．胃排泄の促進は2型DMの初期においてもみられる[7-9]．

胃不全麻痺による胃内容物の停滞は，嘔気，嘔吐，消化不良症状（早期の満腹感，食後の膨満感や不快感），食思不振をもたらす．嘔吐はいつでも起こるが，典型的には前日の未消化物を朝に嘔吐する．これらは周期的に起こり，無症候の時期が数週から数カ月続くことがある[7]．

胃排出遅延や嘔吐は予想外の低血糖をきたすため，食前のインスリン投与は低血糖のリスクを高める．それを避けるために食事中や食後にインスリン投与を行うと，血糖コントロールを悪化させる場合がある．迷走神経障害による求心性機能の低下は，胃症状を伴わない反復性の低血糖を起こすことがある[7]．

3）小腸，大腸

特に多いのは慢性の下痢と便秘であり，自律神経性ニューロパチーによると考えられている．また内および外括約筋の協調不全による便失禁や排便困難をしばしば伴う[3]．腸症状は胃症状よりも頻度が低く，DM患者の約20％にみられる[2]．

慢性下痢は，2型よりも1型DMにおいて有意に多い．典型的には，腹鳴や腹部不快感が先行し，出血を伴わない無痛性の水様下痢をきたす．通常，吸収不良は起こらない．悪化時には，特に夜間の便失禁がみられる．数時間から数日持続した後，正常便に戻るが，便秘になることもある．このような交代性便通異常の状態が長期間持続する．

下痢の発症には，食事の組成や消化管の通過時間短縮による盲腸への食事内容の到達量の増加，通過時間延長による細菌の異常増殖が関与する．細菌の異常増殖，胆汁酸減少，膵機能不全による下痢は脂肪便を伴う[4]．一方，便秘の発症には，大腸通過時間の延長，高血糖に関連した血管病変による腸管の虚血や神経・筋機能の障害，腸管神経のアポトーシス，高飽和脂肪食などが関与している[4]．

消化管機能検査

DMにおける消化管運動の検査には以下のようなものがあり，それぞれ病態を反映した異常が報告されている．具体的な検査方法については成書を参照されたい[10-13]．

1）食道運動

高解像度内圧測定（high resolution manometry：HRM）

微小圧センサーを高密度に配置したカテーテルを用い，1次蠕動波の内圧所見（食道内圧伝搬機能），上部および下部食道括約筋部の圧や持続時間を測定する．多チャンネルインピーダンス法を併用すれば液体の移動状況も評価できる[13]．DMでは蠕動波速度の低下，distal contractile integralの低下，多相性収縮の割合増加，反復嚥下時の不十分な食道抑制が認められる[5]．

2）胃排出能

胃排出能検査は，①試験食が胃から排出される過程を経時的にみる方法（ア

イソトープ法，超音波法，胃電図），②測定物質が胃排出後に小腸粘膜から吸収される性質を利用する方法（アセトアミノフェン法，^{13}C 呼気試験）の 2 つに大別される[14]．胃排泄遅延の要因を除くため，検査数日前から消化管運動促進薬，opiate，抗コリン薬，GLP-1 受容体作動薬，たばこ，アルコールを中止し，検査当日の空腹時血糖を 275 mg/dL 以下とする[14]．

a. アイソトープ法

本法が gold standard である．放射性同位元素でラベリングした試験食を摂取させ，経時的に胃関心領域の γ 線測定を行う．50％排出時間（$T_{1/2}$），胃排出開始時間，lag phase，120 分後胃内残存率などを評価する．固形食と液体食では胃からの排出率が異なるので，前者に ^{99m}Tc，後者に ^{111}In を使用して別々に評価すれば胃不全麻痺の検出感度が上がる．通常，DM における液体食の排出は胃不全麻痺が高度になるまで正常である．なお，胃排泄と症状は必ずしも一致しないので，本法の結果を直ちに胃不全麻痺の重症度評価に用いることはできない．また，結果の再現性にも有意な変動が知られている[12,14]．

b. 超音波法

胃前庭部の横断面積をエコーで経時的に測定する．横断面積が試験食を摂取する前の値に戻れば，胃からの排出が完了したと判断する．前庭部運動能や十二指腸胃逆流現象の評価も可能である．本法は液体食の評価に適しておりアイソトープ法との相関が報告されている[12,14]．DM では $T_{1/2}$ の延長，胃排出率の低下，噴門収縮減少，噴門部の拡張が認められる[15]．

c. 胃電図

胃体部大彎上部の Cajal 介在細胞に始まり前庭部へと伝播する胃の電気活動を腹壁から記録する．試験食の負荷前後で経時的に測定し，スペクトル解析を行う．原波形の不整の有無，主要周波数，食事負荷後の主要周波数の低下と基線への回復を評価するが，DM では原波形の不整が報告されている．本法はアイソトープ法，内圧測定，超音波法との相関が報告されている[11,14]．

d. アセトアミノフェン法

アセトアミノフェンが上部小腸に達して初めて吸収される性質と，吸収の律速段階が胃排出であるという原理に基づいた方法である．本法は液体排出のみ妥当性があるため，試験食にはアセトアミノフェンを混じた液体食を用いる．通常，摂取 45 分で血中アセトアミノフェン濃度がピークとなり，この値がアイソトープ法の $T_{1/2}$ と最も高い相関を示す[12,14]．DM において，血中アセトアミノフェン濃度は，血糖コントロール良好群と中等度不良群が高度不良群より

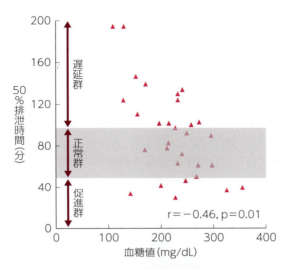

図1 ^{13}C 呼気試験における空腹時血糖と 50％排泄時間の関連 ▶
50％排泄時間は空腹時血糖と逆相関の関係を示す．胃排泄時間は，正常群，遅延群，促進群に分けられる．
(Matsumoto M, et al. J Gastroenterol. 2007; 42: 469-74[17]より改変)

も有意に低値であった．この所見は，胃排出能異常群では食後血糖上昇が緩徐で血糖コントロールが容易になりやすいことを示している[16]．

e. ^{13}C 呼気試験

炭素（^{12}C）の安定同位体である^{13}C 標識化合物が，上部小腸に達して初めて吸収され，肝臓で^{13}CO$_2$に酸化されて呼気中に排出される性質を利用したものであり，アイソトープ法の代替法である．固形食には^{13}C-octanoic acid，液体食には^{13}C-acetate を使用する．試験食摂取後，呼気を経時的に採取し，呼気中^{13}CO$_2$/^{12}CO$_2$の摂取前値に対する変化量比（⊿‰）がピークとなるまでの時間，最高血中濃度到達時間（Tmax）を評価項目とする．^{13}C 呼気試験は簡便・非侵襲的かつ被曝がない点においてアイソトープ法よりも優れている[12]．1 型DM では 2 型 DM よりも胃排泄の遅延がみられる[17]．血糖コントロール不良の 2 型 DM の 2/3 において胃排泄の異常がみられ，空腹時血糖が高いほど胃排泄が速い 図1．この胃排泄の異常は，インスリンによる血糖コントロール後も不変である[18]．

3) 排便機能

排便機能は，①腸管内容物の小腸・大腸吻側部から直腸への輸送（大腸通過時間），②直腸・肛門における一時的蓄便と排便（直腸肛門内圧）により評価される．

a. 大腸通過時間検査

X線不透過性・非吸収性のリング状マーカーが入った検査用カプセルを6日間連日内服し，7日目に腹部単純X線を撮影する．大腸内に残存するマーカー数から通過時間を算出する．本法は消化管全体の通過時間をみているが，大腸通過時間がそのほとんどを占めることから，大腸通過時間として用いられる[10]．便秘のある2型DMでは大腸通過時間の延長がみられるが，アカルボース投与により上行および横行結腸における通過時間が有意に短縮する．また，高線維食も通過時間を短縮させる[19]．

b. 直腸肛門ビデオ内圧検査

直腸内に挿入されたトリプルルーメンカテーテルから，圧測定用の注水と直腸・肛門内圧測定を行い，尿道口に挿入された小児用カテーテルから腹圧（膀胱圧）測定を行う．安静時の最高肛門内圧を括約筋圧とし，随意収縮による肛門括約筋圧を絞扼圧とする．直腸内への造影剤注入により初発便意量と最大便意量を測定する[10]．便秘のある1型DMを除き，DMでは安静時の括約筋圧が正常対照よりも低い．また，便失禁のあるDMでは絞扼圧も正常対照より低い値を示す[20]．

直腸腔内に置いたバルーンに空気を急速注入・排出すると，直腸肛門抑制反射が誘発されて括約筋圧が低下するが 図2 ，便失禁のあるDMでは便秘のあるDMや正常対照と比べ，安静時括約筋圧への回復時間が有意に延長する．一方，便秘のあるDMでは直腸肛門抑制反射による肛門圧の振幅減少率が，便失禁のあるDMや正常対照と比べ有意に低値を示す[20]．

治療

高血糖が，食道から肛門直腸までの運動障害を起こすため，治療の基本は血糖コントロールである．

1) 食道運動障害

D_2 受容体阻害薬であるメトクロプラミドは，2型DMにおける下部食道括約

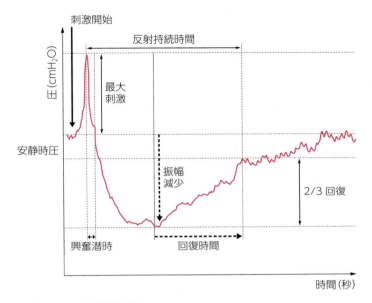

図2 直腸肛門抑制反射
便失禁のある DM では安静時括約筋圧の 2/3 の圧に回復するのに要する時間が延長する．便秘のある DM では肛門圧の振幅減少率が低下する．
(Thiruppathy K, et al. J Dig Dis. 2015; 16: 342-9[20]より改変)

筋圧，伝播速度などを改善する．一方，D_2受容体阻害薬のドンペリドンは 1 型 DM においては無効である．5-ヒドロキシトリプタミン（5-HT）$_4$受容体を刺激するモサプリドやモチリン受容体を刺激するエリスロマイシンは食道蠕動を改善する．モサプリドには pH4.0 未満の時間を減少させる効果もある．

　胃排泄遅延が GERD を誘発するため，次項の胃不全麻痺に準じた食事指導を行う．食後は胃内容の逆流防止のため，臥床しないように指導する．GERD 治療はプロトンポンプ阻害薬（ボノプラザン，オメプラゾール，ランソプラゾール，ラベプラゾール，エソメプラゾール）が有効だが，慢性投与は *Clostridium difficile* 感染や，メトホルミン併用時のビタミン B_{12} 欠乏のリスクを上昇させるので，できるだけ短期間の使用とする[5]．

2）胃不全麻痺

　少量頻回の食事摂取，十分な咀嚼，肥満の解消を指導する．高脂肪，高線維食や高血糖は胃排泄を遅らせるので，脂肪，線維の摂取制限，適切な血糖コン

トロールを行う．流動食は重力によって排泄されるので，血糖ピークの予測が容易となり，血糖コントロールの点からも有用である[7]．

薬物治療は，メトクロプラミド，モサプリド，ドンペリドンが症状軽減と排泄促進に有用である．一方，アセチルコリンエステラーゼ阻害薬のアコチアミドの効果は証明されていない．エリスロマイシンには噴門収縮を刺激する作用がある[8]．

3) 下痢

DM治療薬であるメトホルミン，α-グルコシダーゼ阻害薬（アカルボース，ボグリボース，ミグリトール），GLP-1受容体作動薬（リラグルチド，エキセナチド）や胃不全麻痺用の消化管運動促進薬は下痢の原因になるので中止や変更を考慮する[7,21]．

腸運動抑制薬のロペラミドは対症療法として有用である．腸運動抑制と腸液分泌抑制作用のあるリン酸コデインやクロニジンも使用される．難治例では，オクトレオチド酢酸塩が試みられる．腸内細菌叢の異常が想定される場合は，広域スペクトラム抗菌薬（テトラサイクリン，セファロスポリン，シプロフロキサシン，メトロニダゾールなど）がしばしば有効である[3,21]．

【文献】
1) Yarandi SS, Srinivasan S. Diabetic gastrointestinal motility disorders and the role of enteric nervous system: current status and future directions. Neurogastroenterol Motil. 2014; 26: 611-24.
2) 水上浩哉，八木橋操六．糖尿病性ニューロパチー．Clinical Neuroscience. 2014; 32: 1404-6.
3) Horvath VJ, Putz Z, Izbeki F, et al. Diabetes-related dysfunction of the small intestine and the colon: focus on motility. Curr Diab Rep. 2015; 15: 94.
4) Zhao J, Gregersen H. Diabetes-induced mechanophysiological changes in the esophagus. Ann N Y Acad Sci. 2016; 1380: 139-54.
5) Monreal-Robles R, Remes-Troche JM. Diabetes and the esophagus. Curr Treat Options Gastroenterol. 2017; 15: 475-89.
6) Kinekawa F, Kubo F, Matsuda K, et al. Esophageal function worsens with long duration of diabetes. J Gastroenterol. 2008; 43: 338-44.
7) Vanormelingen C, Tack J, Andrews CN. Diabetic gastroparesis. Br Med Bull. 2013; 105: 213-30.
8) Hasler WL. Gastroparesis. Curr Opin Gastroenterol. 2012; 28: 621-8.
9) Marathe CS, Rayner CK, Jones KL, et al. Novel insights into the effects of diabetes on gastric motility. Expert Rev Gastroenterol Hepatol. 2016;

10: 581-93.
10) 榊原隆次, 尾高健夫, 服部孝道. 排便機能検査. In: 日本自律神経学会, 編. 自律神経機能検査. 第4版. 東京: 文光堂; 2007. p.322-9.
11) 山中義崇, 朝比奈正人. 胃電図検査. In: 日本自律神経学会, 編. 自律神経機能検査. 第5版. 東京: 文光堂; 2015. p.361-4.
12) 新井英二, 新井誠人, 横須賀收. 胃排出機能検査. In: 日本自律神経学会, 編. 自律神経機能検査. 第5版. 東京: 文光堂; 2015. p.357-60.
13) 本郷道夫, 町田知美, 角田 浩. 嚥下機能検査. In: 日本自律神経学会, 編. 自律神経機能検査. 第5版. 東京: 文光堂; 2015. p.351-6.
14) Shin AS, Camilleri M. Diagnostic assessment of diabetic gastroparesis. Diabetes. 2013; 62: 2667-73.
15) Muresan C, Surdea Blaga T, Muresan L, et al. Abdominal ultrasound for the evaluation of gastric emptying revisited. J Gastrointestin Liver Dis. 2015; 24: 329-38.
16) 下田由香里, 櫻井俊弘, 松井敏幸, 他. 消化管通過時間を用いた糖尿病性胃腸障害の定量的評価. 日本消化器病学会雑誌. 1997; 94: 577-84.
17) Matsumoto M, Yoshimura R, Akiho H, et al. Gastric emptying in diabetic patients by the ^{13}C-octanoic acid breath test: role of insulin in gastric motility. J Gastroenterol. 2007; 42: 469-74.
18) Bharucha AE, Kudva Y, Basu A, et al. Relationship between glycemic control and gastric emptying in poorly controlled type 2 diabetes. Clin Gastroenterol Hepatol. 2015; 13: 466-76. e1.
19) Ron Y, Wainstein J, Leibovitz A, et al. The effect of acarbose on the colonic transit time of elderly long-term care patients with type 2 diabetes mellitus. J Gerontol A Biol Sci Med Sci. 2002; 57: M111-4.
20) Thiruppathy K, Bajwa A, Kuan KG, et al. Gut symptoms in diabetics correlate with components of the rectoanal inhibitory reflex, but not with pudendal nerve motor latencies or systemic autonomic neuropathy. J Dig Dis. 2015; 16: 342-9.
21) 麻生好正. 糖尿病性自律神経障害の治療-病態も含めて. In: 中村二郎, 荒木栄一, 編. 糖尿病性神経障害―基礎から臨床のすべて. 東京: 中山書店; 2013. p.168-78.

〈出口一志〉

3. 末梢神経疾患（ニューロパチー）

2 ▶ ギラン・バレー症候群

概念と病因

　ギラン・バレー症候群（Guillain-Barré症候群：GBS）は，傍感染性/自己免疫性の末梢神経炎であり，発症頻度は一般人口1万〜10万人中1名である[1,2]．典型例は，発症前に，腸炎（下痢，発熱）や上気道炎（咳，痰，発熱）などの感染性疾患がしばしば先行するが，先行感染が明らかでない場合もある．AMAN型GBS（後述）では，*Campylobacter jejuni*腸炎が多い（鶏肉料理，鳥刺し，鶏生レバー，牛生レバーなど，発症は*C. jejuni*腸炎の1/1,000人程度）．他の炎症性・自己免疫疾患の合併が知られ，Crohn病[3]，潰瘍性大腸炎[4]の合併も報告されている．

　症状は，急性発症の下肢・上肢の麻痺と腱反射消失，構音・嚥下障害，進行例では，呼吸筋麻痺による人工呼吸器装着を要する場合がある．感覚障害として，四肢のしびれと感覚鈍麻，自律神経障害として，排尿困難・尿閉（25%），血圧の易変動をきたすことがある．神経伝導検査では，運動線維に強い軸索障害をきたすもの（急性運動軸索ニューロパチー acute motor axonal neuropathy：AMAN）と，伝導ブロックを伴う脱髄をきたすもの（急性炎症性脱髄性多発ニューロパチー acute inflammatory demyelinating polyneuropathy：AIDP）に分けられ，本邦を含むアジアではAMAN型が多い．脳脊髄液検査では，細胞蛋白解離（髄液中の蛋白のみが上昇すること）が典型的にみられる．

　GBSの病因として，末梢神経のガングリオシド（スフィンゴ糖脂質の一つ，GM1，GalNacGMD1aなど）に対する自己抗体が血清中に認められる（AMAN型で多い）．糖脂質の中でGM1は前根に，GQ1bは眼球運動の支配神経に，GT1aは下部脳神経に，GD1bは後根感覚神経節細胞に多く分布しており，神経症状と抗ガングリオシド抗体の間に，ある程度の相関がみられる．*C. jejuni*腸炎に伴うGBSでは，*C. jejuni*の細菌膜抗原と，末梢神経ガングリオシド糖鎖との間に，分子相同性がみられ，自己免疫を惹起すると考えられている．

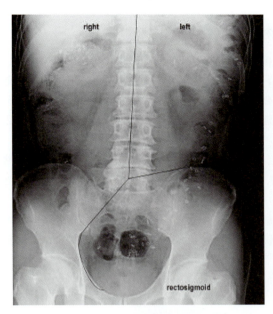

図1 ギラン・バレー症候群による急性期の消化管障害 ▶

Sawai らの 47 歳男性は，排便困難と排便回数の低下（3〜5 日に 1 回）をきたし，総大腸通過時間が 86.4 時間（正常 16〜48 時間）と延長し，通過遅延型便秘を呈した（仙骨神経支配の下行結腸〜S 字結腸〜直腸優位）．
(Sawai S, et al. J Neurol. 2007；254：250-2[8])

消化管症状

　GBS では消化管障害が高頻度にみられるとされ，Hughes ら[2]によれば，3〜50％の患者，とくに運動麻痺が高度な臥床状態（Hughes grade 4）〜人工呼吸器管理（grade 5）例で便秘・イレウス（偽性腸閉塞ともいう）が多かった[5]．イレウスが目立った症例もみられる[6-10]．しかし，消化管機能検査を行った報告は少ない．

　GBS の特殊型である急性自律神経ニューロパチー（運動，感覚障害を欠くもの，神経性ニコチン性アセチルコリン受容体抗体が陽性となる，消化管障害も多い）では，上部消化管の機能低下もみられ，間欠性の嘔吐・イレウスがしばしばみられる．

消化管機能検査と病態生理・病理

　腹部単純X線では，腸管麻痺像がしばしばみられる．大腸通過時間検査（Sitzmarks法）を行ったSawaiら[8]の47歳男性は，排便困難と排便回数の低下（3～5日に1回）をきたし，総大腸通過時間が86.4時間（正常16～48時間）と延長し，通過遅延型便秘を呈した．下剤と浣腸は，入院加療の2週間後に不要となっている．

　杵川ら[12]は，GBS患者5例に胃電図を施行し，胃電図の異常遅延（bradygastria）の頻度が，原疾患の治療と共に36％から21％に減少したことを報告している．

　急性自律神経ニューロパチーをきたした31歳女性（機能検査は行われていない）の剖検例では，末梢神経・交感神経幹での脱髄，空胞変性，斑状炎症巣が認められた[14]．消化管平滑筋には異常はみられなかった[14]．

治療

　急性期に免疫グロブリン大量療法などの免疫治療を行う．同時に，急性期のイレウス・高度便秘に適切に対処して，合併症を防ぐことが重要である．イレウス・高度便秘は，運動麻痺・しびれと並行して改善することが多い．

【文献】
1) 日本神経学会, 監. ギラン・バレー症候群, フィッシャー症候群診療ガイドライン. 東京: 南江堂; 2013.
2) Hughes RA, Wijdicks EF, Benson E, et al. Multidisciplinary Consensus Group. Supportive care for patients with Guillain-Barré syndrome. Arch Neurol. 2005; 62: 1194-8.
3) de la Torre RG, Morís G, Martínez DP, et al. Guillain-Barré syndrome, tuberculosis and inflammatory bowel disease: a multiple association. Int Arch Med. 2010 Jul 16; 3: 15.
4) Gabaldón-Torres L, Jordan M, Osorio-Caicedo P, et al. Autoimmune acute motor sensory axonal polyradiculoneuritis in a case of inflammatory bowel disease. Neurologia. 2015; 30: 586-7.
5) Netto AB, Taly AB, Kulkarni GB, et al. Complications in mechanically ventilated patients of Guillain-Barré syndrome and their prognostic value. J Neurosci Rural Pract. 2017; 8: 68-73.
6) Burns TM, Lawn ND, Low PA, et al. Adynamic ileus in severe Guillain-Barré syndrome. Muscle Nerve. 2001; 24: 963-5.
7) Gazulla Abío J, Benavente Aguilar I. Paraparesis, hyperprolactinemia and adynamic ileus in Guillain-Barré syndrome. Neurologia. 2004; 19:

396-400.
8) Sawai S, Sakakibara R, Uchiyama T, et al. Acute motor axonal neuropathy presenting with bowel, bladder, and erectile dysfunction. J Neurol. 2007; 254: 250-2.
9) Nowe T, Hüttemann K, Engelhorn T, et al. Paralytic ileus as a presenting symptom of Guillain-Barré syndrome. J Neurol. 2008; 255: 756-67.
10) Man BL, Fu YP. Intestinal pseudo-obstruction as a presenting symptom of Guillain-Barré syndrome. BMJ Case Rep. 2014; 2014. pii: bcr2014205155.
11) Sakakibara R, Uchiyama T, Asahina M, et al. Micturition disturbance in acute idiopathic autonomic neuropathy. J Neurol Neurosurg Psychiatry. 2004; 75: 287-91.
12) 杵川文彦, 松田和也, 島村美恵子, 他. 神経疾患の治療前後における胃運動機能の変化―胃電図による検討―. Therapeutic Research. 2007; 28: 627-9.
13) Hong SJ, Choe BH. A case of visceral autonomic neuropathy complicated by Guillain-Barré Syndrome accompanied with cyclic vomiting syndrome-like disorder in a child. Pediatr Gastroenterol Hepatol Nutr. 2015; 18: 128-33.
14) Lobrano A, Blanchard K, Abell TL, et al. Postinfectious gastroparesis related to autonomic failure: a case report. Neurogastroenterol Motil. 2006; 18: 162-7.

〈榊原隆次〉

3. 末梢神経疾患（ニューロパチー）

3 ▶ 帯状疱疹・単純性疱疹

概念と病因

　帯状疱疹は帯状疱疹ウイルス，単純性疱疹は単純ヘルペスウイルスによって引き起こされる，水疱を伴う皮膚疾患である．両疾患とも幼少期の初感染を経て，帯状疱疹ウイルスは主に脊髄後根神経節，単純ヘルペスウイルスは主に三叉神経節や仙髄神経節に潜伏し，その後ウイルスの再活性化によって水疱を伴った皮膚局面や粘膜病変を形成する．両疾患では，まれに消化器症状を合併することが知られており，臨床的に皮膚病変を欠き消化器症状のみを呈する症例もあり得るので注意を要する[1]．まれな内臓播種性帯状疱疹ウイルス感染では，重篤な劇症肝炎に至る場合もある．両疾患での消化器症状においては，ウイルスの腸管粘膜への直接進達による病変，あるいは，ウイルスが脊髄や自律神経系に進達することにより生じる消化管機能低下が主な要因と考えられる．

食道潰瘍あるいは胃潰瘍

　まれに単純ヘルペスウイルスが腸管粘膜へ直接進達し，食道潰瘍をきたす症例があり[1]，本邦では「ヘルペス食道炎」として報告されている[2]．このような症例は，病変部位の生検から免疫組織学的に単純ヘルペスウイルス抗原を同定することで診断できる．剖検30例での検討では，ヘルペス食道炎の好発部位は下部食道であることが示されており興味深い[2]．報告例のほとんどは単純ヘルペスウイルス1型の感染だが，中には2型の場合もあり得る．症状は主に嚥下時痛，嚥下困難，吐き気などである．基礎疾患として悪性腫瘍あるいは免疫不全を有する場合が多く，また臓器移植後の患者での発症もある．免疫不全患者では，帯状疱疹ウイルスによる食道潰瘍と胃潰瘍をきたした報告もある[3]．このようなヘルペスウイルスによる潰瘍局面は，細菌あるいは真菌による二次的な感染を合併し得るため，免疫不全患者では特に注意が必要である[1]．治療としては，アシクロビルなどの抗ウイルス薬の投与を基本とし，抗潰瘍薬の併用を試みる．

便秘あるいは麻痺性イレウス

　皮膚の帯状疱疹の発症に伴って，高度の便秘から麻痺性イレウスに至る症例がまれに存在する．1950年から2008年までに報告された28例の帯状疱疹-麻痺性イレウス合併例のまとめでは，69％の症例で皮疹はT8からT12の範囲であった[4]．帯状疱疹に麻痺性イレウスを伴った患者において，X線非透過性マーカーの内服後に経時的な腹部単純X線検査を行った報告では，全大腸通過時間が129時間に延長し，皮疹の出現が下部胸髄レベルであれば右側大腸での遅延が顕著であることが示されている[5]．帯状疱疹に麻痺性イレウスを合併する機序として，再活性化した帯状疱疹ウイルスが，後根神経節から脊髄さらには末梢の自律神経へと播種することによる自律神経障害が想定される．下肢の運動・感覚障害の合併があれば脊髄炎を疑いMRIでの精査が必要である．まれに剖検例では腹腔神経節に出血性病変が認められており[6]，さらに免疫不全患者では消化管平滑筋細胞への帯状疱疹ウイルス感染を示唆する所見がみいだされている[7]．治療としては，抗ウイルス薬の投与を基本とし，絶飲食にて補液を行いながらイレウス症状の改善を待つ．対症療法として消化管蠕動改善薬を投与してもよい．腸管拡張が顕著で穿孔の危険があれば，内視鏡的脱気やイレウス管の挿入を要する場合がある．さらに重症例では外科的治療を要する．

【文献】
1) Buss DH, Scharyj M. Herpesvirus infection of the esophagus and other visceral organs in adults. Incidence and clinical significance. Am J Med. 1979; 66: 457-62.
2) 伊藤　透. ヘルペス食道炎：30例についての免疫組織学的研究. 金医大誌. 1986; 11: 69-83.
3) Krones E, Petritsch W, Valentin T, et al. Visceral dissemination of herpes zoster with multiple ulcers in the upper gastrointestinal tract of an apparently immunocompetent patient. Endoscopy. 2012; 44 Suppl 2 UCTN: E302-3.
4) Edelman DA, Antaki F, Basson MD, et al. Ogilvie syndrome and herpes zoster: case report and review of the literature. J Emerg Med. 2010; 39: 696-700.
5) Hosoe N, Sakakibara R, Yoshida M, et al. Acute, severe constipation in a 58-year-old Japanese patient. Gut. 2011; 60: 1059-93.
6) Nomdedéu JF, Nomdedéu J, Martino R, et al. Ogilvie's syndrome from disseminated varicella-zoster infection and infarcted celiac ganglia. J Clin Gastroenterol. 1995; 20: 157-9.
7) Pui JC, Furth EE, Minda J, et al. Demonstration of varicella-zoster virus

infection in the muscularis propria and myenteric plexi of the colon in an HIV-positive patient with herpes zoster and small bowel pseudo-obstruction (Ogilvie's syndrome). Am J Gastroenterol. 2001; 96: 1627-30.

〈小澤鉄太郎〉

3. 末梢神経疾患（ニューロパチー）

4 ▶ 純粋自律神経不全症

概念と病因

　純粋自律神経不全症（pure autonomic failure：PAF）は「起立性低血圧を特徴とする孤発性の疾患であり，通常汎自律神経不全を伴うが，その他の神経学的異常所見は認めない．中には後に多系統萎縮症（multiple system atrophy：MSA）と判明する患者も存在する．臥位時における血漿ノルアドレナリン低値がPAFの特徴である」と定義される[1]．PAFの自律神経病変としては節後神経が主体である[2]．病理学的検討ではレビー（Lewy）小体を認めており[3,4]，PAFはレビー小体病の一種と考えられる．実際われわれはPAFの状態が10年以上先行し最終的にレビー小体型認知症となった症例を経験した[5]．PAFの鑑別疾患としては，免疫性自律神経ニューロパチー（autoimmune autonomic neuropathy：AAG）があり，交感神経節ニコチン受容体に対する自己抗体によって惹起される[6]．PAFとAAGは両者ともに自律神経障害以外には神経学的異常所見を認めないことが共通点であるが，AAGではPAFより女性の比率が多く，発症年齢も全年齢にまたがり，急性上気道炎などの先行感染を有することが，両者を鑑別するポイントになりうる[7]．

消化管症状，消化管機能検査と病態生理

　PAFは広範な自律神経障害を呈する疾患であり，消化管症状を呈する症例も少なくない．下部消化管症状として便秘を認める症例が多く[8]，しばしば下痢を認めるAAGとの鑑別に有効である[7]．また消化管が関わる自律神経障害として食事性低血圧がある．食事性低血圧は「食後2時間以内に収縮期血圧が20 mmHg，あるいは拡張期血圧が10 mmHg以上低下」と定義されるが，PAFなどの重篤な自律神経障害では食事により50 mmHg以上低下することがあり，立ちくらみや吐き気，ひどい場合には失神に至ることもある．食事性低血圧の原因はさまざまであり，食事によるインスリンなどのホルモン分泌，内臓循環血漿量の増加，食後の体位変化などの影響が考えられている[9]．PAFにお

ける自律神経障害は起立性低血圧が中心であるが，消化管障害がめだつ症例も存在する．われわれは慢性偽性腸閉塞症で発症し，最終的には PAF となった症例を経験している[10]．レビー小体の構成タンパクはαシヌクレインであるが，生前に大腸におけるリン酸化αシヌクレインの集積が，横行結腸癌による切除術にて得られた結腸病理標本にて確認された症例の報告もある[11]．

治療

PAF の根治療法はなく対症療法が主体である．食事性低血圧は炭水化物主体の食事組成により血圧低下が大きくなることから，食事組成ではタンパク質の比率を高めることやαグルコシダーゼ阻害薬による血糖吸収抑制が有効と考えられる[12]．

【文献】

1) Consensus statement on the definition of orthostatic hypotension, pure autonomic failure, and multiple system atrophy. The Consensus Committee of the American Autonomic Society and the American Academy of Neurology. Neurology. 1996；46：1470.
2) Garland EM, Hooper WB, Robertson D. Pure autonomic failure. Handb. Clin Neurol. 2013；117：243-57.
3) Hague K, Lento P, Morgello S, et al. The distribution of Lewy bodies in pure autonomic failure: autopsy findings and review of the literature. Acta Neuropathol. 1997；94：192-6.
4) Arai K, Kato N, Kashiwado K, et al. Pure autonomic failure in association with human alpha-synucleinopathy. Neurosci Lett. 2000；296：171-3.
5) Yamanaka Y, Asahina M, Hiraga A, et al. Over 10 years of isolated autonomic failure preceding dementia and Parkinsonism in 2 patients with Lewy body disease. Mov Disord. 2007；22：595-7.
6) Klein CM, Vernino S, Lennon VA, et al. The spectrum of autoimmune autonomic neuropathies. Ann Neurol. 2003；53：752-8.
7) 朝比奈正人．アセチルコリンと神経疾患—100 年目の現在地．純粋自律神経不全症とアセチルコリン　研究史と現況．Brain and Nerve：神経研究の進歩．2014；66：539-50.
8) Kaufmann H, Norcliffe-Kaufmann L, Palma JA, et al. Natural history of pure autonomic failure: A United States prospective cohort. Ann Neurol. 2017；81：287-97.
9) Shibao C, Okamoto L, Biaggioni I. Pharmacotherapy of autonomic failure. Pharmacol Ther. 2012；134：279-86.
10) Yamanaka Y, Sakakibara R, Asahina M, et al. Chronic intestinal pseudo-obstruction as the initial feature of pure autonomic failure. J Neurol Neurosurg Psychiatry. 2006；77：800.

11) Masuda H, Asahina M, Oide T, et al. Antemortem detection of colonic alpha-synuclein pathology in a patient with pure autonomic failure. J Neurol. 2014; 261: 2451-2.
12) Shibao C, Gamboa A, Diedrich A, et al. Acarbose, an alpha-glucosidase inhibitor, attenuates postprandial hypotension in autonomic failure. Hypertension. 2007; 50: 54-61.

〈山中義崇　山本達也　榊原隆次〉

3. 末梢神経疾患（ニューロパチー）

5 ▶ 腰椎部の脊髄変性疾患，馬尾症候群

腰椎部の脊髄変性疾患

　脊柱の各構成要素の総合的な退行性変化は脊椎症（spondylosis）と称され，なかでも腰椎の変性疾患は頸部脊椎症と異なり，椎間板症，ヘルニア，すべり症，変形性脊椎症，脊柱管狭窄症などに分けられるが，同一椎間や同一腰椎内でもこれらが共存することがよく知られている．代表的な疾患には頸椎とともに腰椎に好発する変形性脊椎症ならびに椎間板ヘルニアがある．

症状

　脊髄の下端の脊髄円錐は第1腰椎の高さにあり，これより下部には神経根である馬尾神経がある．このため腰椎変性疾患では，馬尾の圧迫による症状が主体となる．腰椎由来の症状は，腰痛，運動制限（腰部の可動性制限），腰部の変形（坐骨神経痛性側弯など）がみられ，神経圧迫由来の症状は，腰痛，下肢痛，会陰部痛，下肢運動麻痺，知覚障害，排尿・排便・性機能障害，間欠性跛行などの歩行障害がみられる．

治療

　保存的治療として鎮痛剤投与，コルセット装着，神経ブロック，硬膜外ブロック，骨盤牽引や体操療法などがある．手術療法（種々の椎間固定術）は，保存療法無効例，強い腰痛，神経症状がみられた場合に適応となる．また馬尾症候群を呈する中心性椎間板ヘルニアに対しては，48時間（または24時間）以内の緊急除圧手術が必要と報告されている．
　実際に，腰椎椎間板ヘルニアによる馬尾症候群の診断で緊急手術した15例（男10例，女5例）の検討では，術前臨床症状は下肢痛，下肢感覚障害，排尿障害が全例にみられ，他に下肢運動障害，肛門周囲のしびれ，排便障害がみられた．最終経過時の症状の改善率は下肢痛93.3%，排尿障害73.3%，肛門周囲のしびれ60%，下肢感覚障害53.3%，排便障害50%，下肢運動障害38.5%

となり，運動・排便障害が残存しやすい傾向にあった．JOAスコアは術前3.5±4.1点が，最終経過観察時に24.1±4.3と有意に改善していた．いずれも巨大な椎間板ヘルニアで，自覚症状や他覚的所見で馬尾症候群と診断できる場合は早期に手術を行うべきであると結論づけている[1]．

同様に，腰椎椎間板ヘルニアによる急性馬尾症候群7例の術後経過を観察し，手術時期と症状の回復について検討した報告では，男4例，女3例の対象で，発症年齢は平均40.4歳，手術までの期間は平均4.1日，術後経過観察期間は平均3年1カ月，ヘルニア高位はL3/4が1例，L4/5が2例，L5/Sが4例で，馬尾障害出現から手術までの時間は24時間以内が1例，24時間以上48時間以内が2例，48時間以上が4例であった．これらの排尿障害，排便障害と性機能障害の改善について調査した結果，排尿障害は比較的回復しやすく，麻痺出現から48時間以降に手術を行った症例でも自覚的な障害が消失する傾向にあったが，排便障害と性機能障害については，48時間以内の症例で回復が良好であったのに対し，48時間以降の症例では全例障害が残存したと報告している[2]．

馬尾症候群

馬尾症候群（cauda equina syndrome：CES）は，第2腰椎以下の神経根の障害によって生じ，非対称性の運動・感覚傷害，下肢深部腱反射低下などを呈する．原因疾患には腫瘍，炎症性疾患などがあるが，中高年者では腰部脊椎管狭窄症が原因疾患として最多である[3-6]．

CESは，末梢神経疾患の範疇としてとらえられており，自然排便は仙随神経と大腸の間の神経反射が関与していることから，CESの患者の多くは，排便障害を有する．CESの患者の排便障害は主に便秘と便失禁の2つに大別される[7]．

便秘の原因としての大腸通過時間の解析

大腸での便の通過状態を放射線ヨードラベルされたポリスチレンペレットを用いて，健常者を対照として，CESの患者と比較検討した研究の結果では，健常者が排便時にS状結腸から直腸に至る腸管に残便を認めない割合は81%であったのに対し，CESの患者では27%と著しく低下していた[8]．このことからCESの患者では，自然排便時に健常者と比べ残便を有する者の割合が高値であることが確認された．

また排便前の放射線ヨードラベルポリスチレンペレットの分布をシンチグラ

フィーにて測定した結果では，CESの患者では排便時のS状結腸から直腸に至る腸管のペレットの分布が29％（5〜46）であったのに対し，健常者では42％（5〜83）と有意差は認めないものの，多くのペレットがS状結腸から直腸に存在していた．また下行結腸での分布は健常者が25％（4〜48）であったのに対し，CESの患者では37％（27〜48）と有意にペレットが下行結腸に分布しており，これが排便後の残便の多い原因のひとつであると考えられた[8]．

消化管全体の通過時間での比較では健常者が2.4（0.5〜3.7）日であったのに対し，CESの患者では3.8（0.8〜5.3）日と有意差はないもののCESの患者で通過時間の延長を認め，各部位ごとでの比較では，やはり有意差は認めないものの，下行結腸で0.3（0〜0.9）日に対し，0.9（0〜2.8）日となり，S状結腸から直腸にかけては0.5（0〜0.9）日に対し，1.1（0〜2.6）日となり，通過時間の延長する傾向が認められた．これらのことから，CESの患者の排便障害はS状結腸から直腸に至る領域での通過時間の延長によるものであることが示唆された[8]．

便失禁に対する治療

1. sacral nerve stimulation（SNS）—便失禁に対するオプションとしての効果

CES患者11人を対象として，SNS（仙骨神経刺激療法）の効果をみた報告では，11人中8人に電極刺激による括約筋の反応がみられ，その後の観察期間への導入が可能であったが，観察期間終了後にmodulatorが埋め込まれたのは，その中の5人にとどまった．しかしながら最終的にmodulatorが埋め込まれた5人全員の失禁レベルは，埋め込み以前と比べて改善を認め，そのレベルも5人中4人がgood continence，1人がmoderate continenceを得ることができた[9]．この報告から，便失禁の原因がCESによるものであった場合でも，SNSによる仙髄刺激により便失禁が改善する症例もあることが示された点では着目に値する結果であると考えられた．

2. pudendal nerve stimulation（PNS）

同様に消化管運動障害を有するCESの患者13人に対し陰部神経刺激（pudendal nerve stimulation：PNS）の効果を調べた報告によれば，それぞれ便秘が主症状である患者8人（Group A）と便失禁が主症状である患者5人

（Group B）に対して PNS を施行したところ，Group A では 5 人（63%）に 50% 以上の症状の改善を得ることができた．改善の度合はそれぞれ平均値の比較で Cleveland Clinic constipation score では 17±3.2 から 10±4.5 に，残便感の訴えは 94±18% から 30±35% に，排便時のいきみを有した割合も 81±23% から 44±38% に著明に改善を認めた[10]．

一方 Group B では 5 人全員に治療期間の間に 50% 以上の便失禁の回数の改善を得ることができた．改善の度合はそれぞれ平均値の比較で St. Mark's score で 18±1.0 から 3.8±2.5 に，排便を我慢することができる時間は 2.2±1.8 分から 11±5.5 分に延長し，1 週間における便失禁の回数は 9.4±10.7 回から 0.4±0.5 回に著明に減少した．これらのことから，今後さらに症例の積み重ねと長期的な経過観察が必要ではあるが PNS は消化管運動障害を有する CES 患者に対する有用な治療法となりうることが示された[10]．

さらに SNS を施行され十分な治療効果を得られなかった患者 10 人に対し CES の効果をみたパイロットスタディの結果，5 人の患者に観察期間内で 50% 以上の便失禁回数の改善を認め，その後の装置の埋め込みに移行となった．さらに経過を追っての観察でも，1 週間における便失禁回数は平均で 5 回から 2.5 回と有意な減少を認めた．一方で，排便を我慢することができる時間には有意な改善は認めなかったものの，St. Mark's score は 19（15〜24）から 16（13〜19）と有意な改善を認めた[11]．これらのことから SNS を施行して十分な治療効果が得られなかった患者に対して CES が追加治療のオプションとなりうる可能性が示された．

CES に伴う難治性疼痛に対する治療

さらに CES に伴う難治性疼痛に患者に対して SNS を施行し，疼痛のコントロールに効果があったとの報告もあり[12]，膀胱直腸機能障害を有する CES 患者における疼痛コントロール目的としても SNS は有用である可能性が示唆されている．

【文献】
1) 安藤 圭，川上紀明，宮坂和良，他．腰椎椎間板ヘルニアによる馬尾症候群症例の検討．東海脊椎外科．2008; 1: 16-20.
2) 横山雄一郎，和田明人，飯田泰明，他．腰椎椎間板ヘルニアによる急性馬尾症候群症例の検討．日本脊髄障害医学会雑誌．2009; 22: 116-7.
3) Glickmann S, Kamm MA. Bowel dysfunction in spinal cord injury

patients. Lancet. 1996; 347: 1651-3.
4) Krogh K, Nielsen J, Djurhuus JC, et al. Colorectal function in patients with spinal cord lesions. Dis Colon Rectum. 1997; 40: 1233-9.
5) Menter R, Weitzenkamp D, Cooper D, et al. Bowel management outcomes in individuals with long-term spinal cord injuries. Spinal Cord. 1997; 35: 608-12.
6) De Looze D, Van Laere M, De Muynck M, et al. Constipation and other chronic gastrointestinal problems in spinal cord injury patients. Spinal Cord. 1998; 36: 63-6.
7) Krogh K, Olsen N, Christensen P, et al. Colorectal transport during defecation in patients with lesions of the sacral spinal cord. Neurogastroenterol Motil. 2003; 15: 25-31.
8) Brading AF, Ramalingam T. Mechanisms controlling normal defecation and the potential effects of spinal cord injury. Prog Brain Res. 2006; 152: 345-58.
9) Gstaltner K, Rosen H, Hufgard R, et al. Sacral nerve stimulation as an option for the treatment of fecal incontinence in patients suffering from cauda equina syndrome. Spinal Cord. 2008; 46: 644-7.
10) George AT, Dudding TC, Gurmany S, et al. Pudendal nerve stimulation for bowel dysfunction in complete cauda equina syndrome. Ann Surg. 2014; 259: 502-7.
11) Thomas GP, George AT, Dudding TC, et al. A pilot study of chronic pudendal nerve stimulation for faecal incontinence for those who have failed sacral nerve stimulation. Tech Coloproctol. 2014; 18: 731-7.
12) Kim JH, Hong JC, Kim MS, et al. Sacral nerve stimulation for treatment of intractable pain associated with cauda equina syndrome. J Korean Neurosurg Soc. 2010; 47: 473-6.

〈石塚 満　加賀勘家　加賀麻祐子　布施美樹　山西友典〉

3. 末梢神経疾患（ニューロパチー）

6 ▶ 癒着性・術後の排便困難・イレウス，術後便失禁

術後排便障害

　消化管手術，開腹手術においては種々の排便障害が短期合併症もしくは長期合併症として生じる可能性がある．本稿では，末梢神経が関与する病態を主眼に解説する．

概念

　通常，排便障害は，排便困難と便失禁に大別され，排便困難となる病態に腸閉塞とイレウスがある．従来，本邦ではこの両者は同一のものととらえ，機械性イレウスと機能性イレウスに分類し対応してきた[1] 表1 ．しかし，欧米では，機械的閉塞については，「mechanical bowel obstruction」とし，機能性の閉塞を「ileus: without mechanical obstruction」とよんでいた経緯があ

表1　イレウスの病型ならびに発生部位による分類

A．機械的イレウス
　1．単純性イレウス
　　a．先天性
　　b．異物
　　c．腸壁の器質的変化：瘢痕・腫瘍・癒着・屈折・索状物・圧迫
　2．複雑性イレウス
　　a．絞扼性イレウス
　　b．腸重積症
　　c．腸管捻転不通症
　　d．腸管結節形成症
　　e．腹腔内腸嵌頓症
　　f．ヘルニア嵌頓症：内ヘルニア嵌頓症・外ヘルニア嵌頓症
B．機能的イレウス
　1．麻痺性イレウス：腹膜炎・開腹術後・腹部打撲など
　2．痙攣性イレウス

(松倉三郎．イレウスの臨床．現代外科学体系第36巻C，小腸・結腸Ⅲ．東京：中山書店；1971. p.3[2])

表2 イレウスの病型および発生機構による分類

Ⅰ. mechanical
  A. narrowing of lumen, intrinsic lesions
    1. congenital
    2. acquired
  B. adhesive bands
  C. hernia
    1. external
    2. internal
  D. extraintestinal masses or structures
  E. stomal or anastomotic obstruction
  F. volvulus
  G. intussusception
  H. obturation
  I. congenital defects, Hirschsprung's disease
  J. radiation stenosis
Ⅱ. physiologic, neurogenic, toxic, chemical imbalance obstruction
  A. paralytic or adynamic ileus
  B. spastic or dynamic ileus
  C. toxic megacolon
  D. drugs
Ⅲ. vascular obstruction
  A. thorombosis of mesenteric vessels
  B. embolism of mesenteric vessels
  C. low flow syndromes

(Cohn I Jr. Intestinal obstruction. In: Berk JE, ed. Bochus Gastroenterology. Vol. 3, 4th ed. Philadelphia: WB Saunders; 1985. 2056-80[3])

り[3]　表2．本邦でも近年見直しが行われ，急性腹症診療ガイドライン 2015 において[4]，「従来の機能性イレウス（腸管麻痺）のみをイレウスとし，従来の機械性イレウスはイレウスとよばず，腸閉塞と定義する」と明文化された．したがって，本稿における排便困難は，'見直し後のイレウス（末梢神経異常による麻痺性もしくは痙攣性）' がその原因に対応する．また，術後便失禁の原因としては種々の病態があるが，特に重要なのは，直腸癌手術におけるリンパ節郭清に伴う神経障害と，超低位腸管吻合による肛門括約筋障害である．本稿では，これらの病態と対処法について述べる．

術後排便困難

（1）麻痺性イレウス

　腸管の麻痺による蠕動停止をきたし，手術に関連する原因として下記があげられる[1]．
- 炎症：腹膜炎，胆嚢炎，膵炎，虫垂炎など
- 開腹手術の機械的刺激によるもの（3〜4日）
- 腸間膜動脈血栓・塞栓
- 低カリウム血症
- 縫合不全

（2）痙攣性イレウス

　腸管の持続的痙攣を呈するもので，原因として下記がある[1]．
- ヒステリー
- 腸管に対する鈍的外傷
- 中毒，感染による神経障害
- 腸間膜動脈血栓・塞栓

　症状は，排便排ガスの停止，腹部膨満，嘔吐であり，腹痛には程度差がある．検査所見は，X線による小腸ガス像，立位による niveau 像である．特に麻痺性イレウスでは，全腸管の拡張が特徴である．腸壁の循環障害は，腹水貯留，乳酸血症，造影 CT などにより評価する．治療の原則は，胃管ないしイレウス管挿入による腸管減圧と，輸液による脱水および電解質異常の補正である．保存的治療で軽快する場合と，腸管に血流障害を生じて壊死を呈し，致命的病態に進展する場合があるので病状の経時的評価が重要となる．特に腹膜刺激症状を呈している場合は，壊死，穿孔を考え，緊急手術を考慮する．

術後便失禁

（1）直腸癌術後神経障害

　直腸癌手術においては，周囲リンパ節郭清を併施するため，郭清領域である骨盤神経叢に影響を及ぼす．また，手術前に放射線照射を施行している場合はさらにその侵襲が増大する．具体的症状は，排便，排尿，性機能障害である．

術式としては，高位前方切除術，低位前方切除術が主となる．また，近年早期例に適用される，内括約筋温存法においても，重要な課題である．

(2) 低位吻合による括約筋障害

リンパ節郭清を施行しない，良性疾患の手術においても，吻合部が低位となり，直腸肛門括約筋レベルに達すると影響が生じる．疾患は，潰瘍性大腸炎が主であり，術式として，大腸全摘・回腸嚢肛門（管）吻合があげられる．

(3) 症状の成因とその評価

症状の成因には，吻合部口側腸管の輸送能の低下，直腸コンプライアンスの低下，肛門管静止圧の低下など[5]が考えられている．病態の把握には以下の検査方法がある[6]．

- **生理学的検査**
  直腸肛門内圧検査：機能的肛門管長，静止圧，随意収縮圧を測定する．
  直腸肛門感覚検査：バルーン法，電気刺激法がある．
  陰部神経伝導時間検査：伝導時間の延長を判定する．
- **形態学的検査**
  肛門管超音波検査：括約筋の損傷を評価する．
  骨盤部MRI検査：括約筋の萎縮，周囲脂肪組織との関係を評価する．
  排便造影検査：排便時の直腸および骨盤底筋群の形態・動態を評価する．

(4) 治療

保存的と外科的があり[6]，特に良性病態によるものにおいては保存的療法が優先される．

- **保存的療法**
  食事・排便習慣指導・スキンケア：食物繊維，禁酒，皮膚炎予防スキンケア
  薬物療法：ポリカルボフィルカルシウム，ロペラミド塩酸塩，ラモセトロン塩酸塩，アミトリプチリン塩酸塩，ジアゼパムなど
  骨盤底筋訓練：収縮力増強により失禁を改善させる．別名ケーゲル体操[7]．
  バイオフィードバック療法：骨盤底筋収縮訓練，協調運動訓練，直腸感覚正常化訓練がある．

挿入型肛門用失禁装具（アナルプラグ）：ペリスティーンアナルプラグ™が使用される．

逆行性洗腸法：高度な排便障害を示す低位前方切除後術後障害に有用とされる．

・**外科治療**

肛門括約筋修復/形成術：direct repair と overlapping repair がある[8]．

仙骨神経刺激療法：電気刺激法であり，2014年に保険収載されている[9]．

順行性洗腸法：ストマ増設により，同部から洗腸する[10]．

有茎薄筋移植術

ストマ増設術

【文献】
1) 新外科学体系　腹壁・腹膜・イレウスの外科Ⅱ．東京：中山書店；1990. 206-8.
2) 松倉三郎．イレウスの臨床．現代外科学体系第36巻C，小腸・結腸Ⅲ．東京：中山書店；1971. p.3.
3) Cohn I Jr. Intestinal obstruction. In: Berk JE, ed. Bochus Gastroenterology. Vol. 3, 4th ed. Philadelphia: WB Saunders; 1985. 2056-80.
4) 急性腹症診療ガイドライン出版委員会，編．急性腹症診療ガイドライン2015．東京：医学書院；2015.
5) 森田隆幸，中村文彦，鈴木 純，他．低位前方切除後の排便機能障害の病態と対策．消化器外科．1995；18：1503-11.
6) 日本大腸肛門病学会，編．便失禁診療ガイドライン　2017年版．東京：南江堂；2017.
7) Kegel AH. Progressive resistance exercise in the functional restoration of the perineal muscles. Am J Obstet Gynecol. 1948; 56: 238-48.
8) Tjandra JJ, Han WR, Goh J, et al. Direct repair vs. overlapping sphincter repair: a randomized, controlled trial. Dis Colon Rectum. 2003; 46: 937-42.
9) Matzel KE, Stadelmaier U, Hohenfellner M, et al. Electrical stimulation of sacral spinal nerves for treatment of faecal incontinence. Lancet. 1995; 346: 1124-7.
10) Manone PS, Ransley PG, Kiely EM, et al. Preliminary report: the antegrade continence enema. Lancet. 1990; 336: 1217-8.

〈岡住慎一〉

3. 末梢神経疾患（ニューロパチー）

7 ▶ アミロイドーシス
（アミロイドニューロパチー）

概念

　アミロイドーシスとは，個々の疾患に特異的なアミロイド前駆物質が病的代謝環境において不溶性のアミロイド線維を形成し，全身諸臓器の細胞外に沈着して障害を引き起こす疾患群の総称である．前駆物質が何であっても，アミロイドには，1) コンゴーレッド染色で燈赤色に染まる，2) 偏光顕微鏡下でアップルグリーンの複屈折を示す，3) 電子顕微鏡下で直径 7〜15 nm の細長い線維からなるという共通の特徴がみられる．

　現時点で 31 種類のアミロイド前駆物質が確認されており，沈着部位の広がりから全身型と局所型に分類される[1]．これらの中で，ニューロパチーを呈するのは AL アミロイドーシスとトランスサイレチン（TTR）変異による家族性アミロイドニューロパチー（familial amyloidotic polyneuropathy：FAP）である．消化器症状は FAP においてよくみられる症状であり，FAP 患者の罹患率と死亡率に大きく関与している[2]．

症状

　米国の単独施設における検討（n＝2,334）では，消化器症状および消化管生検の陽性例が 3％にみられ，原疾患として AL アミロイドーシスがその大半を占めた．主な症状は体重減少（43％），消化管出血（36％），胸焼け（33％），早期満腹感（33％），下痢（29％），腹痛（28％）であった[3]．17 カ国が参加した TTR アミロイドーシスを対象とした検討では，消化器症状が遺伝性（n＝1,579）の 63％，野生型（n＝160）の 15％にみられ，その内訳は体重減少（28.3％），早期満腹感（25.1％），交代性下痢/便秘（22.9％），便失禁（5.6％）であった．消化器症状は 50 歳未満発症の患者，Val30Met の変異のある患者に有意に多かった[4]．FAP における交代性下痢/便秘は重篤であり，胃不全麻痺による食後の嘔吐は進行性の体重減少と脱水をもたらす．これらは起立性低血圧を悪化させる[5]．

病態生理

　遺伝性 TTR アミロイドーシスで消化器症状が高頻度にみられる原因は十分明らかになっていないが，自律神経障害，カハール（Cajal）介在細胞の減少，小腸内の細菌叢の変化，胆汁酸の吸収障害などが考えられている[4]．

　遺伝性 TTR アミロイドーシスにおけるアイソトープ法を用いた検討では，胃排泄が 1/3 の例で遅延しており，低栄養状態との関連が認められる．これらの例では交感神経機能障害と発症年齢が胃排泄遅延をまねく要因であった[6]．AL および遺伝性 TTR アミロイドーシスにおける慢性下痢では，腸管通過時間が健常者の浸透圧下痢よりも 10 倍程度速いことが示され，自律神経ニューロパチーの関与が示唆される[7]．一方，TTR 型 FAP における便秘では，大腸通過時間検査における通過時間の延長（とくに直腸 S 状部），肛門内圧測定における括約筋圧と絞扼圧の低下，咳嗽時の腹圧上昇の減弱が示されている．またビデオ内圧測定では直腸固有収縮の消失，最初の便意での液漏れ，弱い腹圧での排便がみられるが，奇異性括約筋収縮は認められない[8]．

治療

　肝臓移植は異型 TTR の主な産生臓器である肝臓を置換する治療であり，TTR 型 FAP（Val30Met）においてニューロパチー，消化管症状，腎障害の進行を止め，生存期間を延長させる[9]．肝臓移植の前後における経時的な検討では，胃排泄率と栄養状態は不変であり，機能の維持が示唆された．一方，胃腸症状の有病率は経時的に増加し，下痢と便失禁には有意な悪化がみられた[2]．なお，肝臓移植の有効性は TTR 型 FAP（非 Val30Met）では TTR 型 FAP（Val-30Met）よりも劣ることが知られている．近年認可されたタファミジスは TTR の四量体構造を安定化させる薬剤で神経症状の進行を遅らせる[9]．

　AL アミロイドーシスでは，アミロイドタンパクの供給源である血清遊離軽鎖産生を抑制するために，自家造血幹細胞移植が標準治療となっている．

【文献】
1) 安東由喜雄．アミロイドーシスの分類．In: 安東由喜雄，植田光晴，編．アミロイドーシスのすべて-診療ガイドライン 2017 と Q & A．東京: 医歯薬出版; 2017. p.2-8.
2) Wixner J, Sundstrom T, Karling P, et al. Outcome of gastric emptying and gastrointestinal symptoms after liver transplantation for hereditary

transthyretin amyloidosis. BMC Gastroenterol. 2015; 15: 51.
3) Cowan AJ, Skinner M, Seldin DC, et al. Amyloidosis of the gastrointestinal tract: a 13-year, single-center, referral experience. Haematologica. 2013; 98: 141-6.
4) Wixner J, Mundayat R, Karayal ON, et al. THAOS: gastrointestinal manifestations of transthyretin amyloidosis- common complications of a rare disease. Orphanet J Rare Dis. 2014; 9: 61.
5) Shin SC, Robinson-Papp J. Amyloid neuropathies. Mt Sinai J Med. 2012; 79: 733-48.
6) Wixner J, Karling P, Rydh A, et al. Gastric emptying in hereditary transthyretin amyloidosis: the impact of autonomic neuropathy. Neurogastroenterol Motil. 2012; 24: 1111-e568.
7) Guirl MJ, Hogenauer C, Santa Ana CA, et al. Rapid intestinal transit as a primary cause of severe chronic diarrhea in patients with amyloidosis. Am J Gastroenterol. 2003; 98: 2219-25.
8) Ito T, Sakakibara R, Ito S, et al. Mechanism of constipation in familial amyloid polyneuropathy: a case report. Intern Med. 2006; 45: 1173-5.
9) Ueda M, Ando Y. Recent advances in transthyretin amyloidosis therapy. Transl Neurodegener. 2014; 3: 19.

〈出口一志〉

3. 末梢神経疾患（ニューロパチー）

8 ▶ その他のニューロパチー
（末梢神経障害）

Wolfram 症候群

概念と病理

　Wolfram 症候群は稀な先天性疾患で，その症状は，アクロニムとして DID-MOAD 症候群（Diabetes Insipidus 尿崩症，Diabetes Mellitus 糖尿病，Optic Atrophy 視神経炎，Deafness 難聴）がよく知られている[1,2]．典型例では，10歳前後に1型（インスリン依存性）糖尿病で発症し，続いて視神経萎縮（失明），感音性難聴，中枢性尿崩症に伴う水腎症と腎障害，神経症状（脳幹小脳萎縮），てんかん，精神症状（抑うつ，双極性障害）などをきたす．原因遺伝子は，WFS1 と WFS2 が知られており，WFS1 が圧倒的に多い．WFS1 は 4p16.1 染色体上にあり，woflramin（膜貫通型糖蛋白，Ca チャネル）を code し，神経細胞や膵臓の beta 細胞などに発現している．Woflramin は，主に細胞内小器官である小胞体に存在し，小胞体代謝を維持し，インスリンなどの小胞体分泌蛋白の folding に関わるとされている 図1 [2]．しかし詳細な機能や，症候の発症メカニズムはなお不明な点が多い．WFS2 は CISD2 遺伝子が同定され，その蛋白は小胞体とミトコンドリアの cross talk に関わるとされている．

症例

　症例は KY，35 歳男性[3,4]．先天性白内障，視神経萎縮（3 歳，失明），1 型糖尿病（11 歳，insulin 使用中，糖尿病性ケトアシドーシスで入院歴あり），中枢性尿崩症（21 歳，desmopression により上部尿路障害なし，1 日尿量 1,200 mL），感音性難聴（21 歳，軽度）あり．その特徴的な症候と，中枢性尿崩症の家族歴から，Wolfram 症候群と診断された．認知・精神機能は正常で，神経学的に，小脳・脳幹症候はみられず，MRI での小脳・脳幹病変は無症候性と考えられた 図2 ．ボランティアが同伴し，以前からの神経因性膀胱（11 歳から，軽度の過活動膀胱）と神経因性排便障害（21 歳から，便失禁）を主訴と

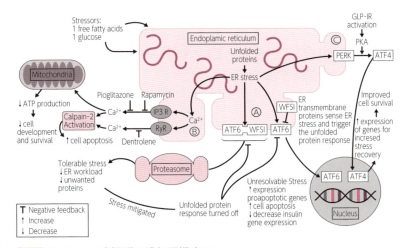

図1 Wolfram 症候群の遺伝子機序 ▶
説明本文参照.

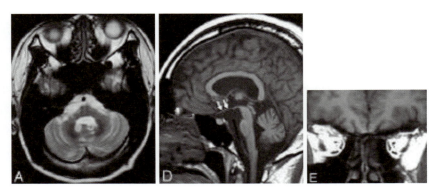

図2 症例の MRI 画像 ▶
A：小脳脳幹萎縮　D, E：視神経萎縮.

して，脳神経内科外来を受診した．

　神経伝導検査では，軸索型の軽度多発運動・感覚ニューロパチーがみられた．膀胱内圧測定（ウロダイナミクス）では，DHIC 所見（蓄尿期の排尿筋過活動と，排尿期の排尿筋低活動の組み合わせ）がみられた．抗コリン薬 propiverine を開始し，頻尿と便失禁が軽快するも，再度便失禁が出現したため，定量的排便機能検査（キューエルガット）を施行した．大腸通過時間（colonic transit time：CTT）は正常．しかし，直腸肛門ビデオマノメトリー（rectoanal videomanometry）では，直腸固有収縮の消失と，括約筋の筋力低下が認められた．

本患者の直腸固有収縮の消失と，括約筋の筋力低下は，末梢神経障害に起因するものと考えられた．骨盤底筋訓練を指導したところ，便失禁が軽度軽快した．

【文献】
1) Barrett TG, Bundey SE, Macleod AF. Neurodegeneration and diabetes: UK nationwide study of Wolfram (DIDMOAD) syndrome. Lancet. 1995; 346: 1458-63.
2) Toppings NB, McMillan JM, Au PYB, et al. Wolfram syndrome: a case report and review of clinical manifestations, genetics pathophysiology, and potential therapies. Case Rep Endocrinol. 2018; 2018: 9412676. doi: 10.1155/2018/9412676. eCollection 2018.
3) Ito S, Sakakibara R, Hattori T. Wolfram syndrome presenting marked brain MR imaging abnormalities with few neurologic abnormalities. AJNR Am J Neuroradiol. 2007; 28: 305-6.
4) Liu Z, Sakakibara R, Uchiyama T et al. Bowel dysfunction in Wolfram syndrome. Diabetes Care. 2006; 29: 472-3.

〈榊原隆次〉

4. 筋疾患（ミオパチー）など

1 ▶ MNGIE その他のミトコンドリア脳筋症

疫学と症候

　MNGIE〔mitochondrial neuro-gastro-intestinal encephalopathy　ミトコンドリア神経胃腸管性脳症症候群（厚生労働省「ミトコンドリア病の調査研究班」），ウムジー，メンギー〕は，常染色体劣性伝形式をとる稀な疾患である[1-3]．多くは10歳代から20歳代に顕在化する．主要症状は，全身の筋萎縮と，消化器症状（高度便秘・下痢などの消化管運動障害と，2次性の高度吸収栄養障害）で，その他，眼瞼下垂・複視（進行性外眼筋麻痺），手足のしびれ・腱反射の消失（末梢神経障害），白質脳症などが合併する．筋生検では，赤色ぼろ線維（ragged-red fiber，異常に増加したミトコンドリアが染色），ミトコンドリア酵素であるチトクローム c 酸化酵素染色での部分欠損などの，何らかのミトコンドリア異常の所見がみられる．骨格筋のミトコンドリア DNA を調べると，ミトコンドリア DNA 欠乏（量の減少）や，多重欠失とよばれる変異が検出される．原因は，チミジン・ホスフォリラーゼ遺伝子（TYMP）変異による，同酵素の欠損である．チミジン・ホスフォリラーゼは，DNA の原料であるチミジンを分解する酵素であるが，この酵素がないために，患者の血液中では，チミジン・デオキシウリジンの濃度が通常の60倍程度にまで増加している．この高濃度のチミジンが，正常なミトコンドリア DNA の合成を妨げていると考えられている．血液中のチミジン濃度とチミジン・ホスフォリラーゼ活性を測定することで，診断をつけることができる．チミジン・ホスフォリラーゼ遺伝子の変異を見いだせば，より確実な診断となる．

　上述の如く，MNGIE の症状は，他のミトコンドリア脳筋症〔Kerns-Seyre 症候群（進行性外眼筋麻痺），MELAS（メラス，脳卒中様発作），MERRF（マーフ，小脳症状，てんかん）〕と重なるが，MNGIE は，とくに消化管運動障害を強くきたすことが特徴である[1-3]．チミジン・ホスフォリラーゼ遺伝子(TYMP，MNGIE に特異的)の他に，ポリメラーゼガンマ遺伝子（POLG，Alpers 病にも関与），リボヌクレオシド二リン酸還元酵素遺伝子（RRM2B，腎尿細管症に

も関与）も MNGIE をきたすことがある．稀に，MELAS でも消化管運動障害をきたす場合がある[4]．

消化管検査・病態生理・病理

　MNGIE の消化器症状としては，消化管運動障害による食思不振・嘔気・嘔吐，便秘・麻痺性イレウス・下痢と，2 次性の高度吸収栄養障害がみられ，麻痺性イレウスで緊急手術に至った報告もある[5]．このような患者に，消化管機能検査を行うと，胃十二指腸・小腸・大腸の拡張[6,7]，軽度の大腸通過時間の遅延がみられ[6]，腸管の生検病理では，c-Kit 陽性 Cajal 間質細胞の脱落が認められた[6]．上部消化管での壁内神経叢ミトコンドリア DNA 欠失度は，平滑筋細胞数の減少と関連がみられた[8]．14 歳少年例は，当初クローン病が疑われたが，その後の症状進行と消化管以外の脳症の出現，遺伝子検査により，MNGIE と診断された．当初の消化管生検を振り返って精査したところ，腸管壁内神経叢に巨大ミトコンドリアが認められた[9]．25 歳女性例は，当初セリアック病が疑われたが，その後の症状進行と消化管以外の末梢神経障害・脳症の出現，遺伝子検査により，MNGIE と診断された[10]．

治療

　ミトコンドリア脳筋症は，根治療法が困難であるが，ミトコンドリア代謝経路に関わる補酵素である，水溶性ビタミン類（ナイアシン，B_1，B_2，リポ酸など）の補充，コエンザイム Q10 の補充が行われ，MELAS では卒中様症状の軽減予防を目的に L-アルギニンの投与などが行われる．ミトコンドリア脳筋症の中で，MNGIE は，さまざまな治療が試みられてきた病型といえる[3]．MNGIE については，チミジン・デオキシウリジンの異常高値是正を目的に，血小板輸血，腹膜透析，リコンビナント酵素導入，同種肝移植，同種造血幹細胞移植などが試みられている[3]．

【文献】

1) Bardosi A, Creutzfeldt W, DiMauro S, et al. Myo-, neuro-, gastrointestinal encephalopathy (MNGIE syndrome) due to partial deficiency of cytochrome-c-oxidase. A new mitochondrial multisystem disorder. Acta Neuropathol. 1987; 74: 248-58.
2) Nishino I, Spinazzola A, Hirano M. Thymidine phosphorylase gene mutations in MNGIE, a human mitochondrial disorder. Science. 1999; 283: 689-92.

3) Filosto M, Cotti Piccinelli S, Caria F, et al. Mitochondrial neurogastrointestinal encephalomyopathy (MNGIE-MTDPS1). J Clin Med. 2018; 7. pii: E389.
4) Chang TM, Chi CS, Tsai CR, et al. Paralytic ileus in MELAS with phenotypic features of MNGIE. Pediatr Neurol. 2004; 31: 374-7.
5) Granero Castro P, Fernández Arias S, Moreno Gijón M, et al. Emergency surgery in chronic intestinal pseudo-obstruction due to mitochondrial neurogastrointestinal encephalomyopathy: case reports. Int Arch Med. 2010; 3: 35.
6) Zimmer V, Feiden W, Becker G, et al. Absence of the interstitial cell of Cajal network in mitochondrial neurogastrointestinal encephalomyopathy. Neurogastroenterol Motil. 2009; 21: 627-31.
7) Nalini A, Gayathri N. Mitochondrial neurogastrointestinal encephalopathy in an Indian family with possible manifesting carriers of heterozygous TYMP mutation. J Neurol Sci. 2011; 309: 131-5.
8) Giordano C, d'Amati G. Evaluation of gastrointestinal mtDNA depletion in mitochondrial neurogastrointestinal encephalomyopathy (MNGIE). Methods Mol Biol. 2011; 755: 223-32.
9) Perez-Atayde AR. Diagnosis of mitochondrial neurogastrointestinal encephalopathy disease in gastrointestinal biopsies. Hum Pathol. 2013; 44: 1440-6.
10) Imperatore N, Tortora R, Gerbino N, et al. Mitochondrial neurogastrointestinal encephalomyopathy (MNGIE) mimicking refractory celiac disease. Dig Liver Dis. 2017; 49: 1061-2.

〈榊原隆次〉

4. 筋疾患（ミオパチー）など

2 ▶ 先天性巨大結腸症 （Hirschsprung 病）

概念・疫学

　先天性巨大結腸（Hirschsprung ヒルシュスプルング病）は，腸管壁内のアウエルバッハ神経叢，マイスナー神経叢の先天的欠如により，同部位において蠕動運動が発生せず，機能性腸閉塞をきたす疾患である．神経叢欠如部の口側の腸管は，二次性に著明に拡張し，巨大結腸（megacolon）となる．2005年に出された日本の全国調査（～2002年）で3,852症例の解析結果では，出生約5,000人に1名，男女比は約3：1で男児に多く，2,500 g以下の低体重出生は10%程度と報告されている[1]．

病因・病態生理

　消化管壁内神経は，胎生期6週頃に食道に出現し，徐々に肛門側へ伸展していくが，その発生過程でなんらかの障害が発生し，ある部位よりも肛門側の壁内神経が欠落し，その結果，肛門側の腸管が無蠕動となる．無蠕動域の範囲により以下に分類される[2]．

- 直腸下部型（肛門から直腸下部まで）
- S状結腸型（直腸下部からS状結腸まで）
- 左右結腸型（下行結腸から盲腸まで）
- 全結腸型（回盲部から口側30 cmの回腸まで）
- 小腸型（回盲部から口側30 cmの回腸を超える範囲）

　ごく最近の話題としては，この消化管壁内神経の発生に関して，最近Espinosa-Medinaら[3]は迷走神経シュワン細胞前駆体と交感神経幹の両者から消化管壁内神経は発生し，迷走神経が必要とする*ErbB3*の変異があると交感神経系を含む壁内神経叢の形成不全が生じることを報告し，これがヒルシュスプルング病の病態形成を考える上で興味深い知見であるとした．今後ヒルシュスプルング病と*ErbB3*変異の関連性が注目される．また，スウェーデンのコホート研究[4]では739人のヒルシュスプルング病（男性565人）と7,390人のコ

ントロール（男性 5,650 人）を比較し炎症性腸疾患（inflammatory bowel disease：IBD）の発症リスクを解析しており，その結果オッズ比 4.99 と高率にヒルシュスプルング病から IBD が発症することが明らかにされ，経過観察上の注意点と考えられる．

臨床症状・身体所見

　新生児では，生後早期から腸閉塞症状（嘔吐，腹部膨満，胎便排泄遅延）にて発症する．症状は浣腸により改善する．乳児以降に発症する場合，慢性便秘および腹部膨満（巨大結腸によるもの）を呈する．原則として腹部は膨満しているが，新生児早期の場合や total colon 型の場合には腹部膨満を伴わない場合もある．

検査成績/診断

　消化管機能検査・臨床検査・病理検査所見・画像診断：腹部単純 X 線では，著明に拡張した腸管を認める．注腸造影検査では，神経細胞欠損部の内腔狭小化，その口側腸管の口径変化や著明な拡張を認める．直腸肛門内圧検査にて直腸肛門反射の欠落を認める．内視鏡による直腸生検により，粘膜内神経叢細胞の欠落，および粘膜内アセチルコリンエステラーゼ（acetylcholine esterase）腸性神経細胞の増生を認める．2005 年に出された日本の全国調査（〜2002 年）[1]で 3,852 症例の解析結果では，診断に用いた方法としては注腸造影はぼぼ全例に行われている．また内圧検査と組織学的なアセチルコリンエステラーゼ染色が約 7 割の症例で行われている．確定診断は生後 1 カ月以内が約 40％，4 カ月以内が 70％，12 カ月以内が 95％であった．

治療

　無神経節腸管の切除と肛門への吻合が根治術となる．結腸を残した吻合の場合は術後に排便回数の増加を認める．全結腸以上にわたる症例では無神経節腸管切除による根治術後も，栄養吸収障害や水分管理目的で埋め込み型の中心静脈カテーテルの留置が必要な場合が多い．小腸型を含む無神経節腸管が広範囲に及ぶ症例には小腸移植あるいは多臓器移植を必要とする症例も存在する．

【文献】
1) Suita S, Taguchi T, Ieiri S, et al. Hirschsprung's disease in Japan: analysis of 3852 patients based on a nationwide survey in 30 years. J Pediatric Surg. 2006; 40: 197-202.
2) 難病情報センター. ヒルシュスプリング病. http://www.nanbyou.or.jp/entry/4700.
3) Espinosa-Medina I, Jevans B, Boismoreau F, et al. Dual origin of enteric neurons in vagal Schwann cell precursors and the sympathetic neural crest. Proc Natl Acad Sci USA. 2017; 114: 11980-5.
4) Granstrom A, Amin L, Arnell H, et al. Increased risk of inflammatory bowel disease ina population-based cohort study of patients with Hirschsprung disease. J Pediatric Gstroenterol Nutr. 2017 in press.

〈奥村利勝〉

4. 筋疾患（ミオパチー）など

3 ▶ 筋ジストロフィー その他の骨格筋ミオパチー

筋ジストロフィー（muscular dystorophy：MD）とは骨格筋の壊死・再生に障害をきたす遺伝性筋疾患の総称で，臨床症状の特徴や発症年齢，遺伝形式などに基づき，ジストロフィン異常症や肢帯型，先天性などに分類される．主たる病変は骨格筋の萎縮や脂肪・線維化によってきたす運動機能障害であるが，疾患の進行とともに呼吸・循環系など多系統の機能障害が併発する．本稿ではMD患者の消化管障害について述べる．

上部消化管

MD患者は嚥下障害，胸焼け，もたれ，心窩部痛といった上部消化管障害の症状をしばしば訴える．嚥下障害の有病率は25～80％と報告によってばらつきがあるものの[1-3]，これは難治性の誤嚥性肺炎に発展することがあるため[4]，最も深刻な症状として認識されている[1]．

Horowitzらは，MD患者に食道内圧検査を行い，嚥下刺激後の同期性収縮の欠損や収縮力低下が認められたことから，食道蠕動運動低下の診断に有用であったと報告している[5]．一方で，下部食道の内圧検査結果は一律でなく[2,3,6]，胃酸逆流の診断における有用性は不明である．Rönnblomらは，上部消化管障害があるMD患者に対してシンチグラフィーを用い，5％および50％排出時間の延長を確認している[7]．一方で，BelliniらはMD患者と健常者に対して超音波検査による胃排出能の比較を行ったところ，有意差は認められなかった[8]．

MD患者の上部消化管における組織学的な筋障害の存在と，上部消化管障害の症状の有無や重症度とは明らかな関連は認められず，同様に機能的な運動異常の存在と症状との関連も認められなかった[3,9,10]．

下部消化管

MD患者の下部消化管障害として，吸収不良や脂肪便，腹痛を伴う下痢が頻繁にみられるほか，麻痺性イレウス，巨大結腸，軸捻転，分節的狭小化などが報告されている[2,11-20]．これらは外科治療や麻酔によってリスクが高まるた

め，MD 患者の管理に際して注意が必要である．

　大腸の内圧検査は限られた報告しかなく，さらに相反する結果が混在している[13,21]．Tieleman らは筋強直ジストロフィー患者における通過時間の延長を報告しているが[22]，主たるマーカーの分布は S 状結腸直腸領域にみられていることから，大腸自身の蠕動低下とは限らず，便の排出障害を反映した可能性を否定できない．

直腸肛門部

　MD 患者の排便困難は少なくなく，中には大きな合併症に発展することがあるが，QOL を大きく損ねるのは便失禁で，これを経験した患者は 66％にのぼる[2,23,24]．

　直腸肛門機能検査は簡便かつ低侵襲にもかかわらず，MD 患者に対してはあまり施行されていない．いくつかの研究では内肛門括約筋の収縮力を反映する静止圧も，外肛門括約筋の収縮力を反映する随意圧も低下が認められた[25-27]．一方で，他の研究では静止圧に関して有意差はないか，あってもわずかで，さらに収縮圧に関しても有意な低下は認められなかった[28]．

治療

　多くの消化管機能障害患者と同様に，治療は対症療法が中心となり，MD 患者の便秘に対しては，通常，蠕動亢進薬や下剤，浣腸で治療される[29]．最近 polyethylene glycol が無効だった MD 患者に procalopride が有効だったとの報告がある[30]．一方，便失禁に対する薬物療法では 300 mg の procainamide の隔日投与が推奨されている[31]．骨盤底筋が重度に傷害されていない場合は，耐容量訓練や，電気刺激，バイオフィードバックなどを併用してのリハビリテーションが有効であろう[32]．便失禁に対して括約筋修復術による外科治療を試みた報告もあるが，一時的な排便機能の改善が得られたのみであった[27]．移動に支援が必要となった場合は，トイレ環境の整備や工夫も有用と思われる[33]．

おわりに

　消化管障害は MD 患者に一般的に認められるものの，その成因に関してはいまだ一定の見解を得ていない．特に組織学的な検索は小規模で，さらに分析結果は錯綜している．今後もデータの蓄積を重ね，さらなる詳細な研究に期待したい．

【文献】
1) Lo Cascio CM, Goetze O, Latshang TD, et al. Gastrointestinal dysfunction in patients with duchenne muscular dystrophy. PLoS One. 2016; 11: e0163779.
2) Rönnblom A, Forsberg H, Danielsson A. Gastrointestinal symptoms in myotonic dystrophy. Scand J Gastroenterol. 1996; 31: 654-7.
3) Modolell I, Mearin F, Baudet JS, et al. Pharyngo- esophageal motility disturbances in patients with myotonic dystrophy. Scand J Gastroenterol. 1999; 34: 878-82.
4) Garrett JM, DuBose TD, Jackson JE, et al. Esophageal and pulmonary disturbances in myotonia dystrophica. Arch Intern Med. 1969; 123: 26-32.
5) Horowitz M, Maddox A, Maddern GJ, et al. Gastric and esophageal emptying in dystrophia myotonica. Effect of metoclopramide. Gastroenterology. 1987; 92: 570-7.
6) Costantini M, Zaninotto G, Anselmino M, et al. Esophageal motor function in patients with myotonic dystrophy. Dig Dis Sci. 1996; 41: 2032-8.
7) Rönnblom A, Andersson S, Hellström PM, et al. Gastric emptying in myotonic dystrophy. Eur J Clin Invest. 2002; 32: 570-4.
8) Bellini M, Alduini P, Costa F, et al. Gastric emptying in myotonic dystrophic patients. Dig Liver Dis. 2002; 34: 484-8.
9) Schuman BM, Rinaldo JA, Darnley JD. Visceral changes in myotonic dystrophy. Ann Intern Med. 1965; 63: 793-9.
10) Pettengell KE, Spitaels JM, Simjee AE. Dysphagia and dystrophia myotonica. A case report. S Afr Med J. 1985; 68: 113-4.
11) Chiu VSW, Englert E. Gastrointestinal disturbances in myotonia dystrophica. Gastroenterology. 1962; 42: 745-6.
12) Kemp A. Some metabolic aspects of myotonia dystrophica. Folia Psychiatr Neurol Neurochir Neerl. 1957; 60: 88-95.
13) Goldberg HI, Sheft DJ. Esophageal and colon changes in myotonia dystrophica. Gastroenterology. 1972; 63: 134-9.
14) Bertrand L. Le Megacolon dans la maladie de Steinert. Rev Neurol. 1949; 81: 480-6.
15) Gleeson JA, Swann JC, Hughes DT, et al. Dystrophia myotonica radiological survey. Br J Radiol. 1967; 40: 96-100.
16) Kark AE, Greenstein AJ. Sigmoid volvulus in muscular dystrophy. Am J Gastroenterol. 1972; 57: 571-7.
17) Kohn NN, Faires JS, Rodman T. Unusual manifestations due to involvement of involuntary muscle in dystrophia myotonica. N Engl J Med. 1964; 271: 1179-83.
18) Krain S, Rabinowitz JG. The radiologic features of myotonic dystrophy with presentation of a new finding. Clin Radiol. 1971; 22: 462-5.
19) Weiner MJ. Myotonic megacolon in myotonic dystrophy. AJR Am J Roentgenol. 1978; 130: 177-9.

20) Yoshida MM, Krishnamurthy S, Wattchow DA, et al. Megacolon in myotonic dystrophy caused by a degenerative neuropathy of the myenteric plexus. Gastroenterology. 1988; 95: 820-7.
21) Orndahl G, Kock NG, Sundin T. Smooth muscle activity in myotonic dystrophy. Brain. 1973; 96: 857-60.
22) Tieleman AA, van Vliet J, Jansen JB, et al. Gastrointestinal involvement is frequent in myotonic dystrophy type 2. Neuromuscul Disord. 2008; 18: 646-9.
23) Schuster MM, Tow DE, Sherbourne DH. Anal sphincter abnormalities characteristic of myotonic dystrophy. Gastroenterology. 1965; 49: 641-8.
24) Nowak TV, Johnson CP, Kalbfleisch JH, et al. Highly variable gastric emptying in patients with insulin dependent diabetes mellitus. Gut. 1995; 37: 23-9.
25) Herbaut AG, Nogueira MC, Panzer JM, et al. Anorectal incontinence in myotonic dystrophy: a myopathic involvement of pelvic floor muscles. Muscle Nerve. 1992; 15: 1210-1.
26) Eckardt VF, Nix W. The anal sphincter in patients with myotonic muscular dystrophy. Gastroenterology. 1991; 100: 424-30.
27) Abercrombie JF, Rogers J, Swash M. Faecal incontinence in myotonic dystrophy. J Neurol Neurosurg Psychiatry. 1998; 64: 128-30.
28) Lecointe-Besancon I, Leroy F, Devroede G, et al. A comparative study of esophageal and anorectal motility in myotonic dystrophy. Dig Dis Sci. 1999; 44: 1090-9.
29) Bujanda L, López de Munain A, Alcón A, et al. The gastrointestinal changes in dystrophia myotonica. Rev Esp Enferm Dig. 1997; 89: 711-4.
30) Giglio MC, Luglio G, Tarquini R, et al. Role of prucalopride in treatment of chronic constipation and recurrent functional obstruction in a patient with steinert myotonic dystrophy. J Clin Gastroenterol. 2015; 49: 85-6.
31) Pelliccioni G, Scarpino O, Piloni V. Procainamide for faecal incontinence in myotonic dystrophy. J Neurol Neurosurg Psychiatry. 1999; 67: 257-8.
32) Pucciani F, Iozzi L, Masi A, et al. Multimodal rehabilitation for faecal incontinence: experience of an Italian centre devoted to faecal disorder rehabilitation. Tech Coloproctol 2003; 7: 139-47; discussion 147.
33) 神山剛一. 出たか出ないかだけじゃない 一人ひとりに合う在宅での排便コントロール「落ち着いて，気持ちよく出せる」を目指す工夫. 在宅新療 0→100. 2016; 1: 968-70.

〈神山剛一〉

4. 筋疾患（ミオパチー）など

4 ▶ 特発性偽性腸閉塞症と平滑筋ミオパチー

概念と疫学

　慢性偽性腸閉塞症（chronic intestinal pseudo-obstruction：CIPO）は，器質的原因を伴わないにもかかわらず，慢性的に腹痛，嘔気・嘔吐，腹部膨満などの腸閉塞症状を繰り返す難治性希少疾患である[1]．近年，厚労省研究班により世界初の明確な診断基準が提唱され，①6 カ月以上持続する症状，②画像上消化管の拡張・鏡面形成 図1 ，③器質的原因の否定，が診断の条件とされた[2]．有病率 1 人/10 万人の希少疾患である[3]．

病態生理

　発生機序により特発性と続発性に分類される．続発性は，強皮症などの膠原病，パーキンソン病などの神経疾患，甲状腺機能低下症などの内分泌疾患，抗精神病薬など薬剤使用により発症する．いずれの場合も腸管蠕動障害が主体となり，慢性的な腸液貯留から腸管病的拡張，腸管内圧上昇，腸内細菌叢の異常増殖が引き起こされる．全消化管が罹患しうるが，主には小腸蠕動障害とされている．良性疾患であるが，小腸不全から死に至る症例もあり，10 年間の致死率が 20〜30％と非常に予後不良である[3]．

消化管検査

　従来の CT や X 線は静止画像であり，蠕動障害の評価は困難である．欧米では圧センサー付きカテーテルを経口もしくは経肛門的に留置し小腸内圧を測定するマノメトリーを用いることが多い．圧波形により病態の鑑別が可能であるが，患者への侵襲が大きく，本邦では，小腸蠕動を視覚的かつ非侵襲的に評価可能なシネ MRI（動画 MRI）の有用性が近年報告されている[4]．また診断に加え，予後不良症例の予測に有用である可能性も報告されている[5]．

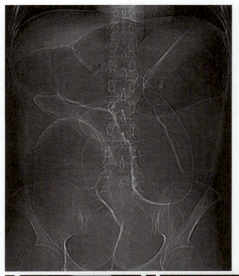
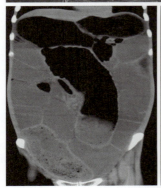
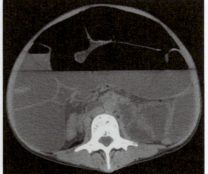

図1 CIPO の画像所見例 ▶
(中島 淳. 慢性偽性腸閉塞症の診療ガイド Chronic Intestinal Pseudo-obstruction (CIPO). 平成 23 年厚生労働科学研究費補助金難治性疾患克服研究事業 慢性特発性偽性腸閉塞症の我が国における疫学・診断・治療の実態調査研究班, 編. 第 1 版. 2012[12])

病理

　病理組織学的に，神経性，カハール介在細胞性，筋原性に分類される．
　神経性では，腸管神経叢〔Meissner（マイスナー）神経叢, Auerbach（アウエルバッハ）神経叢〕の変性や減少，あるいは腸管神経叢への炎症細胞浸潤を

伴う．神経節細胞は Hu C/D 抗体による免疫染色が有用である．カハール介在細胞は，腸管神経叢とは独立して消化管蠕動のペースメーカーとして作用している細胞で，筋層内に存在している[6]．カハール介在細胞を認識する CD117 抗体を用いた免疫染色が有用である．筋性は，内輪筋・外縦筋からなる腸管平滑筋の障害で，組織学的に筋細胞の萎縮，線維化，空砲変性，核の濃縮・不整増大などを認める．消化管蠕動障害の病理学的知見については 2010 年 London 分類が提唱された[7]．しかし CIPO 患者の消化管全層生検は手技自体での症状悪化の危険性もあり，未解明な部分も多い．

治療

根本的な治療法は確立されておらず，対症療法が中心となる．特に栄養療法と減圧療法が重要である[8]．経皮内視鏡的胃空腸瘻造設（percutaneous endoscopic gastro-jejunostomy：PEG-J）による持続減圧の有効性が示されている[9]．外科治療は症状増悪を招くリスクがあり，禁忌である[10]．

【文献】

1) Stanghellini V, Cogliandro RF, De Giorgio R, et al. Natural history of intestinal failure induced by chronic idiopathic intestinal pseudo-obstruction. Transplant Proc. 2010; 42: 15-8.
2) Ohkubo H, Iida H, Takahashi H, et al. An epidemiologic survey of chronic intestinal pseudo-obstruction and evaluation of the newly proposed diagnostic criteria. Digestion. 2012; 86: 12-9.
3) Iida H, Ohkubo H, Inamori M, et al. Epidemiology and clinical experience of chronic intestinal pseudo-obstruction in Japan: A nationwide epidemiologic survey. J Epidemiol. 2013; 23: 288-94.
4) Amiot A, Joly F, Alves A, et al. Long-term outcome of chronic pseudo-obstruction adult patients requiring home parenteral nutrition. Am J Gastroenterol. 2009; 104: 1262-70.
5) Ohkubo H, Kessoku T, Fuyuki A, et al. Assessment of small bowel motility in patients with chronic intestinal pseudo-obstruction using cine-MRI. Am J Gastroenterol. 2013; 108: 1130-9.
6) Fuyuki A, Ohkubo H, Higurashi T, et al. Clinical importance of cine-MRI assessment of small bowel motility in patients with chronic intestinal pseudo-obstruction: a retrospective study of 33 patients. J Gastroenterol. 2017; 52: 577-84.
7) Amiot A, Cazals-Hatem D, Joly F, et al. The role of immunohistochemistry in idiopathic chronic intestinal pseudoobstruction (CIPO): a case-control study. Am J Surg Pathol. 2009; 33: 749-58.
8) Knowles CH, De Giorgio R, Kapur RP, et al. The London Classification of

gastrointestinal neuromuscular pathology: report on behalf of the Gastro 2009 International Working Group, Gut. 59: 882-887.
9) Lauro A, De Giorgio R, Pinna AD. Advancement in the clinical management of intestinal pseudo-obstruction. Expert Rev Gastroenterol Hepatol. 2015; 9: 197-208.
10) Ohkubo H, Fuyuki A, Arimoto J, et al. Efficay of percutaneous endoscopic gastro-jejunostomy (PEG-J) decompression therapy for patients with chronic intestinal pseudo-obstruction (CIPO). Neurogastroenterol Motil. 2017; 29: e13127.
11) Masaki T, Sugihara K, Nakajima A, et al. Nationwide survey on adult type chronic intestinal pseudo-obstruction in surgical institutions in Japan. Surg Today. 2012; 42: 264-71.
12) 中島　淳. 慢性偽性腸閉塞症の診療ガイド Chronic Intestinal Pseudo-obstruction (CIPO). 平成23年厚生労働科学研究費補助金難治性疾患克服研究事業　慢性特発性偽性腸閉塞症の我が国における疫学・診断・治療の実態調査研究班, 編. 第1版. 2012.

〈冬木晶子　大久保秀則　中島　淳〉

5. その他

高齢者の消化管障害

疫学と症候

　排便障害は，加齢とともに増加する．平成25年の国民生活基礎調査の有訴者率（人口千対）によると，下痢は65歳以上の男性22.5，80歳以上の男性26.4，女性は，65歳以上15.7，80歳以上は19.7である．便秘は 図1 に示すように65歳以上の男性75.2，80歳以上128.8，女性は，65歳以上89.3，80歳以上は116.2で，男女とも70歳を超えると急激に増加し，80歳を超えると男女の有訴率が逆転する[1]．

　便失禁の訪問調査として，摂津市で地域に暮らす65歳以上の1,450人を対象とした有症率は男性8.7％，女性6.6％で男女とも加齢とともに増加していた．75歳以上の便失禁の人を対象に分析したところ，日常生活の活動低下，脳

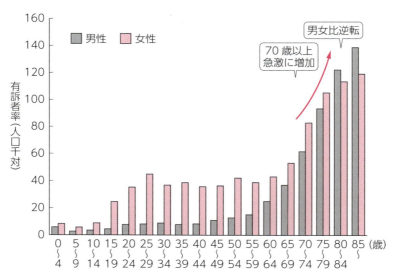

図1 便秘に対する有訴者率（人口千対，平成25年）
（厚生労働省．平成25年度国民生活基準調査．p.45[1]を参考に作成）

卒中，認知症，社会不参加，生きがいの不足が有意に相関していると報告されている[2-4]．

国内の介護施設（介護療養型医療施設・介護老人保健施設）で生活する高齢者の排便の実態調査では，排便の頻度が3日に1回以下の者は31.7％，下痢症状44.2％，便失禁34.9％であった．下剤服用者は79.1％で，下剤内服者に下痢が高率に出現していた．その要因を検討した結果，機械的下剤を内服していること，便意がないこと，座位保持能力が低いことが関連していた[5]．

高齢者の排便障害としては，便秘が最も多く，要介護高齢者は下剤を服用している者が多いが，その結果，下痢，便失禁になっている者もおり，下剤の服用方法に課題があることが示唆されている．

消化管検査・病態・病理

高齢者の消化管障害として，歯の欠損および口腔軟組織の変化などによる咀嚼力の低下，唾液分泌量の低下，味覚の変化，嚥下機能の低下，萎縮性胃炎の増加，大腸の活動性，分泌，吸収の低下，S状結腸から直腸までの通過時間の延長があると報告されている[6]．これらのことに加えて，腸内細菌で有益菌とされるビフィズス菌群の減少と有害菌とされる大腸菌やウェルッシュ菌の増加[7]，筋力低下によるいきみの不足，さらに 表1 に示す高齢者の代表的な低栄養の要因[8,9]などによって食事摂取量，特に食物繊維摂取量が減少し，便秘および下痢となりやすい．またそれらはフレイルの原因でもある．

フレイルとは，老化に伴って心身機能が低下している状態を示し，2016年の国立長寿医療研究センターによるフレイル評価基準は， 表2 の5項目のうち，3以上該当がフレイル，1〜2はプレフレイル，該当なしは健常と診断す

表1 高齢者の代表的な低栄養の要因

要因の分類	具体的項目
1. 社会的要因	独居　介護力不足・ネグレクト　孤独感　貧困
2. 精神・心理的要因	認知機能障害　うつ　誤嚥・窒息の恐怖
3. 加齢の関与	嗅覚，味覚障害　食欲低下
4. 疾病要因	臓器不全　炎症・悪性腫瘍　疼痛　義歯などの口腔内の問題　薬物副作用　咀嚼・嚥下障害　日常生活動作障害　消化管の問題
5. その他	不適切な食形態の問題　栄養に関する誤認識　医療者の誤った指導

表2 フレイルの評価基準

評価項目	評価基準
1. 体重減少	「6カ月間で2〜3 kg以上の（意図しない）体重減少がありましたか？」に「はい」と回答した場合
2. 倦怠感	「（ここ2週間）わけもなく疲れたような感じがする」に「はい」と回答した場合
3. 活動量	「軽い運動・体操（農作業も含む）を1週間何日くらいしていますか？」および「不定期な運動・スポーツ（農作業も含む）を1週間何日くらいしていますか？」の2つの問いのいずれにも「運動・体操はしていない」と回答した場合
4. 握力	利き手の測定で男性26 kg未満，女性18 kg未満の場合
5. 通常歩行速度	（測定区間の前後に1 mの助走路を設け，測定区間5 mの時を計測する）1 m/秒未満の場合

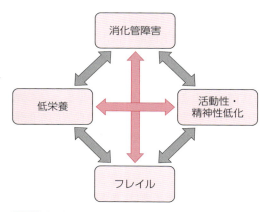

図2 高齢者の消化管障害とフレイルの関係 ▶

る[10].

高齢者の消化管障害とフレイルは 図2 のように密接な関係があり，排便日誌により排便状態の確認と排便に関与する薬剤の影響，食事日誌により摂取内容と状況，問診や観察により低栄養の要因の確認，フレイルの程度を把握する．

検査としては，腹部造影により腸，便・ガスの状態を確認する．また腹部触診・聴診によって腸の動き，便・ガスの有無，直腸診によって直腸内・内外括約筋の状態，便の有無，可能であれば実際に排便動作をしてもらい，いきみの強さや動きが正しいか確認する．

治療とケア

治療は，食事・生活習慣の改善，薬物療法といった保存的療法が主である．
食事療法がその中心であり，口腔内や嚥下に問題があれば改善する．厚生労働省による日本人の食物摂取基準（2015年版）では，食物繊維の目標量は，1日あたり男性18〜69歳では20 g以上，70歳以上は19 g以上，女性18 g以

上とされている[11]．しかしSpillerらは糞便量が140〜150gの時，消化時間が急激に短縮するのを認め，毎日約140〜150gの排泄を達成するのに要する食物繊維量が成人1日あたりの最小食物繊維必要量と提案し，20〜30gとしている[12]．便失禁ガイドラインでは，食物繊維摂取は推奨度A[13]，慢性便秘ガイドラインでは推奨度Cである[14]．食物繊維摂取量，および効果の個人差は大きいので，元々の摂取量にもよるが5g程度から増加し便性を確認しながら正常な便性を目指す．

　プロバイオティクスは慢性便秘ガイドラインでは推奨度Bである[15]．腸内の有益菌が減少している場合はプロバイオティクス，プレバイオティクスを単独で摂取するより，一緒に摂取するシンバイオティクスがよいとされ[16]，システマティクスレビューでは腸内細菌の増加，便秘または下痢の減少，腸管透過性の発展が報告されている[17]．長期抗菌薬を使用した人たちなどはシンバイオティクスを摂取することが望まれる．

　高齢者の運動と排便障害に関する研究は見当たらないが，フレイル予防の運動を実施することは低栄養，サルコペディアの改善にもつながり，ひいては排便にも影響があることが期待される[18]．また適切に指導された骨盤底筋訓練は推奨度Cで便失禁に有用であるとされており[19]，高齢であっても可能な人には指導をしっかり実施する．

　下剤は，結腸性便秘か，直腸性便秘を見極めた上で選択する．結腸性便秘でも腸刺激性下剤は第一選択とせず，膨張性下剤，浸透圧性下剤，分泌性下剤で効果がなかった時に頓用で便性を確認しながら使用する[20]．下剤で下痢を起こさないことがスキントラブルを予防するために大変重要である．

　下痢，および便失禁への薬剤として，ポリカルボフィルカルシウムが推奨度Bとされ，止痢としてロペラミドが推奨度Aとされているが，便秘とならないように注意せねばならない[21]．

　高齢者の消化器障害は消化器を部分で考えるのではなく，生活全体に関わることが求められるため，包括的ケアチームが不可欠である．

【文献】

1) 厚生労働省．平成25年度国民生活基準調査．p.45.
2) Nakanishi N, Tatara K, Naramura H, et al. Urinary and fecal incontinence in acommunity-residing older population in Japan. J Am Geriatr Soc. 1997; 45: 215-9.
3) 日本大腸肛門病学会，編．便失禁診療ガイドライン2017年版．東京：南江堂;

2017.
4) 味村俊樹, 角田明良, 仙石 淳, 他. 難治性排便障害に対する経肛門的洗腸療法 前向き多施設共同研究. 日本大腸肛門病学会誌. 2018; 71: 70-85.
5) 陶山啓子, 加藤基子, 赤松公子, 他. 介護施設で生活する高齢者の排便障害の実態とその要因. 老年看護学. 2006; vol. 10 No. 2: p.34-40.
6) 杉山みち子, 安部真佐子, 有澤正子, 他. 高齢者の消化・吸収. In: 細谷憲政, 監修. 武藤泰敏, 編著. 消化・吸収 基礎と臨床. 改訂新版. 東京: 第一出版; 2003. p.377-86.
7) 光岡知足. 人の健康は腸内細菌で決まる. 東京: 技術評論社; 2011. p.41.
8) 葛谷雅文. 低栄養. In: 大内尉義, 秋山弘子, 編. 新老年学. 第3版. 東京: 東京大学出版会; 2010. p.579-90.
9) 厚生労働省. 高齢者. https://www.mhlw.go.jp/file/05-Shingikai-10901000-Kenkoukyoku-Soumuka/0000042643.pdf
10) 長寿科学振興財団. 健康長寿ネット. https://www.tyojyu.or.jp/net/byouki/frailty/shindan.html（2017/12/19）
11) 厚生労働省. 日本人の食事摂取基準2015年版.
12) Spiller GA, Chernoff MC, Shipey EA, et al. Can fecal weight be used to establish a recommended intake of dieraly fiber (plantix)? AM J clin Nutter. 1977; 30; 659-60.
13) 日本大腸肛門病学会, 編. 慢性機能性便失禁診療ガイドライン2017年版. 東京: 南江堂; 2017. p.50.
14) 日本大腸肛門病学会, 編. 慢性機能性便秘診療ガイドライン2017年版. 東京: 南江堂; 2017. p.60.
15) 日本大腸肛門病学会, 編. 慢性機能性便秘診療ガイドライン2017年版. 東京: 南江堂; 2017. p.61.
16) 竹田博幸. 11. プロバイオティクス, シンバイオティクス. In: 古賀泰裕, 編. 医科プロバイオティクス学. 東京: シナジー; 2009. p.190.
17) Fateh R, Iravani S, Frootan M, et al. Synbiotics preparation in men suffering from functional constipation: a randomized controlled trial. Swiss Med Wkly. 2011; 141: w13239.
18) 日本老年医学会. 在宅医療に関するエビデンス: 系統的レビュー. https://www.jpn-geriat-soc.or.jp/info/topics/pdf/20150513_01_01.pd.
19) 日本大腸肛門病学会, 編. 慢性機能性便失禁診療ガイドライン2017年版. 東京: 南江堂; 2017. p.58.
20) 木下芳一, 川島耕作, 石原俊治. 治療の総論. In: 中島 淳, 編. 臨床医のための慢性便秘マネジメントの必須知識. 東京: 医薬ジャーナル社; 2015. p.110.
21) 日本大腸肛門病学会, 編. 慢性機能性便失禁診療ガイドライン2017年版. 東京: 南江堂; 2017. p.52.

〈西村かおる〉

索　引

■ あ行

アイソトープ法	139
アウエルバッハ神経叢	4, 27, 29, 60
アコチアミド	113
アザピロン系抗不安薬	21
アセチルコリン	4, 61
アセチルコリン M_3 受容体	52
アセチルコリン受容体	192
アドレナリン作動性	33
アドレナリン受容体	195
アナルプラグ	213
アニスムス	271
アミロイドーシス	139, 178
アルコール依存症	90
アルツハイマー型	262
胃	35
胃-結腸反射	44, 201
胃運動	227
胃運動促進薬	64
胃運動リズム	230
胃液	51
胃酸	51
胃食道逆流	268
胃食道逆流症	19, 102, 230, 281, 317
胃相	52
一過性 LES 弛緩	103
一過性下部食道括約筋	103
遺伝子多型	17
胃電図	142, 328
胃排出遅延	113
胃排出能	139
胃排出能検査	319
胃排出能低下	2
胃バロスタット	145
胃不全麻痺	112, 318, 346
胃もたれ	268
イレウス	2, 341
インターフェロン α	305
咽頭内圧	132, 133
陰部神経	4, 170, 172
陰部神経障害	176
陰部神経伝導時間検査	174
うつ	16
うつ病	8, 19
ウムジー	352
ウロダイナミクス	350
運動	273
運動機能異常	112
運動療法	20
塩酸	51
横隔膜狭窄部	34
横断性脊髄障害	311
嘔吐	65
嘔吐中枢	285
オータコイド	62
オヌフ核	170, 171
温罨法	212
音響特徴量	161
オンダンセトロン	65

■ か行

外肛門括約筋	50, 170, 172
外肛門括約筋筋電図	5, 170-172
外縦筋層	27
外層	28
回腸	36
外膜	28
回盲弁括約筋	31
潰瘍性格	110

外来神経系	29	急性炎症性脱髄性多発ニューロパチー	326
過活動膀胱	11	急性出血性直腸潰瘍症	126
顎関節症	19	急性自律神経ニューロパチー	327
ガストリン	52, 54, 63	局所反射	52
ガストリン受容体	52	巨大結腸	355
下腸間膜動脈	33	巨大結腸症	124
顎下腺生検	180	ギラン・バレー症候群	326
カハール（Cajal）間質（介在）細胞	43, 46, 48	起立性低血圧	277, 346
カハール介在細胞性	363	筋萎縮性側索硬化症	307
過敏性腸症候群	15, 66, 68, 90, 116, 230	筋原性	363
下部消化管	4	筋ジストロフィー	139, 358
下部食道括約筋	98, 134	筋層間神経叢	27, 29
下部食道括約部	45	筋層までの生検	178
下部尿路症状	11	グアニル酸シクラーゼCアゴニスト	20
環境毒素	270	空腸	36
ガングリオシド	326	空腹期収縮	38, 45
眼瞼下垂	352	空腹期伝播性収縮	38
感染性腸炎後IBS	16	クッシング潰瘍	105, 257
漢方薬	273	グラニセトロン	65
奇異性括約筋収縮	159, 253, 271	グルカゴン様ペプチド	56
気管大動脈狭窄部	34	グレリン	148
危険因子	18	経肛門的洗腸法	214
偽性腸閉塞	124	経肛門的洗腸療法	294
偽性腸閉塞症	314	警告症状・徴候	18
機能性消化管障害	93	痙性対麻痺	304
機能性ディスペプシア	15, 110	経皮的胃瘻増設術	282
機能性便失禁	262	経皮内視鏡的胃空腸瘻造設	364
機能性便排出障害	184	結腸	37
機能的肛門管長	185	結腸-回腸反射	44
機能的ディスペプシア	230	下痢型（D）	18
機能的電気刺激	235	現実心身症	22
機能的脳画像	83, 84	抗うつ薬	21
基本電位リズム	42	高解像度マノメトリー	132
逆蠕動	49	交感神経	8, 32, 228
逆行性洗腸	214	交感神経系	60
キューエルガット	271, 350	交感神経節後線維	179
嗅上皮	180	抗コリン作用	192, 193
急性運動軸索ニューロパチー	326	後脊髄動脈症候群	311
		交代性下痢/便秘	346

交代性便通異常	319
喉頭喘鳴	277
肛門管	38
高齢者	367
コエンザイム Q10	353
骨盤（内臓）神経	32
骨盤神経	4
骨盤臓器脱	12
骨盤底機能不全	165
骨盤底筋訓練	369
ゴブレット細胞	178
固有筋層	27
コリン作動性	32
コレシストキニン	56
混合型（M）	18
コンゴー赤染色	178

■ さ行

災害	109
最後野病変	285
最大随意収縮圧	185, 186
最大静止圧	185
最大不随意収縮圧	186
細胞蛋白解離	326
殺虫剤	270
サルコペディア	369
酸化マグネシウム	20
自己制御感	25
視床下部	106
視床下部・下垂体・副腎系	67
視神経脊髄炎	285
失感情症	110
シッツマークテスト	290
シネ MRI	362
しびれ/感覚障害	2
脂肪	199
社会不安性障害	91
縦走筋	48
縦走平滑筋層	27
重層扁平上皮	27

十二指腸	36
宿便性潰瘍	126
順行性洗腸	215
順行性洗腸法	241
純粋自律神経不全症	333
消化管運動亢進	16
消化管機能障害	203
消化管生検	178
消化管ホルモン	148
消化性潰瘍	65
小腸	35
小腸液	53
上腸間膜動脈	33
小腸内圧測定法	151
上皮	27
上皮機能変容薬	20
上部食道括約筋	132, 136
上部食道括約部	45
漿膜	28
漿膜下神経叢	179
食後期収縮	39, 45
食事日誌	368
食事療法	20
食道	34
食道アカラシア	98
食道蠕動波	134
食道内圧	132, 134
食物繊維	197, 368
ショットガンメタゲノム解析	182
徐波	42
自律神経	60
自律神経障害	82, 197
自律神経ニューロパチー	347
心因性	9
針筋電図	136-138
神経・脊髄疾患	208
神経因性消化管機能障害	218
神経因性腸機能障害	238
神経因性腸障害	240
神経因性膀胱	13

神経原性変化	136, 171, 172
神経症候	2
神経性	363
神経性ニコチン性アセチルコリン受容体抗体	327
神経節後線維	60
神経内科	6, 105
進行性外眼筋麻痺	352
心身医学	21, 23
心身医学療法	24
心身症	21, 22
身体化	16
心的外傷後ストレス障害	90
シンバイオティクス	369
心理社会的ストレス	20
心療内科	21
心療内科的アプローチ	15
膵液	53
睡眠時無呼吸	277
水溶性食物繊維	198
ステロイドパルス療法	305
ストーマ	244
ストーマ造設術	242
ストレス	8, 68, 105, 116
ストレス応答	16
ストレス潰瘍	256, 257
スパイク電位	43
性格心身症	22
生活習慣	20
制酸薬	63, 64
制瀉薬	66
精神科	8
制吐薬	65
赤色ぼろ線維	352
脊髄（胸髄部）中間外側核	276
脊髄炎	314
脊髄損傷	214, 287
脊髄動静脈奇形	311, 313
脊髄病変	2
脊椎症	336
セクレチン	54, 63
切迫性便失禁	129
セロトニン	4, 61
セロトニン・ノルアドレナリン再取り込み阻害薬	194
セロトニン 5-HT$_4$ 受容体刺激薬	20
線維筋痛症	19
線維自発電位	136, 137
仙骨神経刺激療法	234, 238, 240
仙髄	276
仙髄 Onuf 核	278
前脊髄動脈症候群	311
選択的セロトニン再取り込み阻害薬	194
洗腸療法	302
先天性巨大結腸	355
蠕動運動	41, 45, 46, 48, 49
全般性不安障害	90, 91
双極性障害	90
ソマトスタチン	56

■ た行

体重減少	346
帯状疱疹	330
体性-消化管反射	227
大蠕動	49
大腸	37
大腸通過時間	6, 155, 271, 322, 337
大腸通過時間検査	290
大腸内視鏡検査	18
多系統萎縮症	149, 276
多チャンネル筋電図	136, 138
多発神経炎	2
多発性硬化症	296
胆汁酸トランスポーター阻害薬	20
単純性疱疹	330
単層円柱上皮	27
蓄便	4
チミジン・ホスフォリラーゼ遺伝子	352

腸-胃反射	44
腸-脳ペプチド	148
腸（壁内）神経系	29
腸胃抑制反射	46
腸音	160
腸音の自動抽出法	161
腸管グルカゴン	56
腸管細菌叢	270
腸管神経叢	4, 179
腸管蠕動障害	362
腸筋層間反射	41
腸クロム親和様細胞	52
聴診器	160, 162
腸神経系	29
腸相	53
腸内細菌	16, 68
腸脳相関	17
腸の運動性	161
直腸	37, 126
直腸-直腸収縮反射	50
直腸-内括約筋弛緩反射	50
直腸肛門興奮反射	187
直腸肛門内圧	322
直腸肛門内圧検査	184
直腸肛門ビデオ内圧検査	157
直腸肛門抑制反射	185, 187, 322
直腸切断術	244
低FODMAPダイエット	20
低栄養	368
低血糖	318
適応性弛緩	112
トイレの工夫	273
糖依存性インスリン分泌ペプチド	56
糖依存性インスリン放出ペプチド	53
統合失調症	90
動静脈吻合	33
頭部外傷	256
特発性潰瘍	108
怒責時直腸内圧	186
ドパミン	4, 61
ドパミン受容体	192

な行

ナイアシン	353
内因子	52
内肛門括約筋	4, 50, 185
内臓求心性線維	228
内臓知覚過敏	16, 112
内輪筋層	27
難治性排便障害	215
難治性便秘	214
二分脊椎	299
認知症	3, 261
粘膜	27
粘膜下神経叢	27, 29
粘膜下層	27
粘膜筋板	27
粘膜固有層	27
粘膜生検	178
粘膜透過性亢進	16
粘膜微小炎症	16
脳幹上行説	179
脳外科	105
脳梗塞	250
脳疾患	3
脳腫瘍	105
脳深部刺激療法	114
脳性麻痺	281
脳相	52
脳腸相関	17, 62, 108

は行

パーキンソン症候群	3
パーキンソン病	127, 139, 207, 268, 276
パイエル板	27
排尿系	4
排便	4, 49
排便回数減少型	120
排便機能検査	7

排便困難	341
排便困難型	120
排便障害	242
排便日誌	368
排便反射	50
排便誘導	266
白質脳症	352
発酵食品	201
パニック障害	90, 91
馬尾症候群	336, 337
バリントン核	6
ピコスルファート	20
ヒスタミン H_2 受容体	52
微生物叢	317
非接触マイクロフォン	162
ビタミン	199
非定型抗精神病薬	194
ビデオマノメトリー	7, 157
皮膚生検	180
非閉塞性腸管虚血症	257, 258
標準型精神分析療法	24
ヒルシュスプルング病	187
不安	16
不安症	19
腹圧性尿失禁	12
腹腔動脈	33
副交感神経	8, 32
副交感神経系	60
複視	352
副腎皮質刺激ホルモン	67
腹部マッサージ	213, 305
不溶性食物繊維	198
振子運動	48
ブリストル便形状尺度	17
フレイル	367
プレバイオティクス	369
プレフレイル	367
プロカイネティクス	273
プロトンポンプ	52
プロトンポンプ阻害薬	65
プロバイオティクス	20, 73, 273, 369
分節運動	41, 48, 49
糞便移植	75
分類不能型（U）	18
壁細胞	62
ペプシノゲン	52
ヘルペス食道炎	330
便失禁	176, 184, 190, 278, 297, 338, 341
便失禁用パッド	213
便軟化薬	273
便秘	2, 120, 155, 189, 268, 296
便秘型（C）	18
便膨化薬	273
放射線不透過マーカー法	155
ボツリヌス毒素	273
ポリメラーゼガンマ遺伝子	352

■ ま行

マイスネル神経叢	4, 27, 29
末梢神経障害	352
マノメトリー	291
麻痺性イレウス	256, 331
慢性偽性腸閉塞	152
慢性偽性腸閉塞症	124, 362
慢性便秘	218
慢性便秘症	203
ミトコンドリア DNA 欠失	353
ミトコンドリア神経胃腸管性脳症症候群	352
ミトコンドリア脳筋症	352
ミネラル	199
無作為化比較対照試験	23
無神経節腸管	356
ムスカリン受容体拮抗薬	64
迷走-迷走神経反射	52
迷走神経	4, 32, 179, 228
迷走神経背側核	276
メタ 16S 解析	182
免疫性自律神経ニューロパチー	333

メンギー	352
盲腸	37
盲腸ポート	215
モチリン	56

■ や行

薬物療法	218
夜尿症	12
幽門括約筋	31
輸送	4
輸送遅延型便秘	126
陽性鋭波	136, 137
抑うつ障害	90, 92

■ ら行

ライフ・スタイル	20
六君子湯	113
リポ酸	353
リボヌクレオシドニリン酸還元酵素遺伝子	352
輪状咽頭筋	133, 136-138
輪状筋	48
輪状軟骨狭窄部	34
輪走平滑筋層	27
レヴィー小体型便秘	268, 269
レヴィー小体	179
レヴィー小体病	178
レベルのある分布	2
漏出性便失禁	129
録音	160
録音データ	161
ロペラミド	20

■ 数字

5-HT	61
5-HT$_3$受容体拮抗薬	20
^{13}C 呼気試験法	140

■ A

αシヌクレイン	179
Ach	8
acotiamide	21
ALS	307
Anorectal manometry (ARM)	301
antegrade continence enema (ACE)	241
arteriovenous anastomosis (AVA)	33
Auerbach's plexus	29
Auerbach 神経節	178
Auerbach 神経叢	60, 98
autoimmune autonomic neuropathy (AAG)	333

■ B

B$_1$	353
B$_2$	353
bacterial translocation	256, 258
behavioral and psychological symptoms (BPSD)	262
brain-gut interaction	108
Bristol 便形状尺度	17

■ C

c-Kit	353
Cajal 間質細胞	353
ceroid-lipofuscinosis	178
chronic intestinal pseudo-obstruction (CIPO)	124, 152
Cl$^-$ channel-2 (ClC-2) 賦活薬	20
Colon transit time (CTT)	301
corticotropin-releasing hormone (CRH)	16
cortisol	9, 106
CRF	9, 106
Cushing 潰瘍	257

■ D

DF	144
Diagnostic and Statistical Manual of Mental Disorders, 5th edition	

（DSM-5）	21
DIDMOAD症候群	349
diversion colitis	244

■ E

ECL細胞	52
elobixibat	20
endotoxin translocation	256, 258
evidence-based medicine（EBM）	23

■ F

functional dyspepsia（FD）	15, 230

■ G

gastroesophageal reflux disease （GERD）	102, 230
glucagon-like peptide 1（GLP-1）	56
glucose-dependent insulinotropic peptide（GIP）	53, 56
goblet cell	180
Greengenes	183
gut-brain-axis	317
G細胞	52

■ H

H^+, K^+-ATPase阻害薬	64
H_2受容体拮抗薬	64
Helicobacter pylori（*H. pylori*）	108
HPA axis	9
HTLV-1 associated myelopathy （HAM）	304

■ I

IBS診療ガイドライン	20
ICDF	144
informed consent	23
irritable bowel syndrome（IBS）	15, 90, 116, 230
itopride	20

■ K

Kerns-Seyre症候群	352

■ L

L-アルギニン	353
linaclotide	20
lower esophageal sphincter（LES）	103, 134
lubiprostone	20

■ M

Malone antegrade continence enema（MACE）	302
megacolon	124
Meissner's plexus	29
Meissner神経節	179
MELAS	352
MERRF	352
migrating motor complex（MMC）	38, 151
mitochondrial neuro-gastro-intestinal encephalopathy（MNGIE）	352
MMSE	262
mosapride	20
muscular dystorophy（MD）	358

■ N

NBD Score	208
neurogenic bowel disorder（NBD）	238, 239
neurogenic bowel dysfunction（NBD）	207
non-steroidal anti-inflammatory drugs（NSAIDs）	108
nonocclusive mesenteric ischemia（NOMI）	257, 258
norepinephrine	8

O

onuf 核	170
operational taxonomic unit（OTU）	183

P

paraneuron	178, 180
pelvic floor dysfunction（PFD）	165
percutaneous endoscopic gastro-jejunostomy（PEG-J）	364
Peristeen	293
POLG	352
post-infectious IBS	16
post traumatic stress disorder（PTSD）	90, 91
psychosomatic medicine	21
pudendal nerve stimulation（PNS）	338
pudendal nerve terminal motor latency（PNTML）	174
pure autonomic failure（PAF）	333

Q

q-PCR 法	181
quality of life（QOL）	25

R

ragged-red fiber	352
ramosetron	20
Ribosomal Database Project（RDP）	183
Rome Ⅳ	15, 17
RRM2B	352

S

sacral nerve modulation（SNM）	239, 302
sacral nerve stimulation（SNS）	338
Selye	108
SILVA	183
slow wave	142
SNRI	194
sodium-glucose cotransporter 1（SGLT-1）阻害薬	20
spina bifida	299
spina bifida neurological scale（SBNS）	299
spondylosis	336
SSRI	194
S 状結腸	126

T

T-RFLP 法	181
TYMP	352

U

upper esophageal sphincter（UES）	132-134

W

Wolfram 症候群	349

神経・精神疾患による消化管障害
ベッドサイドマニュアル　　　　　©

発　　行	2019年3月5日　　1版1刷
編著者	榊原　隆次
	福土　　審
発行者	株式会社　中外医学社
	代表取締役　青木　　滋
	〒162-0805　東京都新宿区矢来町62
	電　　話　03-3268-2701（代）
	振替口座　00190-1-98814番

印刷・製本/三報社印刷（株）　　　〈KS・YS〉
ISBN 978-4-498-14048-6　　　　Printed in Japan

[JCOPY] <（社）出版者著作権管理機構　委託出版物>

本書の無断複製は著作権法上での例外を除き禁じられています．
複製される場合は，そのつど事前に，（社）出版者著作権管理機構
（電話 03-5244-5088, FAX 03-5244-5089, e-mail: info@jcopy.
or.jp）の許諾を得てください．